普通高等职业教育“十四五”规划教材

中医护理学概论

适用于高职高专护理、中医护理专业使用

刘 静 肖 娟◎主 编
赵志民 廖 红◎副主编

中国石化出版社
·北京·

内 容 提 要

本书遵循高职高专护理专业人才培养目标的要求，以岗位技能培养为导向，深化职业教育技能培养目标。紧扣护理及相关专业技术资格考试的大纲要求，知识点全面，重难点突出，并配有强化习题加强知识点的把握，是学生学习专业知识、参加技术资格考试以及参与生产实习必不可少的基础教材。本书内容包括中医基础理论、诊法、八纲辨证、中药与方剂、中医养生与调护、常用中医护理技术等。

本书可作为高职院校护理、中医护理等相关专业教材，也可以作为护理相关专业职业技能考试的参考教材。

图书在版编目(CIP)数据

中医护理学概论 / 刘静，肖娟主编 . —北京：中国石化出版社，2023. 12
ISBN 978-7-5114-7370-7

Ⅰ. ①中… Ⅱ. ①刘… ②肖… Ⅲ. ①中医学-护理学-高等职业教育-教材 Ⅳ. ①R248

中国国家版本馆 CIP 数据核字(2023)第 253757 号

中国石化出版社出版发行
地址：北京市东城区安定门外大街 58 号
邮编：100011　电话：(010)57512500
发行部电话：(010)57512575
http://www. sinopec-press. com
E-mail：press@ sinopec. com
北京富泰印刷有限责任公司印刷
全国各地新华书店经销
*
710 毫米×1000 毫米 16 开本 16.25 印张 320 千字
2023 年 12 月第 1 版　2023 年 12 月第 1 次印刷
定价：48.00 元

编　委　会

主　编　刘　静　肖　娟

副主编　赵志民　廖　红

编　者　（以姓氏笔画为序）

刘　静（重庆能源职业学院）

肖　娟（重庆能源职业学院）

林　丽（重庆能源职业学院）

赵志民（重庆市荣昌中医院肿瘤科主任、副主任医师）

殷学利（重庆医科大学附二院急诊外科副主任护师）

廖　红（重庆能源职业学院）

熊丽溶（重庆能源职业学院）

前言

中医护理学是中医学的重要组成部分，具有悠久的历史和独特的理论体系。随着现代医学的不断发展，中医护理学也在不断进步和完善。本书旨在传承和发扬中医护理学，为读者提供一本全面、系统、实用的中医护理学著作。

《中医护理学概论》的编写遵循高等职业教育护理、中医护理等相关专业人才培养目标和岗位对职业技能的基本要求。知识层面涵盖了中医基础理论、中药学、中医养生与调护、传统中医护理技术等多学科领域的专业内容，知识点全面，知识结构完整，内容精练，符合高职护理专业教学标准，紧密结合护士执业资格考试大纲要求。

本教材共十章，内容包括：阴阳五行学说、藏象学说、精气血津液、经络与腧穴、病因病机、诊法、辨证、中医养生与调护、中药的应用与护理、常用中医护理技术。

本教材主编刘静，重庆能源职业学院教师，从事中医、中药学教学工作多年，教学经验丰富；主编肖娟，重庆能源职业学院教师，从事护理职业教育工作多年，具有丰富的实践教学经验。在本教材的编写过程中，重庆市荣昌中医院肿瘤科主任、副主任医师赵志民，重庆医科大学附二院急诊外科副主任护师殷学利，对本教材编写及内容完善提供了极大支持，在此表示由衷的感谢！最后感谢中国石化出版社给予的大力支持，以及田曦、韩勇老师在出版过程中提出的宝贵建议。

鉴于编者学识水平和编写经验有限，教材中难免有不当和疏漏之处，恳请使用本教材的师生及读者批评指正，以便我们能不断修订完善，更好地满足教学实践的需要。

目录

绪论 …… (1)
思考题 …… (9)
第一章　阴阳五行学说 …… (11)
第一节　阴阳学说 …… (13)
第二节　五行学说 …… (17)
思考题 …… (23)
第二章　藏象学说 …… (25)
第一节　脏 …… (28)
第二节　腑 …… (40)
第三节　奇恒之腑 …… (45)
思考题 …… (46)
第三章　精气血津液 …… (49)
第一节　精 …… (51)
第二节　气 …… (53)
第三节　血 …… (58)
第四节　津液 …… (60)
第五节　气、血、津液之间的关系 …… (61)
思考题 …… (64)
第四章　经络与腧穴 …… (67)
第一节　经络总论 …… (69)
第二节　腧穴总论 …… (73)
第三节　常用腧穴 …… (77)
思考题 …… (98)
第五章　病因病机 …… (99)
第一节　病因 …… (101)

第二节　病机 …………………………………………………………… (110)
思考题 ……………………………………………………………………… (115)
第六章　诊法 ……………………………………………………………… (117)
第一节　望诊 …………………………………………………………… (119)
第二节　闻诊 …………………………………………………………… (129)
第三节　问诊 …………………………………………………………… (131)
第四节　切诊 …………………………………………………………… (143)
思考题 ……………………………………………………………………… (150)
第七章　辨证 ……………………………………………………………… (151)
第一节　八纲辨证 ……………………………………………………… (153)
第二节　脏腑辨证 ……………………………………………………… (157)
思考题 ……………………………………………………………………… (167)
第八章　中医养生与调护 ………………………………………………… (169)
第一节　养生 …………………………………………………………… (171)
第二节　调护 …………………………………………………………… (174)
思考题 ……………………………………………………………………… (178)
第九章　中药的应用与护理 ……………………………………………… (179)
第一节　中药方剂基本知识 …………………………………………… (181)
第二节　常用中药与方剂 ……………………………………………… (186)
第三节　中药煎服法与护理 …………………………………………… (205)
思考题 ……………………………………………………………………… (217)
第十章　常用中医护理技术 ……………………………………………… (219)
第一节　毫针刺法及护理 ……………………………………………… (221)
第二节　灸法及护理 …………………………………………………… (235)
第三节　推拿疗法及护理 ……………………………………………… (238)
第四节　拔罐疗法及护理 ……………………………………………… (243)
第五节　刮痧疗法及护理 ……………………………………………… (247)
思考题 ……………………………………………………………………… (249)
参考文献 …………………………………………………………………… (251)

绪论

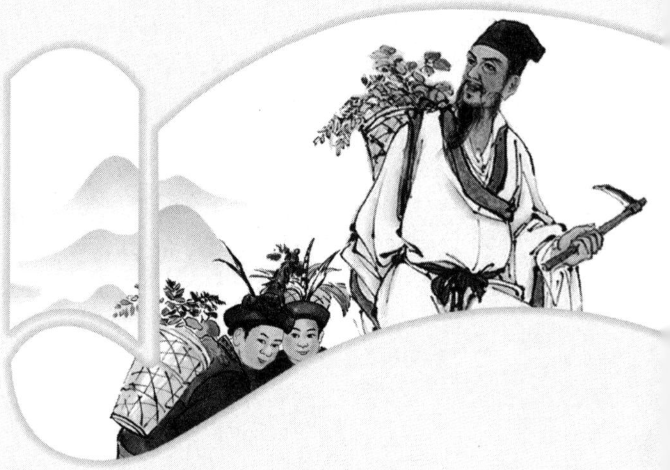

学习目标

1. 掌握中医护理学的基本特点。

2. 熟悉中医四大经典著作的名称及历史意义。

3. 了解金元四大家、温病四大家的学术思想。

4. 能简述不同历史朝代的中医药学发展主要成就。

祖国传统医学博大精深，源远流长，是我国劳动人民长期同疾病作斗争的经验总结。它在朴素的唯物论和自发的辨证法思想指导下，经过长期的医疗实践和积累、完善，逐步形成并发展成为独特的医学理论体系。

中医护理学是中医学的重要组成部分，它的形成发展与中医学的形成发展一脉相承，经历了漫长的历史阶段。我国传统医药学中一直包含着丰富的中医护理内容，呈现医中有护、医护合一的特征，总结了几千年来人们在生活护理、饮食护理、精神护理、临床护理等许多方面的护理经验，并结合现代医学和护理学的理论和方法，逐渐发展成为一门独立的学科。

一、中医护理学的发展概况

中医护理学经历了起源、形成、发展等不同阶段。距今3000多年前商代的甲骨文中就有疾、医、疥、龋、浴、沫等文字，说明我们的祖先很早就开始了医疗卫生及护理实践。据《周礼·天官》记载，周代宫廷医生中已经有食医（营养医生）、疾医（内科医生）、疡医（外科、伤科医生）、兽医之分，其中食医的地位最高，当时的人们已经十分重视通过食疗以达到健康养生的目的。周代已经建立了一套医政组织和医疗考核制度，开始进行灭鼠、除虫、改善环境卫生等防病调护活动。

在2000多年前的战国时期，古代医家汲取不同哲学流派中唯物论和辨证法的精华，对上古以来的医疗实践进行理论总结和概括，撰写了我国现存最早的医学经典著作《黄帝内经》。《黄帝内经》又简称《内经》，包括《素问》《灵枢》两部分，各有9卷81篇。它对人体结构、病理以及疾病的诊断、治疗、预防、养生等问题作了系统阐述，内容十分丰富。它在阐述医学理论的同时，还对当时哲学领域中的一系列重大问题，诸如阴阳、五行、气、天人相应、形神关系等进行了深入探讨。它一方面以当时先进的哲学思想为指导推动医学科学的发展，另一方面又用医药发展的成果丰富了哲学理论。书中论述了中医护理的基本原则，包括生活起居、饮食宜忌、情志护理、服药护理等。《黄帝内经》奠定了中医学和中医护理的理论基础。这一时期的著名医家扁鹊，游走于民间为群众治病，对内、妇、儿、五官等科疾病都有专长，他擅长望诊和切诊，并采用砭法、针灸、按摩、汤液、熨帖、手术等许多治病方法，对疾病的诊断和治疗方法的发展作出了很大贡献。托名扁鹊所著的《难经》阐述了脏腑、疾病、经络、针灸等内容，对脉诊和奇经的论述具有创见性，提出了有关命门、三焦的新观点，补充了《内经》的不足。

两汉时期，中医药学快速发展，公元1世纪，我国第一部药物学专著《神农本草经》问世，它总结了汉代以前的药物学知识，收载药物365种，分为上、中、下三品，其中麻黄定喘、常山截疟、海藻治瘿瘤、水银疗疥疮等记载，不仅疗效确切，而且是世界药物史上最早的记录，该书记载的中药药性理论一直沿用至今。东汉末年，杰出的医学家张仲景总结前人经验，撰写我国第一部临床医学专著《伤寒杂病论》，该书以六经论伤寒，以脏腑论杂病，确立了包括理、法、方、药在内的中医辨证论治理论体系，使中医学的基础理论与临证实践紧密结合起来。书中记载了许多疗效可靠的名方，至今仍对广大群众的医疗保健发挥着重要作用。在护理学方面，张仲景提出了辨证施护的原则，书中不但有丸、散、膏、丹等服药护理，还有洗、浴、熏、滴耳、吹鼻等外用药护理，以及汗、吐、下、和、温、清、消、补八法的护理。如书中所载的桂枝汤方后，注明要“啜热稀粥一升余，以助药力，温覆令一时许”。张仲景首创了药物灌肠法，如用“蜜煎导方”及猪胆汁灌肠的方法。书中还指出了五脏病食忌、四时食忌、冷热食忌、妊娠食忌及合食禁忌。该书对中医学发展影响很大，被誉为“证治准绳”“方书之祖”。由于张仲景为中医药学的发展作出了巨大贡献，被后世尊称为“医圣”。《伤寒杂病论》成书后，由于兵火战乱而散失，后经晋代王叔和收集整理编成《伤寒论》和《金匮要略》两部书。《伤寒杂病论》与《黄帝内经》《难经》《神农本草经》合称为中医四大经典著作。东汉末年的另一位名医华佗首先使用麻沸散进行全身麻醉，并能进行腹腔肿物摘除术和肠胃手术，可见其外科手术已达到很高水平，开创了全身麻醉状态下施行外科手术的先河，并且是世界上最早的外科手术记载，因此华佗被称为世界外科学鼻祖。他还特别重视体育锻炼在防病治病中的作用，认为体育锻炼可以疏通气血，帮助消化，增强体质，防治疾病。他曾模仿虎、鹿、熊、猿、鹤五种动物的动作姿态，创编了一套名叫“五禽戏”的体育活动，把体育与医疗护理结合起来，是有记载的我国最早的康复护理方法，因此他也是我国体育疗法的开创者。

晋至隋唐是我国医药学发展的辉煌时期。晋代王叔和所著《脉经》汇集了晋代以前脉学的成就，是我国第一部脉学专著。皇甫谧所著的《针灸甲乙经》是我国第一部针灸学专著。南北朝时期雷敩所著《雷公炮炙论》是我国最早的制药学专著。隋代巢元方等编著的《诸病源候论》是我国第一部病因病机学说和临床证候学专著，也是世界上第一部探讨病因病机的专著，该书还大量论述了各种疾病的护理。隋唐之间的《颅囟经》是我国最早的儿科专著。唐代的孙思邈是这一时期最负盛名的医学家，被后世尊称为“药王”，他撰写的《备急千金要方》广泛采用民间医疗经验，汇集唐代以前大量医学文献资料，内容博大精深，是我国现存最早的医学类书籍。书中对妇科、小儿科病证的护理论述详细；“避瘟”篇记载了井水消毒、空气消毒的方药；首载葱管导尿法，是世界医学史上最早记载的导尿术；对消毒技术、疮疡切开引流术和换药术等护理操作均有详细记载。唐代王焘所著《外台秘要》内容丰富，有关人工急救及疾病护理方法直到现在对临证依然有指导意义。唐代大中初年昝殷所著《经效产宝》是我国现存最早的妇产科专著。由唐朝政府组织苏敬等二十余人于659年编写完成的《新修本草》是我国也是世界上第一部由政府颁行的药典，比欧洲最早的药典《佛罗伦萨药典》(1498年出版)早839年。

宋代医学发展的重要标志是印刷技术革新后大批医药书籍得以刊印，临床医学逐步向专科发展。1057年设立“校正医书局”，对历代重要的医籍如《素问》《伤寒论》《金匮要略》《针灸甲乙经》《诸病源候论》进行整理、考校、刊印。宋朝政府几度组织力量编著了《太平圣惠方》《圣济总录》《太平惠民和剂局方》等大型医书。1247年宋慈所著《洗冤录》是世界上最早的法医学专著，比意大利人菲德里所写的欧洲最早的法医学著作还要早300多年，先后被译为多国文字，流传世界各地，为世界医学的发展作出了重大贡献。陈自明的《妇人大全良方》是宋代杰出的妇科专著，至今还有很大的参考价值。北宋钱乙是当时有名的儿科医师，从事儿科专业40余年，学术造诣很深，由他的弟子整理的《小儿药证直诀》是我国也是世界上较早的儿科专著。

金元时期，出现了四大医学流派，他们是以刘完素为代表的“寒凉派”，认为病因以火热为多，治法强调降火；以张子和为代表的“攻下派”，认为治病应着重祛邪，擅长用汗、吐、下三法；以李东垣为代表的“脾胃派”，认为补益脾胃是治病之要，他还非常重视饮食、劳倦、情志三者的护理，认为在饮食、劳倦、情志三者形成的内伤病中，精神因素起着先导作用；以朱丹溪为代表的“滋阴派”，认为病理变化基本是“阳常有余，阴常不足”，故提倡治疗上着重养阴。他们之间的学术争鸣，极大地促进了医学理论的发展。元代危亦林所著的《世医得效方》中，关于麻醉药的使用及对脊柱骨折采用悬吊复位法的记载，较英国达维斯提出此法要早600多年，在伤科方面作出了突出成就。

明代编纂完成的几部方药书籍对后世医学的发展起到了推动作用。1578年，明代伟大医学家李时珍耗费30年时间，参考了800多部书籍，并亲自奔走各地虚心求教，实地调查，收集各种药物标本，总结了16世纪以前的药物学成就，编著了《本草纲目》一书，载药1892种，绘图1109幅，收集方剂11096首。它不仅丰富了我国医药学的内容，而且奠定了植物学的基础。该书在17世纪初就传到国外，被译成朝鲜、日、德、法、俄、拉丁等多种文字广泛流传于后世，是世界医学和生物学的重要典籍。明代的《普济方》是一部规模庞大的方书，共收集医方61739首，成为当时方剂学发展的高峰。

11世纪我国即开始应用“人痘接种法”来预防天花，到16世纪出现专著《种痘新书》，17世纪该法流传到欧亚各国，成为人工免疫法的先驱。

明末至清初，由于瘟疫猖獗流行，在与急性外感病作斗争的过程中逐步形成了温病学派。明末吴又可著成《瘟疫论》一书，在当时没有显微镜的条件下，提出了传染病的病因是一种叫“戾气”的致病物质，其传染途径是从口鼻而入，成为我国病因学说发展的里程碑，直接促进了通过隔离控制瘟疫病的传染源、切断传播途径等传染病防治方法的形成，为世界传染病防治奠定了理论基础。他创制的治疗呼吸道传染病的经典名方——达原饮，直到当今仍然在治疗新型冠状病毒肺炎中发挥重要作用。该书在“论饮”“论食”“调理法”三篇中，详细论述了传染性温热病的护理要求，提出焚烧檀香、沉香之类的药物进行空气消毒。指出烦渴、大渴病人在护理上可饮服西瓜汁、梨汁等，为后世的温病饮食护理提供了极其宝贵的经验。清代著名医家叶天士、吴鞠通、薛生白、王孟英对温热病的病因、传变、诊断及治疗进行了总结，创立了卫气营血辨证和三焦辨证，形成了比较系统且完整的温病学说，被称为“温病四大家”。吴鞠通著《温病条辨》，首创三焦辨证论治的理论；叶天士著《温热论》，阐明温病发生、发展的规律性，创立卫气营血辨证及辨舌、验齿、辨斑疹与白痦等诊断和护理方法，强调在察舌、辨齿的同时，注意做好口腔护理；薛生白著《湿热病篇》，阐述了湿热病的病因、证候、特点及诊治法则；王孟英著《温热经纬》，将温病分为新感与伏气两大类。

鸦片战争以后，中国沦为半殖民地半封建社会。随着社会制度的变更，西方科学文化的传入，中西文化出现了碰撞与交融，西医学逐渐为广大民众所了解，这时期中医学理论的发展呈现新旧并存的趋势：一是继续收集和整理前人的学术成果；二是出现了中西汇通学派，提出既要坚持中医学之所长，又要学习西医学之先进之处，从理论到临床汇通中西医的观点。涌现了以唐宗海、朱沛文、恽铁樵、张锡纯为代表的中西汇通学派，认为中西医各具特色和优势，可以殊途同归，如张锡纯的《医学衷中参西录》，体现了中西医结合的思想。在这一时期中医办学得到了发展，由各国教会合办的北京协和医学院(1917年)和齐鲁大学医学院(1911 年)所附设的护士学校，在全国颇有影响。这一时期上海等地先后创办了中医医院，中医护理队伍随之扩大。

中华人民共和国成立以后，党和政府十分重视中医药工作，中医护理的发展进入一个崭新的历史时期。新兴的中医学科相继问世，中医基础理论研究获得较大进展。引入现代科技研究后证明，经络现象是人群中普遍存在的生命现象，并创造出针刺麻醉术，对疑难杂症的治疗和护理展现了独特优势，中西医结合治疗常见病、多发病取得满意疗效，采用了诸如针拨套出术治疗白内障，小夹板固定治疗骨折，中西医结合治疗急腹症、乙型脑炎、大面积烫伤，青蒿素治疗疟疾的疗法，中西医治疗新型冠状病毒肺炎总有效率超过 90%。这些医疗实践丰富和发展了中医的治疗护理方法。中医教育以及中医护理教育走入正规化轨道，形成了研究生、大学、大专、中职相结合的多层次教育模式。

二、中医护理学的基本特点

中医护理学在几千年的发展过程中，以中国古代哲学思想和思维方法为基本理论，经过长期的临床实践形成了独特的理论体系，其理论的基本特点是整体观念和辨证施护。

(一) 整体观念

1. 人体是一个有机的整体

人体是由不同的脏器和生理系统所组成，这些组成部分之间是相互联系的，共同构成一个有机的整体，它们不仅在生理上是平衡协调的，在病理上也是相互影响的。

(1) 在组织结构上人体是以五脏为中心，通过经络系统联通六腑，即通过“内属于脏腑、外络于肢节”的作用实现，构成一个表里相合、协调共济、动作有序、高度统一的整体。具体而言，人体是一个以心为主宰，以五脏为中心，由脏、腑、体、窍等共同组成的一个有机整体。

(2) 在生理功能上不同脏腑虽然各有其不同的生理功能，但它们之间相互协调配合，共同完成人体正常的生理功能。如脾要完成消化饮食和运化水谷精华的生理功能，就必须有其他脏腑器官如心、胃、肝胆等的紧密配合。

(3) 在病理、病机上分析人体的病理必须着重整体，着眼于局部病理所带来的整体病理反应，将局部病理发生与整体病理反应统一起来。如眼的病变，既可以反映肝的功能失调，也可以反映五脏失常，所以，眼的病变不能从局部分析，应从整体联系去认识。又如脏腑功能失调，可以通过经络反映于体表、组织或者其他器官。

（4）在诊断治疗上正是由于脏腑、器官之间的这种生理病理的紧密联系与影响，因而可以通过形体、五官等外在变化来了解和诊断内部脏腑病变。《灵枢·本藏》记载："视其外应，以知其内藏，则知所病矣。"例如，舌与经络、五脏相通，人体脏腑的虚实、气血盛衰等都可以反映于舌，因此，望诊中的观舌就可以判断内脏的功能状态。

2. 人与环境密切相关

（1）人与自然界息息相关：人生活在大自然中，自然界存在着人类赖以生存的必要条件。人适应自然界的变化而生存，中医称为"人与天地相应"。《灵枢·岁露》称："人与天地相参也，与日月相应也。"认为人体是一个小天地，是与自然界不可分割的相互协调的统一体。自然界不仅为人的生存提供必要的环境或条件，其时令交替、气象变迁、环境改变，均可使人体产生一定的反应或适应。如自然界有春温、夏热、秋燥、冬寒等气候改变，各种生物受其影响，有春生夏长秋收冬藏的变化，为了与自然界相适应，人体也有类似变化。气候变化影响人体气血运行，气血或流畅，或滞缓，所谓春夏脉多浮大、秋冬脉多沉小等。当春夏阳气发泄时，人体气血容易趋向于表，表现为皮肤松弛、多汗少尿，当秋冬阳气收藏时，人体气血容易趋向于里，表现为皮肤致密、少汗多尿。这种人体对自然界的适应还表现在对地理环境、居住条件等许多方面。自然界的变化如果超出人体的适应能力，或者由于人体的机能失常，不能对自然界的变化作出适应性调节，就会产生疾病。人体发病往往具有季节特点，如春季多温病，夏季多泻痢，秋季多燥证和疟疾，冬季多伤寒。又如我国江南多湿热，人体腠理比较稀疏；西北多寒燥，腠理多致密。人们生活在这样的环境中，一旦易地而处，对气候、时差、水土不适应，就有可能生病。

（2）人与社会关系密切：人是社会的组成部分，人能影响社会，社会的变化对人也会产生影响。其中影响最明显的是社会的进步与落后，社会的治与乱，以及人的社会地位变化。社会进步，经济发达，物资供应充足，医疗保健条件较好，人们的健康水平就较高。国泰民安，人们生活有规律，抵抗力强，就不易得病；社会大乱，人们生活不安宁，抵抗力就会降低，各种疾病就容易流行。社会地位的变化，也会带来生活及心理的变化，对人体的健康也会产生影响。

（二）辨证施护

辨证施护是中医护理工作的基本原则，是中医护理的基本特点之一，“症”“证”“病”是中医学中三个不同的概念。“症”即症状，是疾病的临床表现，如发热、咳嗽、眩晕、头痛等。“证”即证候，是指在疾病发展过程中某一阶段的病理概括。症比证更全面、更深刻、更准确地揭示疾病的本质。“病”是对疾病发展全过程中特点与规律的概括，如感冒、中风等。一病可以有数证，而一证又可见于多病之中。辨证施护是中医护理的精髓；所谓辨证是在中医基本理论指导下，将四诊(望、闻、问、切)所收集的病情资料通过分析、综合而辨清疾病的原因、性质、部位和邪正之间的关系，从而概括判断为某种性质的证；施护则是根据辨证的结果，确定相应的护理原则和方法。辨证是实施护理措施的前提和依据，施护是辨证的目的，辨证与施护是护理疾病过程中相互联系、不可分割的两个方面，是理论和实践相结合的体现，是指导临床中医护理工作的基本法则。

辨证施护不同于对症护理，也不同于辨病护理。对症护理是针对疾病的症状采用的一种护理方法，它只能减轻病人一时的痛苦，不能解决其根本原因。辨病护理是在确立疾病的诊断之后，根据疾病确定护理的原则。由于一种疾病的不同阶段可以出现不同的证候，而不同的疾病有时在其发展过程中，却可以出现相同的证候。因此，同一疾病由于证候不同，治疗也就不同，而不同的疾病只要出现相同的证候，就可以采用相同的治疗和护理方法，这就是中医“同病异护”和“异病同护”的意义所在。这种针对疾病发展过程中不同的本质矛盾、不同的状态，用不同的方法进行治疗、护理的思想，是辨证施护的精髓所在。

思考题

1. 简述中医护理学的发展简史。
2. 简述中医护理学的基本特点。

第一章 阴阳五行学说

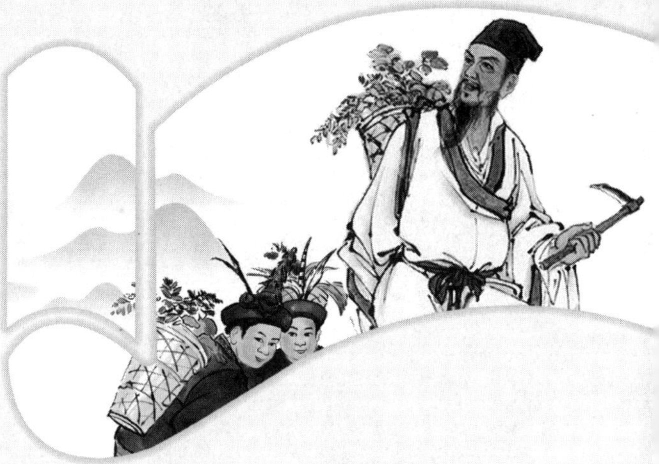

学习目标

1. 掌握阴阳五行的基本概念和阴阳五行学说的基本内容。
2. 掌握阴阳属性、五行的归属规律。
3. 熟悉阴阳学说、五行学说在中医护理中的应用。

第一节 阴阳学说

一、阴阳的基本概念

阴阳是宇宙中相互关联的事物或现象对立双方属性的概括，是中国古代哲学的一对重要范畴，含有对立统一的概念。阴和阳既可以代表相互对立的两个事物，也可以代表同一事物内部对立的两个方面。阴阳的最初含义是很朴素的，是指日光的向背，朝向日光则为阳，背向日光则为阴。向阳的地方光明、温暖，背阴的地方黑暗、寒冷，于是古人就以光明、黑暗、温暖、寒冷来区分阴阳。并在长期的生活实践中，不断地引申其义，将天地、日月、昼夜、上下、水火、动静、升降、内外、雌雄等相反的事物与现象，都以阴阳加以概括。如天为阳，地为阴；火为阳，水为阴；上为阳，下为阴等(表 1-1)。一般来说，凡是运动的、明亮的、温热的、外向的、兴奋的、上升的、功能亢进的、强大的、功能的，都属于阳的范畴；反之，静止的、晦暗的、寒冷的、内守的、抑制的、下降的、功能衰退的、弱小的、物质的，都属于阴的范畴。

表 1-1　常见事物和现象的阴阳属性归类表

阳	日	天	上	外	左	昼	春夏	温热	干燥	鲜明	轻	升	动	兴奋	功能
阴	月	地	下	内	右	夜	秋冬	寒凉	湿润	晦暗	重	降	静	抑制	物质

事物的阴阳属性是相对的，而不是绝对的。这种相对性，一方面表现为阴阳双方在一定条件下可以向各自相反方面转化，阴可以转化为阳，阳可以转化为阴。如寒属阴，热属阳，寒极可以转化为热，热极可以转化为寒。另一方面表现为阴阳的无限可分性，阴或阳之中可再分阴阳，即所谓阴阳之中复有阴阳。如昼为阳，夜为阴；上午为阳中之阳，下午则为阳中之阴；前半夜为阴中之阴，后半夜则为阴中之阳。《素问·阴阳离合论》曰："阴阳者，数之可十，推之可百，数之可千，推之可万，万之大，不可胜数，然其要一也。"

二、阴阳学说的基本内容

（一）阴阳对立制约

阴阳学说认为，宇宙中的一切事物和现象都存在着相互对立的阴阳两个方面。阴阳对立制约是指属性相反的阴阳双方在一个统一体内的相互对抗、相互制约和相互排斥，对立是统一的前提，统一是对立的结果，阴阳相反导致阴阳相互制约，例如温热可以驱散寒冷，冰冷可以降低高温，水可以灭火，火又可使水沸腾而化为汽等。温热与火属阳，寒冷与水属阴，这就是阴阳之间的相互制约。阴阳双方制约的结果，使事物取得了动态平衡，即所谓“阴平阳秘”。就人体的生理功能来说，功能之亢奋为阳，抑制为阴，两者相互制约，从而维持人体机能的动态平衡，这就是人体的正常生理状态。

（二）阴阳互根互用

阴阳互根是指一切事物或现象中相互对立着的阴阳两个方面，具有相互依存、互为根本的关系。即阴和阳任何一方都不能脱离对方而单独存在，每一方都以对方的存在作为自己存在的前提和条件。如热为阳，寒为阴，没有热也就无所谓寒，没有寒也就无所谓热；上为阳，下为阴，没有上也就无所谓下，没有下也就无所谓上。所以说阳依存于阴，阴依存于阳。中医学把这种阴阳之间相互依存关系，称为“互根”。

阴阳的互用是指阴阳双方还存在相互资生、相互促进和助长对方的关系。如《医贯砭·阴阳论》说：“阴阳又各互为其根，阳根于阴，阴根于阳；无阳则阴无以生，无阴则阳无以化。”因此中医学有“善补阳者，必于阴中求阳；善补阴者，必于阳中求阴”的说法。

如果因某种原因，使阴阳双方这种互根互用的关系遭到破坏，就会出现“孤阴不生，独阳不长”。就人体来说，机体物质与功能之间的互根互用关系失常，机体的生生不息之机也就遭到压抑和破坏，最终导致“阴阳离决”而死亡。

（三）阴阳消长平衡

阴阳消长是指一事物中所含阴阳的量和阴与阳的比例不是一成不变的，而是不断地消长变化的。消，即减少；长，即增加。所谓“消长”，是说一方增长，会削弱对方的力量，导致对方相对不足，即“此长彼消”；或是一方的不足，会导致对方的相对亢盛，即“此消彼长”。阴阳双方在这种消长变化的运动中，维持着相对平衡。所以，阴阳之间的平衡不是静止的、绝对的平衡，而是动态的、相对的平衡。这种平衡关系称为消长平衡，也反映了辨证唯物主义关于物质的绝对运动和相对静止的观点。

事物阴阳的消长平衡是普遍存在的。如一年四季气候的变化，从夏经秋至冬，气候由热逐渐变寒，是一个“阳消阴长”的过程；由冬经春至夏，气候由寒逐渐变热，又是一个“阴消阳长”的过程。这种阴阳消长的过程，维持了一年四季气候的正常更替，也使气候处于动态平衡之中。

（四）阴阳相互转化

阴阳转化，是指阴阳双方在一定条件下，可以各自向其相反的方向转化，即属阳者可以转化为阴，属阴者可以转化为阳。阴阳的转化必须具备一定的条件，这种条件就是“重”或“极”，即所谓“物极必反”。也就是指事物发展到了极点，即阴阳消长变化发展到一定限度，其阴阳属性就会出现转化。如某些急性温热病，由于热毒极重，大量耗伤机体元气，在持续高热的情况下，可能突然出现体温下降、面色苍白、四肢厥冷、脉微欲绝等症状，这就是由阳证转化为阴证的表现。所以说，阴阳消长是个量变的过程，而阴阳转化则是发生在量变基础上的质变过程。阴阳消长是阴阳转化的前提，而阴阳转化则是阴阳消长发展的结果。

三、阴阳学说在中医护理学中的应用

阴阳学说渗透于中医护理学理论体系的各个方面，用来说明人体的组织结构、生理功能、病理变化，并指导着临床诊断、治疗、护理、预防和养生。

（一）说明人体的组织结构

人体是一个有机整体，各个组织结构都可以根据其所在的部位、机能特点来划分其阴阳属性。就人体部位而言，上为阳，下为阴；背部为阳，腹部为阴；体表为阳，体内为阴。就脏腑而言，脏为阴，腑为阳。心、肝、脾、肺、肾五脏为阴，胆、胃、小肠、大肠、膀胱、三焦六腑为阳。脏腑之中又各分阴阳，五脏中心、肺居于上部(胸腔)属阳，肝、脾、肾位于下部(腹腔)属阴。再具体到每一处脏腑，则又有阴阳之分，如心有心阴、心阳，肾有肾阴、肾阳。总而言之，人体组织结构的上下、内外、表里、前后各部分之间以及脏腑之间，无不包含着阴阳的对立统一。《素问·宝命全形论》说："人生有形，不离阴阳。"

(二) 说明人体的生理活动

人体正常的生理活动是阴阳双方保持着对立统一的协调关系，使其处于动态平衡状态的结果。组织结构和气、血、津液等物质均属于阴，而这些物质所发挥的功能则属于阳。物质是功能的基础，功能是物质的反映，两者相互对立、相互依存。人体各种功能活动的产生，必然会消耗一定的营养物质，而各种营养物质的新陈代谢，又必定要消耗一定的能量。正常状态下，这种阴阳消长处于一种动态平衡之中，保证了脏腑功能的健全和正常生理活动的进行。

(三) 说明人体的病理变化

人体内阴阳平衡就健康，而阴阳失调则产生疾病。疾病的发生发展取决于正气和邪气两个方面。正气有阴精和阳气之分，邪气有阴邪和阳邪之别。阳邪为病，可致阳偏盛而伤阴；阴邪为病，可致阴偏盛而伤阳。疾病发生发展的过程，就是正邪斗争的过程，不管其病理变化如何复杂，都不外乎阴阳偏盛或偏衰。阴或阳任何一方超过正常水平，必然导致另一方的相对不足而发病，其中阳偏胜导致"阳盛则热""阳盛则阴病"，阴偏盛则导致"阴盛则寒""阴盛则阳病"。反之，阴或阳任何一方低于正常水平，必然导致另一方的相对亢盛而发病，阳偏衰导致"阳虚则寒"，阴偏衰导致"阴虚则热"。此外，还有阴阳互损，是阴阳互根互用关系失调，阳虚损到一定程度时，可导致阴虚，即"阳损及阴"；阴虚损到一定程度时，也可导致阳虚，即"阴损及阳"，最终导致"阴阳两虚"。阴阳失调在一定的条件下可向各自相反的方向转化，即阴证可以转化为阳证，阳证也可以转化为阴证。

(四) 用于疾病的诊断

阴阳失调是疾病的基本病理。任何疾病的临床表现无论多么错综复杂，大都可以用阴阳加以概括说明。在诊察疾病时，善于运用阴阳两分法，就能抓住疾病的关键。阴阳学说用于疾病的诊断，是以阴阳来概括说明病变的部位、性质及各种证候的属性，从而作为辨证的纲领。《素问·阴阳应象大论》说："善诊者，察色按脉，先别阴阳。"所以正确的诊断，首先要分清阴阳，才能抓住疾病的本质。

（五）用于疾病的防治

中医学认为，疾病的本质就是阴阳失调。因此，治疗疾病的根本原则就是调整阴阳，补其不足，损其有余，恢复阴阳的协调平衡。针对疾病的阴阳偏胜偏衰，采取"实则泻之""虚则补之"的治疗原则，以恢复机体的平衡。

阴阳学说也可用来归纳药物的性能。中药的性味和升降浮沉，皆可用阴阳来概括说明。药物有寒、热、温、凉四气，其中寒凉属阴，温热属阳。药物有辛、甘、酸、苦、咸五味，其中辛、甘属阳，酸、苦、咸属阴。药物有升、降、浮、沉四种作用趋向，其中升、浮属阳，沉、降属阴。

阴阳学说还可用于指导疾病的预防。中医学认为："正气存内，邪不可干""邪之所凑，其气必虚"，人以正气为本，善于保养阴精阳气，则邪气不侵。养护正气的根本法则就是要求人体内部的阴阳变化与天地自然之间的阴阳变化协调一致。所以说，善于调整阴阳是防病摄生的根本，正所谓"法于阴阳""精神内守"。

第二节 五行学说

一、五行的基本概念

五行，是指木、火、土、金、水五种物质及其运动变化。五，指木、火、土、金、水五种物质；行，指运动和变化。五行学说为古代哲学的范畴，认为宇宙之间的一切事物都是由木、火、土、金、水五种物质所构成，这五种物质之间既相互资生，又相互制约，从而促进了自然界事物的发生和发展，维持着它们的协调和平衡。

二、五行学说的基本内容

(一) 五行的特性

五行的特性是古人通过长期的生活和生产实践体验，并加以抽象归纳形成的，是用以识别各种事物五行属性的基本依据。因此，五行的特性虽然来自木、火、土、金、水，但实际上又超越了这五种具体物质的木身，具有抽象的特征和更加广泛的含义。

木的特性：“木曰曲直”。曲，屈也；直，伸也。木具有能屈能伸、生长、升发、条达、舒畅的特性。

火的特性：“火曰炎上”。炎，热也；上，向上。火具有温热、升腾、明亮、向上的特性。

土的特性：“土爰稼穑”。稼穑，是指农作物的播种和收获。土具有承载、生化、受纳的特性。故有“土载四行”“万物土中生”“土为万物之母”之说。

金的特性：“金曰从革”。从，顺从；革，变革。金具有能柔能刚、变革、肃杀、收敛、沉降的特性。又有“金曰从革”即“革土生金”之说。

水的特性：“水曰润下”。润，湿润；下，向下。水具有滋润、向下、寒凉、闭藏的特性。

(二) 事物属性的五行归类

五行学说采用取类比象与推演络绎的方法，把各种具体事物或现象的性质或特点，与五行相类比，凡与其中某一特性类同的事物或现象，便归纳到该行中去，从而分别归属于木、火、土、金、水五行之中。

五行学说对事物属性的归类是以天人相应为指导思想，以五行为中心，以五方、五季、五脏为基本框架，将自然界的各种事物和现象以及人体的生理病理现象，按其属性进行归纳。凡是具有生长、升发、条达、舒畅等性质和作用的事物，均属于木；具有温热、升腾、明亮、向上等性质和作用的事物，均属于火；具有承载、生化、受纳等性质和作用的事物，均属于土；具有变革、肃杀、收敛、沉降等性质和作用的事物，均属于金；具有寒凉、滋润、向下等性质和作用的事物，均属于水。从而将人体的生命活动与自然界的事物和现象联系起来，形成了人体内外互相关联的五行系统，以此说明人体的生理病理现象及人与自然环境的统一性(表 1-2)。

表 1-2 事物属性的五行归类表

自然界						五行	人体					
五味	五色	五化	五气	五方	五季		五脏	六腑	五官	五体	五志	五液
酸	青	生	风	东	春	木	肝	胆	目	筋	怒	泪
苦	赤	长	暑	南	夏	火	心	小肠	舌	脉	喜	汗
甘	黄	化	湿	中	长夏	土	脾	胃	口	肉	思	涎
辛	白	收	燥	西	秋	金	肺	大肠	鼻	皮	悲	涕
咸	黑	藏	寒	北	冬	水	肾	膀胱	耳	骨	恐	唾

(三) 五行的相生、相克和制化

五行学说以五行的相生、相克来说明事物之间的相互资生和相互制约的关系。五行的相生、相克是事物运动变化的正常规律，一般用于阐释自然界的正常变化和人体的生理活动。

1. 五行相生

五行相生是指五行之间存在着有序的依次递相资生、助长和促进的关系。五行相生的次序是：木生火、火生土、土生金、金生水、水生木(图 1-1)。在相生关系中，每一行都有“生我”和“我生”两方面的关系。生我者为母，我生者为子，因此又称“母子关系”。以木为例，生我者为水，则水为木之母；我生者为火，则火为木之子。余可类推。

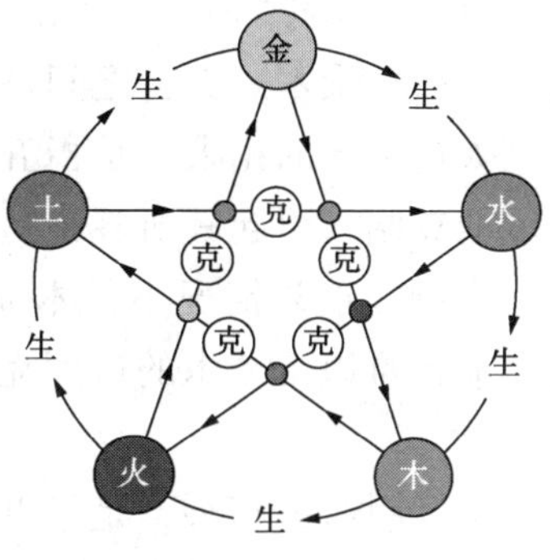

图 1-1 五行相生、五行相克示意图

2. 五行相克

五行相克，是指木、火、土、金、水之间存在着有序的递相克制、制约的关系。五行相克的次序是：木克土、土克水、水克火、火克金、金克木(图 1-1)。在五行相克的关系中，每一行都有“克我”和“我克”两方面的关系。克我者为所不胜，我克者为所胜，因此又称“所胜”“所不胜”的关系。以土为例，克我者为木，则木为土之所不胜；我克者为水，则水为土之所胜。余可类推。

3. 五行制化

五行之间既相互生化，又相互制约，以维持平衡协调的关系。在五行的生克关系中，每一行都有“生我”“我生”“克我”和“我克”四个方面的关系。以木为例，生我者为水，我生者为火，克我者为金，我克者为土。这说明，在五行系统中各个部分不是孤立存在而是密切相关的，每一个部分的变化必然影响其他部分的状态，而其本身又受到五行整体的制约。五行的相生和相克是不可分割的两个方面。没有生，就没有事物的发生和成长；没有克，则不能维持事物正常协调关系下的变化与发展。所以必须生中有克，克中有生，相反相成，才能生化不息。五行之间这种相互生化、相互制约的关系，称为“制化”。例如，金可以克木，但木可以通过生火，使火来克金，以此来维持相互之间的平衡(图 1-1)。余可类推。

(四) 五行的相乘、相侮

五行的相乘、相侮是五行之间的异常克制现象。

1. 五行相乘

乘，凌也，即以强凌弱之义。五行相乘，是指五行中某一行对其所胜一行的过度克制，又称“倍克”。相乘的次序与相克相同，即木乘土、土乘水、水乘火、火乘金、金乘木。五行之间发生相乘的原因，有“太过”和“不及”两个方面。

太过引起的相乘，是指五行中某一行过于亢盛，对其所胜一行进行超过正常限度的克制，引起其所胜一行的虚弱，从而导致五行之间生克制化的异常。以木克土为例，正常情况下，木克土，如木气过于亢盛，对土克制太过，土本无不足，但也难以承受木的过度克制，导致土的不足。这种“相乘”现象，称为“木亢乘土”。

不及引起的相乘，是指五行中某一行过于虚弱，难以抵御其所不胜一行的正常限度的克制，使其本身更显虚弱。如木虽然处于正常水平，但由于土的不足，从而导致木克土的力量相对增强，使土更显不足。这种“相乘”现象，称为“土虚木乘”。“相乘”与“相克”尽管次序相同，但是有区别的。相克是正常情况下五行之间递相制约的关系，相乘则是五行之间的异常制约现象，故不称“克”而谓之“乘”，在人体中，前者为生理现象，后者为病理现象。

2. 五行相侮

侮，即欺侮，有恃强凌弱之意。五行相侮，是指五行中某一行对其所不胜一行的反向克制，即反克，又称“反侮”。所以相侮的次序与相克的次序正好相反。

五行之间发生相侮的原因和相乘一样，也有“太过”和“不及”两个方面。

“太过”所致的相侮，是指五行中的某一行过于强盛，对原来“克我”的一行进行反向克制。如木过于亢盛，其所不胜一行金不仅不能克木，反而被木所欺侮，出现“木亢侮金”的逆向克制现象，称为“木侮金”。

“不及”所致的相侮，是指五行中的某一行过于虚弱，不仅不能克制应克的一行，反而受到被克一行的反向克制。如木过度虚弱时，不仅不能克土，反而受到土的反克，称为“木虚土侮”，即“土侮木”。

五行之间的相乘和相侮，均为五行之间生克制化关系遭到破坏后出现的异常相克现象，两者皆可由五行中任何一行的“太过”或“不及”而引起，两者既有区别又有联系。其主要区别是：相乘是按五行之间相克的次序出现的，相侮则是按五行相克的反次序而出现的。两者之间的联系是：在发生相乘时，可以同时发生相侮；在发生相侮时，也可以同时发生相乘。如木过强时，既可以引起对其所胜土的过度克制，即“木乘土”，又可以导致对其所不胜金的反克，即“木侮金”；而木不足时，既可以引起其所不胜金的相对太过而加重对木的克制，即“木虚金乘”，又可以引起其所胜土的相对偏盛而对木进行反克，即“木虚土侮”。

三、五行学说在中医护理学中的应用

（一）说明五脏的生理功能与相互关系

1. 说明五脏的生理功能

中医学将五脏归属于五行，以五行的特性来说明五脏的生理功能。如肝喜条达而恶抑郁，有升发疏泄的功能，故肝属木；心阳具有温煦之功，故心属火；脾主运化水谷、化生精微以营养脏腑形体，为气血生化之源，故脾属土；肺具有清肃之性，以肃降为顺，故肺属金；肾有藏精、主水的功能，故肾属水。

2. 说明五脏之间的相互关系

中医学用五行相生的关系说明五脏之间的相互资生、相互为用的关系，用五行相克的关系说明五脏之间的相互制约、相互克制的关系。如相互资生的关系是：肝生心就是木生火，如肝藏血以济心；心生脾就是火生土，心之阳气可以温脾；脾生肺就是土生金，脾运化水谷之精气可以益肺；肺生肾就是金生水，肺气清肃则津气下行以资肾；肾生肝就是水生木，肾藏精以滋养肝的阴血。五脏相互制约的关系是：心克肺即火克金，心火的温煦有助于肺气宣发，制约肺气过于肃降；肺克肝即金克木，肺气清肃下行可抑制肝气的过分升发；肝克脾即木克土，肝木条达可以疏泄脾土之壅滞；脾克肾即土克水，脾主运化水湿可防止肾水的泛滥；肾克心即水克火，肾水滋润上行以制约心火，防止其过亢。

（二）说明五脏病变的相互影响

五脏病变的相互影响，称为传变。脏腑病变的传变，可分为相生关系的传变和相克关系的传变。

1. 相生关系的传变

五脏病变按相生关系传变时，可分为“母病及子”和“子病及母”两个方面。如先有肾精不足，不能滋养肝阴，导致肝肾阴虚，又称“水不涵木”，就是“母病及子”的表现。先有心血不足，累及肝脏，导致肝血不足而成心肝血虚，就是“子病及母”，或称“子盗母气”。

2. 相克关系的传变

可以用“相乘”来说明五脏病变的传变。如肝旺，影响脾胃的运化功能，而出现胸胁苦满、脘腹胀痛、泛酸、泄泻等表现时，称为“木旺乘土”。反之，先由脾胃虚弱，不能耐受肝的相乘，而出现头晕、乏力、纳呆、嗳气、胸胁胀痛、腹痛泄泻等表现时，称为“土虚木乘”。也可以用“相侮”来说明五脏病变的传变。如肺金本来能克制肝木，若因暴怒而致肝火亢盛，肺金不仅无力制约肝木，反遭肝火之反向克制，而出现急躁易怒、面红目赤，甚则咳逆上气、咯血等木侮金的症状，称为“木火刑金”，此为太过导致的相侮；如脾土虚衰不能制约肾水，出现全身水肿，称为“土虚水侮”，此为不足导致的相侮。

（三）用于疾病的诊断

人体是一个有机整体，内脏有病可以反映到相应的体表组织，出现色泽、声音、气味、形态、脉象等方面的异常变化。有诸内者，必形诸外。五行学说用于疾病的诊断，主要是根据五行的配属关系及其生克乘侮规律，来分析四诊所收集的资料，确定五脏病变的部位，推断病情进展和判断疾病的预后。如面见青色，喜食酸味，脉见弦象，可诊断为肝有病；面见赤色、口味苦、脉洪数者，多诊断为心火亢盛；面见赤色，喜食苦味，脉见洪数，可诊断为心有病；脾虚患者，面见青色，为木乘土；心脏病患者，面见黑色，为水来克火等。

（四）用于疾病的治疗

1. 指导脏腑用药

不同的药物有不同的颜色与气味。五行学说将五脏和药物的五色、五味分属于五行。按照“同气相求”的原则，认为在同一行中的具有某种色味的药物与某脏存在着联系，能调整该脏的功能失调。例如，青色、酸味入肝；赤色、苦味入心；黄色、甘味入脾；白色、辛味入肺；黑色、咸味入肾。例如，白芍、山茱萸味酸入肝经以补肝；石膏色白、味辛入肺经以清肺热；黄连味苦入心经以泻心火；朱砂色赤入心经以镇心安神；白术色黄、味甘入脾经，以补益脾气；玄参、生地色黑、味咸入肾经以滋养肾阴等。

2. 控制疾病传变

疾病传变，多见脏受病，累及他脏致病。所以在治疗时，除对所病本脏进行治疗外，还要考虑是否会传变到他脏。主要是根据五行的生克乘侮规律来调整脏腑之气的太过和不及，以控制疾病的进一步传变。例如，肝脏患亢盛有余之病，可乘脾侮肺，而按照五行乘侮传变规律，要控制该病证的传变和发展，则要补脾养肺。脾气强壮，肺精气得充，则会阻止肝病的传变。如《金匮要略·脏腑经络先后病脉证》言：“见肝之病，知肝传脾，当先实脾。”

3. 确定治则治法

疾病的治则治法，一般根据其病理传变的规律来确定。按照五行学说，疾病的传变规律是母子相及和乘侮，故其治疗原则有相生和相克关系的不同，主要有补母泻子和抑强扶弱等。补母主要用于母子关系的虚证；泻子主要用于母子关系的实证。其具体的治疗方法有滋水涵木法、益火补土法、培土生金法、金水相生法等。按照相克规律确立的治疗原则是抑强和扶弱。其具体的治疗方法有抑木扶土法、佐金平木法、培土制水法、泻南补北法（泻火补水法）等。

思考题

一、单项选择题

1. 阴阳的最初含义是指（　　）

A. 日月　　B. 动静　　C. 天地　　D. 昼夜　　E. 寒热

2. “阴阳者，天地之道也，万物之纲纪”体现了阴阳的（　　）

A. 相关性　　B. 普遍性　　C. 可分性　　D. 转化性　　E. 规定性

3.《内经》认为“阴中有阴，阳中有阳”，体现了阴阳的（　　）

A. 相关性　B. 普遍性　C. 可分性　D. 转化性　E. 规定性

4.“阴阳互藏”关系体现了阴阳的(　　)

A. 相关性　B. 普遍性　C. 可分性　D. 转化性　E. 规定性

5. 中医学将人体具有温煦、推动、兴奋作用的物质及其功能确定为阳，这一认识体现了阴阳的(　　)

A. 相关性　B. 普遍性　C. 可分性　D. 转化性　E. 规定性

6. 五行中木的特性，古人形容概括为(　　)

A. 曲直　B. 炎上　C. 从革　D. 润下

7. 五行中金的特性是(　　)

A. 寒凉　B. 收敛　C. 承载　D. 条达舒畅

8. 五色中属水的是(　　)

A. 青　B. 黄　C. 白　D. 黑

9.“喜”这种情志活动归属于五行中的(　　)

A. 木　B. 火　C. 土　D. 金

二、简答题

1. 简述阴阳学说的主要内容。

2. 简述五行学说的主要内容。

第二章 藏象学说

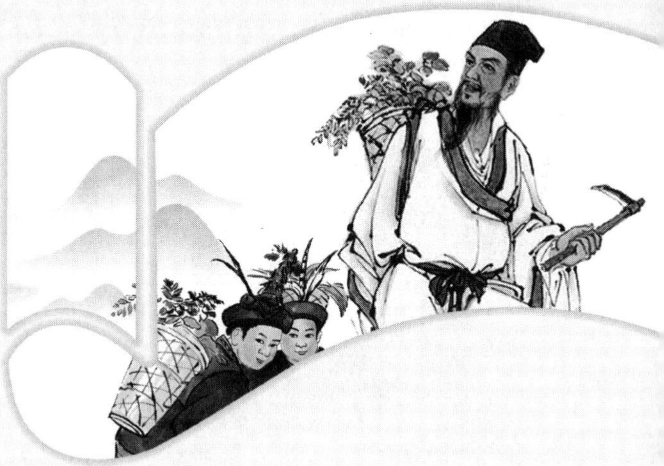

学习目标

1. 掌握藏象的概念及分类。

2. 掌握五脏的主要生理功能及五脏与形、窍、志、液的联系。

3. 熟悉六腑的主要生理功能。

“藏象”一词首见于《素问·六节藏象论》。“藏”与“脏”同，属古今字，后以脏为胸腹内诸脏器的总称，故加肉月旁以与“藏”区别。藏是指藏于体内的内脏；象，指征象、现象，即人体内脏生理活动及病理变化反映于外的征象、现象。“藏象”一词，反映了中医学对人体生理活动的认识方法。藏象学说是研究人体各脏腑的生理功能、病理变化及其相互关系的学说，是中医理论体系的核心，是辨证论治的基础，对指导临床实践具有普遍意义。

脏腑是人体内脏的总称，按照脏腑的结构和生理功能特点的不同，可分为脏、腑、奇恒之腑三类。五脏，即肝、心、肺、脾、肾，多为实体性器官，其生理功能是化生和储藏精气，生理特性为“藏精气而不泻，满而不能实”。六腑，即胆、胃、小肠、大肠、膀胱、三焦，多为管腔性器官，其生理功能是受盛和传化水谷，生理特性为“传化物而不藏，实而不能满”。奇恒之腑，即脑、髓、骨、脉、胆、女子胞，形态似腑，多为管腔性器官，生理功能似脏，储藏精气，生理特性也像脏“藏而不泻”。

藏象学说的特点主要有两个方面：一是以五脏为中心，通过经络的联络沟通与六腑构成阴阳表里关系，与形体官窍取得联结，与精神情志活动密切相关的五大系统；二是脏和腑不单纯是一个解剖学的概念，更重要的是一个生理、病理学的概念。中医藏象学说中的一个脏腑的生理功能，可能包含着西医几个脏器的生理功能。比如，肾不但具有解剖学意义上的肾，更主要是肾具有藏精，主生长发育与生殖，主水、主纳气、主骨、生髓、充脑等生理功能。

藏象学说的形成主要源于三个方面：一是古代的解剖知识。古代的解剖知识不仅为藏象学说的产生奠定了形态学基础，而且在已知形态学知识的基础上，古人还进一步认识到了内脏的某些功能。二是长期生活实践的观察。古人基于“有诸内者，必形诸外”的原理，采取“视其外应，以知其内脏”及“取象比类”等思维方法来认识、推测脏腑功能。如外邪从体表侵入，常表现为鼻塞、流涕、咳嗽等，从而推断出“肺主皮毛”“肺开窍于鼻”。三是反复的医疗经验积累。不断的医疗实践，由感性认识上升为理性认识，进而升华为医学理论。如食用动物肝治疗夜盲症，进一步佐证了“肝开窍于目”的生理学理论。

第一节 脏

一、心

心居胸腔之内、膈膜之上，形如倒垂之莲蕊，外有心包卫护。主宰人体生命活动，称为“君主之官”。心在五行属火，手少阴心经与手太阳小肠经经脉相互络属，故心与小肠相表里。

（一）心的主要生理功能

1. 主血脉

心主血脉，是指心气有推动血液在脉中运行以营养全身的作用。人体各脏腑组织器官皆有赖于血液的濡养，才能发挥其正常的生理功能，以维持正常的生命活动。血液的正常运行与五脏功能密切相关，其中，心的作用尤为重要。心脏的搏动主要依赖心气的推动，心气是推动血液运行的原动力，脉道的通利和血液自身的充盈是心功能正常的必要条件。只有心气充沛，脉道通利，血液充盈，心主血脉的功能才能正常。反之，若以上任何一个因素出现了异常，均会导致心主血脉的功能异常，从而使血液运行失常。由此可见，心、脉、血三者构成了一个相对独立的系统，在这个系统中，心起着主导作用。

心主血脉的功能正常与否，主要从面色、舌象、脉象、心胸部的感觉等几个方面来观察。若心主血脉的功能正常，则面色红润光泽，舌质淡红、荣润，脉象和缓有力，心胸部无不适感。若心气不足，或脉道痹阻，或血液亏虚，致使心主血脉的功能失常，则见面色无华或面色青紫，舌质淡白或青紫，或见瘀点、瘀斑，脉象细弱无力，或见涩、结、代脉，心胸部憋闷或刺痛，或见心悸、怔忡等症。

2. 主藏神

又称主神明、神志。神，有广义和狭义之分。广义的神，泛指整个人生命活动的外在表现，包括面色、眼神、言语、意识、肢体活动、姿态等。狭义的神，是指人的精神、意识、思维活动。心主藏神，主要是指心有主管和调控人的精神、意识、思维活动和整个生命活动的作用。具体体现在两个方面：一是心主管着人的整个精神、心理活动，尤其是对人的精神、意识、思维、睡眠等具体的心神活动和过程起着调控作用。这是心主藏神理论中最为实质的内容。故《灵枢·本神》曰："所以任物者谓之心"。二是主宰整个生命活动。心为人生命活动的主宰，五脏六腑必须在心的指挥下，才能进行统一协调的正常生理活动，从而维持人体生命活动的正常进行。

心藏神的生理功能正常，则精神振奋、神志清晰、思维敏捷、反应灵敏、睡眠安稳。若心藏神的功能异常，不仅可以出现精神、意识、思维活动的异常，如失眠、多梦、神志不宁，甚至谵狂，或反应迟钝、精神萎靡，甚至昏迷等，而且还可以影响其他脏腑的功能活动，甚至危及生命。

（二）心的生理联系

1. 心在志为喜

志，是指情志活动；喜，是一种喜悦、愉快的情绪和心境。适度的喜乐，有助于血流的畅通和心主血脉的功能正常。若过喜、暴喜，则可伤及于心，损伤心神，轻者可导致心气涣散，表现为思想、注意力不集中；严重者可致神志异常，而见神志错乱、喜笑不休，甚或诱发心疾，累及五脏。

2. 在体合脉、其华在面

脉，指脉管，是血液运行的通道，故又称为血府。脉的生理功能可概括为两个方面：一是气血运行的通道；二是运载水谷精微，滋养全身。这些功能全有赖于心气的作用，脉管靠血液来充盈，脉管的搏动靠心气来鼓动，故脉搏的强弱、快慢、节律能反映心气的盛衰，且与心脏搏动保持一致。若心气充沛，则脉象均匀，和缓有力；若心气不足，则脉象虚弱无力；若脉道瘀阻，血运不畅，则脉律不齐，可见涩、结、代脉。

其华在面，是指心的生理功能是否正常以及气血的盛衰，可以从面部的色泽变化反映出来。由于头面部的血脉极为丰富，当心气旺盛，血脉充盈时，则面部红润光泽；若心气血不足，则可见面色淡白、晦滞；心血瘀阻，则面色青紫；心火亢盛，则面部红赤。

3. 开窍于舌

舌为心之外候，又有"舌为心之苗"之说。舌体脉络非常丰富，舌得心之气血濡养，则能发挥其司味觉、语言表达的功能，从而表现为舌质淡红、荣润，柔软灵活自如。若心有病变，也可反映于舌。如心的阳气不足，则舌质淡白、胖嫩；心的阴血不足，则舌质红绛、瘦瘪；心火上炎，则舌尖红，进则口舌生疮；心血瘀阻，则舌质暗紫或有瘀斑；心神失常，则可见舌强语謇或失语等。

4. 汗为心液

阳气蒸迫津液从毛窍排出者称为汗，故中医有“阳加于阴谓之汗”之说。由于汗为津液所化生，而血液又由津液和营气化生而成，它们都来源于饮食水谷，故称为“血汗同源”。而血又为心所主，故有“汗为心之液”之说。由于心、血、汗三者在生理上密切联系，因此在病理上必然相互影响，当心有病变时，可表现为异常出汗。

附：心包

心包，也称为心包络，是包于心脏外面的包膜，有保护心脏的作用。故外邪入侵于心，心包常先受邪。温病中出现高热、神昏、谵语等症状，常称为“热入心包”。实际上，心包受邪所出现的病证与心是一致的，故在临床辨证与治疗上也是相同的。

二、肺

肺居胸腔，左右各一，五脏之中，肺位最高，覆盖诸脏，故称为“华盖”。因肺叶娇嫩，不耐寒热，易被邪侵，又有“娇脏”之名。肺在五行属金，手太阴肺经与手阳明大肠经经脉相互络属，故肺与大肠相表里。

（一）肺的主要生理功能

1. 肺主气、司呼吸

肺主气包括主呼吸之气和主一身之气。肺主呼吸之气是指肺有司呼吸的作用，是体内外气体交换的场所。人体通过肺，吸入自然界的清气，呼出体内的浊气，吐故纳新，使体内的气体不断得到交换。

肺主一身之气表现在两个方面：一是体现在气的生成方面，特别是宗气的生成，主要由肺吸入之清气与脾胃运化之水谷精气相结合而成。二是体现在对全身气机的调节作用。肺有节律的一呼一吸，对全身之气的升降出入运动起着重要的调节作用。

肺主呼吸之气和主一身之气，实际上都隶属肺的呼吸功能。肺的呼吸调匀是气的生成和气机调畅的根本条件。如果肺气不足，不仅会引起肺呼吸功能的减弱，也会影响宗气的生成，出现呼吸无力、少气不足以息、语音低微、身倦无力等气虚不足的症状。若肺失去了呼吸功能，清气不能吸入，浊气不能呼出，宗气不能生成，人的生命也就随之停止。

2. 主宣发肃降

所谓“宣发”，即宣通和布散之意，也就是肺气的向上升宣和向外布散。所谓“肃降”，即清肃、洁净和下降，也就是肺气向下的通降和使呼吸道保持洁净的作用。

肺主宣发的生理作用主要体现在三个方面：一是通过肺的气化，排出体内的浊气；二是将脾所转输的津液和水谷精微上输于头面，外达于皮毛；三是宣发卫气，调节腠理的开合，控制汗液的排泄。肺主肃降的生理作用也主要体现在三个方面：一是吸入自然界的清气；二是将由脾转输至肺的津液和水谷精微向下向内布散至其他脏腑组织；三是肃清肺和呼吸道内的痰浊等异物，以保持呼吸道的洁净。

肺的宣发和肃降，是矛盾运动。在生理情况下相互依存和相互制约，宣发与肃降正常，则呼吸均匀调畅，水液输布正常。在病理情况下，二者的功能失去协调，就会发生“肺气失宣”或“肺失肃降”的病理变化，从而出现喘、咳嗽、咳痰等症状。

3. 主通调水道

通，即疏通；调，即调节；水道，即水液运行和排泄的道路。通调水道是指肺对人体内水液的输布、运行和排泄起着疏通和调节的作用，与肺主宣发肃降的功能密不可分。人体水液的排泄，主要途径是排尿，其次为皮肤毛孔的出汗和蒸发以及呼气的散发，小部分则由痰、泪、涕、涎、唾、大便排出。肺气的宣发，可使津液输布于全身，而且主司汗孔的开合，调节汗液的排泄；同时肺气的不断肃降，又能使水液不断下输于膀胱，使小便保持通利。在病理上，如果肺的宣发和肃降功能失常，影响通调水道的功能，就会出现小便不利、尿少、水肿等水液运行障碍的病变。

4. 肺朝百脉、主治节

朝，即朝向、聚会的意思；百脉，泛指全身的血脉。肺朝百脉是指全身的血液都通过血脉会聚于肺，通过肺的呼浊吸清进行体内外气体的交换，然后通过肺气宣降运动，再将富含清气的血液通过血脉输布至全身。“治节”，即治理和调节。肺的治节作用主要体现在四个方面：一是肺司呼吸，呼浊吸清，完成体内外气体交换；二是调节气机，治理和调节全身气机的升降出入；三是助心行血，辅助心脏推动和调节血液的运行；四是调节水液的代谢，治理和调节人体津液的输布、运行和排泄。所以，肺主治节的功能是对肺的主要生理功能的高度概括。

（二）肺的生理联系

1. 在体合皮，其华在毛

皮毛为一身之表，是抵御外邪侵袭的屏障。肺与皮毛的关系体现在两个方面：一是肺具有宣发卫气、输精于皮毛的生理功能，使皮毛得到卫气和水谷精微的温养和润泽，起到温养肌肤、润泽皮毛、抵御外邪、分泌汗液、调节体温等作用，故肺与皮毛关系密切。二是皮毛与肺配合，协调肺的呼吸作用。皮毛汗孔的开合，具有宣散肺气和调节呼吸的作用。《黄帝内经》称汗孔为“气门”，即气体出入之门。

2. 开窍于鼻

鼻为呼吸之气出入的通道，与肺相通，故肺开窍于鼻。鼻之通气和嗅觉功能依赖肺气的作用。所以肺气和，呼吸利，则鼻窍通利，嗅觉灵敏。肺失宣发则鼻塞不通，呼吸不利，嗅觉也差。

3. 在志为悲(忧)

忧与悲同属于肺志，“悲忧”皆为人体正常的情绪反映，过度悲忧则属不良的情绪刺激，对人体的影响主要是消耗肺气，或导致肺气的宣降运动失调。过度悲忧，可出现呼吸气促等肺气不足的症状；反之，肺气虚弱，人体对外来不良刺激的耐受能力下降，从而易于产生悲忧的情绪变化。

4. 在液为涕

涕为肺宣发的津液，经鼻腔分泌而成，对鼻腔起着润泽的作用而不外流。若肺失宣降则会导致涕的分泌和性状的异常：肺寒则鼻流清涕；肺热则鼻流黄涕。

三、脾

脾位于中焦，在膈之下。在五行属土，足太阴脾经与足阳明胃经经脉相互络属，故脾与胃相表里。脾胃合称“后天之本”“气血生化之源”。《素问·灵兰秘典论》有“脾胃者，仓廪之官，五味出焉”之说。

（一）脾的主要生理功能

1. 主运化

运，即运输、运送；化，即消化、吸收。脾主运化是指脾具有把饮食物转化为水谷精微和津液，并将其吸收、转输到全身各脏腑的生理功能。脾的运化功能包括运化水谷和运化水液两个方面。

（1）运化水谷：水谷泛指各种饮食物，运化水谷是指脾能将水谷转化为水谷精微，并将水谷精微转运输送至全身的功能。饮食物的消化吸收，实际上是在胃和小肠中进行，但必须依赖脾的运化功能才能完成。脾主运化的过程分为三个阶段：一是消化，即帮助胃"腐熟"，帮助小肠"化物"，将饮食物化为精微和糟粕，这一过程称为"化"；二是吸收，即帮助胃肠道吸收水谷精微；三是转运输布，即通过"散精"作用，将水谷精微上输，通过肺的宣发和肃降输布全身，以营养五脏六腑、四肢百骸、皮毛筋肉等，食物残渣糟粕则转运至大肠排出体外，这一过程称为"运"。由于人体正常生命活动所必需的水谷精微都依赖脾的运化，饮食水谷是人出生以后主要的营养来源，也是生成气血的物质基础，所以称"脾为后天之本""脾为气血生化之源"。若脾的运化水谷功能失常，可出现食欲缺乏、腹胀、便溏、面色无华、形体消瘦。

（2）运化水液：是指脾对水液的吸收和转输，防止水液在体内停滞的作用。脾在运化水谷的同时，还将人体所需要的水液运送到全身各脏腑组织器官，以发挥其滋润濡养的作用。同时又把各组织器官利用后的多余水液，及时地转输至肺和肾，通过肺的宣降与肾的气化，变成汗和尿排出体外，维持人体水液代谢的平衡。因此，脾运化水液的功能正常，既能保证全身各脏腑组织器官得到津液的滋养，同时又可以防止水液在体内滞留。反之，若脾失健运，会导致水液潴留体内，产生痰饮，出现泄泻、尿少、水肿等。

2. 脾主升清

升，即上升；清，即清阳，指水谷精微等营养物质。脾主升清，是指脾气将水谷精微等轻清物质上输于心、肺、头、目，通过心肺化生气血以营养全身。同时脾主"升"，还有脾气升发，能够升举内脏而不致下垂，具有维持内脏位置恒定的作用。若脾气虚弱，清阳不升，清窍失养，可表现为面色无华、头晕目眩、泄泻腹胀等。脾气亏虚，升提无力，即中气下陷，则表现为胃下垂、肾下垂、子宫脱垂、脱肛等内脏下垂的病证。

3. 脾主统血

统，即统摄、控制。脾主统血是指脾气有统摄血液在脉管中运行而不溢出脉外的功能，脾气统摄血液实际是气的固摄作用的体现。脾气健旺，则气血充盈，气旺则能摄血，血液在脉管中正常运行而不溢出脉外。若脾气虚弱，固摄功能减退，脾不统血，血离脉道，可见各种慢性出血性病证，如崩漏、便血、尿血、皮下出血等。

（二）脾的生理联系

1. 在体合肉、主四肢

全身四肢和肌肉所需的营养都需要依靠脾运化水谷精微以供给。脾的功能正常，对肌肉、四肢的营养供应充足，则肌肉丰满壮实，四肢轻劲，灵活有力。如果脾的功能减退，营养吸收发生障碍，肌肉也随之消瘦，四肢软弱无力，甚至痿弱不用。

2. 开窍于口，其华在唇

脾在窍为口，是指人的食欲、口味与脾的运化功能密切相关。脾气健运，则食欲旺盛，口味正常。若脾有病变，就会出现食欲减退和口味异常，如纳呆食少、口淡乏味、口腻或口甜等。口唇的肌肉由脾所主，因此，口唇的色泽和形态可以反映脾的功能正常与否。如果脾气健运，气血充足，营养良好，则口唇红润而有光泽；如果脾失健运，气血虚少，营养不良，则口唇淡白无华。

3. 在志为思

思，即思虑，是人类的精神、意识、思维活动的一种形式。正常限度内的思虑，是人人皆有的情志活动，对机体无不良影响。思虑过度主要影响气的正常运动，导致气滞或气结。若思虑过度，或所思不遂，气结于中焦，则影响脾主运化和升清的功能，出现不思饮食、脘腹胀满、头目眩晕等症。

4. 在液为涎

涎为口津中较为清稀的部分，由脾气化生、转输和布散。涎有清洁口腔、保护口腔黏膜的作用。脾主升清，可使涎液上布于口中而不外溢；若脾胃失和，则可导致涎液的分泌失常，发生口涎自出的现象。

四、肝

肝位于腹部横膈之下，右胁之内。《素问·灵兰秘典论》有“肝者，将军之官，谋虑出焉”之说。足厥阴肝经与足少阳胆经经脉相互络属，且肝胆直接相连，故肝与胆相表里。肝在五行属木，因为肝的生理特性是主升主动，性喜条达而恶抑郁，故又有“刚脏”之称。

（一）肝的主要生理功能

1. 主疏泄

疏，即疏通；泄，即发泄。肝主疏泄，是指肝具有舒畅、调达全身气机的作用。肝的疏泄功能主要表现在以下五个方面。

（1）调畅气机：气机是指气的升降出入运动。机体的脏腑、经络、器官等活动，全依赖气的升降出入运动。肝的主升主动的生理特点对于气机的疏通、畅达是一个重要的因素。

肝的疏泄功能正常，则气血和调，经络通利，脏腑、器官等活动也就正常谐调。反之，如果肝的疏泄功能异常，就称为肝失疏泄，可出现两个方面的病理现象：一是肝的疏泄功能减退，通达受阻，气机郁结，称为“肝气郁结”，往往出现胸胁、两乳或少腹等某些局部的胀痛不适等病理现象；二是肝的升发太过，称为“肝气上逆”，往往出现头目胀痛、面红目赤、易怒等病理表现，甚至猝然昏倒，不省人事。

（2）调畅情志：情志指人的精神情志活动，除由心神所主宰外，还与肝的疏泄功能密切相关。在正常生理情况下，肝的疏泄功能正常，肝气升发既不亢奋，也不抑制，人体就能较好地协调自身的精神情志活动，表现为精神愉快、心情舒畅、血气和平。若肝失疏泄，则易引起人的精神情志活动异常，出现两个方面的病理现象：一是疏泄不及而表现为抑郁，可见闷闷不乐、多愁善感、沉默寡言等；二是疏泄太过而表现为亢奋，可见烦躁易怒、面红目赤、头胀头痛等。肝气的疏泄功能失常，可引起情志活动的异常，而强烈或持久的情志刺激，也可以影响肝的疏泄功能，导致肝气郁结或肝气上逆的病理变化。

（3）促进消化：肝主疏泄促进消化是通过两个方面实现的：一是协调脾胃的气机升降；二是促进胆汁的分泌和排泄。若肝的疏泄功能异常，则可出现泄泻、呕逆、嗳气、脘腹胀满、疼痛、便秘、口苦，甚至黄疸等。

（4）调节水液代谢：水液代谢的调节主要由肺、脾、肾以及三焦等脏腑共同完成，但与肝也有密切的关系。因肝主疏泄，能调畅三焦气机，促进肺、脾、肾三脏调节水液的功能。

（5）调节生殖功能：肝调节生殖功能主要是通过调节冲任二脉和精室来实现。

冲脉为血海，任脉主胞胎，冲任二脉与女性生理功能密切相关。冲任二脉与足厥阴肝经相通而隶属于肝，所以肝主疏泄调节气机，又可调节冲任二脉的生理活动。若肝的疏泄功能正常，则任脉通利，冲脉充盛，女性月经、带下、妊娠、分娩都正常顺利。反之，肝失疏泄，则冲任二脉失调，气血不和，可导致经、带、胎、产之疾。

精室为男子藏精之所。肝的疏泄功能正常，气机调畅，则男子排精通畅、有度。反之肝失疏泄，可导致精液的藏泻无度，可见性欲低下或亢奋、阳痿或阳强、精少或遗精等。

2. 主藏血

肝是藏血之脏，具有储藏血液、调节血量和防止出血的生理功能。肝藏血的功能，首先体现在肝能储存一定的血量，以濡养肝脏，并制约肝之阳气，防止其升腾太过，以维护肝主疏泄功能的正常进行。其次，肝储存一定量的血液，在肝主疏泄功能的配合下，可以根据人体生理变化的情况，有效地调节各部分组织器官的血液需要量，人动则血行于诸经，人静则血归于肝。此外，肝主藏血还有助于血液收摄于血脉之中，以防止人体出血。所以，肝不藏血，不仅可出现肝血不足、阳气升泄太过等病变，而且还可导致各种出血。

（二）肝的生理联系

1. 在体合筋，其华在爪

筋即筋膜，附着于骨而聚于关节，是联结关节、肌肉的一种组织。故《素问·五脏生成篇》有“诸筋者，皆属于节”之说。筋和肌肉的收缩和弛张，即是肢体、关节运动的屈伸或转侧。《灵枢·九针论》说的“肝主筋”和《素问·痿论》说的“肝主身之筋膜”，主要是由于筋膜有赖于肝血的滋养。故《素问·经脉别论》说：“食气入胃，散精于肝，淫气于筋。”肝的血液充盈，才能养筋，筋得其所养，才能运动有力而灵活。《素问·六节藏象论》称肝为“罢极之本”，也就是说，肢体运动的能量来源，全依赖肝的藏血充足和调节血量的作用。如果肝的气血衰少，筋脉失养，则表现为筋力不健，运动不利，故《素问·上古天真论》曰：“七八，肝气衰，筋不能动。”此外，肝的阴血不足，筋失所养，还可出现手足震颤、肢体麻木、屈伸不利，甚则手足痉挛等症。故《素问·至真要大论》曰“诸风掉眩，皆属于肝。”

爪，即爪甲，包括指甲和趾甲，乃筋之延续，故称“爪为筋之余”。肝血的盛衰，可影响爪甲的荣枯。《素问·五脏生成篇》曰：“肝之合筋也，其荣爪也。”

肝血充足，则爪甲坚韧明亮，红润有光泽。若肝血亏虚，则爪甲薄软，枯而色夭，甚则变形脆裂。

2. 开窍于目

目又称“精明”，是视觉器官。如《素问·脉要精微论》曰：“夫精明者，所以视万物、别白黑、审短长。”肝的经脉上联于目系，目的视力，有赖于肝气之疏泄和肝血之营养，故有“肝开窍于目”“肝受血而能视”之说。同时，《灵枢·大惑论》曰：“五脏六腑之精气，皆上注于目而为之精。精之窠为眼，骨之精为瞳子，筋之精为黑眼，血之精为络，其窠气之精为白眼，肌肉之精为约束，裹撷筋骨血气之精，而与脉并行为系，上属于脑，后出于项中。”后世医家在此基础上发展为“五轮”学说，为眼科的辨证论治打下了一定的基础。

由于肝与目的关系非常密切，因而肝的功能是否正常，往往可以从目上反映出来。如肝之阴血不足，则两目干涩、视物不清或夜盲；肝经风热，则可见目赤痒痛；肝火上炎，则可见目赤生翳；肝阳上亢，则头目眩晕；肝风内动，则可见目斜上视等。

3. 在志为怒

怒志活动与肝的疏泄升发功能关系密切。适度有节之怒，有舒展肝气之效；肝气虚，则该怒不怒，畏怯懦弱，失去斗志；大怒则伤肝，导致肝气升发太过，表现为烦躁易怒、激动亢奋；血随气逆，可发生呕血、咯血或中风昏厥。故《素问·举痛论》有“怒则气逆，甚则呕血及飧泄，故气上矣”之说。

4. 在液为泪

肝开窍于目，泪从目出，故《素问·宣明五气篇》说“肝为泪”。泪有濡润眼睛、保护眼睛的功能。在正常情况下，泪液的分泌是濡润而不外溢，但在异物侵入目中时，泪液即可大量分泌，起到清洁眼目和排除异物的作用。在病理情况下，则可见泪液的分泌异常。如肝的阴血不足时两目干涩，实质上就是泪液的分泌不足；在风火赤眼、肝经湿热等情况下，可见目眵增多、迎风流泪等症。此外在极度悲哀的情况下，泪液的分泌也可大量增多。如《灵枢·口问》有“悲哀愁忧则心动，心动则五脏六腑皆摇，摇则宗脉感，宗脉感则液道开，液道开故泣涕出焉”之说。

五、肾

肾位于腰部脊柱两侧，左右各一。故《素问·脉要精微论》有“腰者，肾之府”之说。肾在五行属水，足少阴肾经与足太阳膀胱经经脉相互络属，故肾与膀胱相表里。由于肾藏有“先天之精”，为脏腑阴阳之本，生命之源，故称肾为“先天之本”。

（一）肾的主要生理功能

1. 藏精

主生长、发育与生殖：肾藏精，是指肾具有储存和封藏精气的作用。这为精气在体内充分发挥其生理效应创造了必要的条件。《素问・六节藏象论》曰：“肾者，主蛰，封藏之本，精之处也。”

肾所藏之精包括“先天之精”和“后天之精”。“先天之精”是禀受于父母的生殖之精，与生俱来，是构成胚胎的原始物质，所以称“肾为先天之本”。“后天之精”来源于饮食所化生的精微物质，用以营养脏腑，维持人体生命活动，所余部分藏于肾。所谓“肾者主水，受五脏六腑之精而藏之”。“先天之精”与“后天之精”是相互作用的，“先天之精”依赖“后天之精”的不断充养，才能充分发挥其生理效应；“后天之精”又依赖“先天之精”的活力资助，才能不断摄入和化生。两者相辅相成，而藏于肾。肾藏精，精能化气，肾精所化之气称肾气。

肾中精气的生理作用表现在两个方面：一是促进机体的生长、发育与生殖；二是促进脏腑的功能活动。

① 促进机体的生长、发育与生殖。《素问・上古天真论》曰：“女子七岁，肾气盛，齿更发长；二七而天癸至，任脉通，太冲脉盛，月事以时下，故有子；三七，肾气平均，故真牙生而长极；四七，筋骨坚，发长极，身体盛壮；五七，阳明脉衰，面始焦，发始堕；六七，三阳脉衰于上，面皆焦，发始白；七七，任脉虚，太冲脉衰少，天癸竭，地道不通，故形坏而无子也。丈夫八岁，肾气实，发长齿更；二八，肾气盛，天癸至，精气溢泻，阴阳和，故能有子；三八，肾气平均，筋骨劲强，故真牙生而长极；四八，筋骨隆盛，肌肉满壮；五八，肾气衰，发堕齿槁；六八，阳气衰竭于上，面焦，发鬓颁白；七八，肝气衰，筋不能动；八八，天癸竭，精少，肾脏衰，形体皆极，则齿发去。”所以人的整个生命过程就是肾中精气盛衰的反映。若肾中精气不足，可见小儿生长发育迟缓，成人生殖功能减退或早衰。

② 促进脏腑的功能活动。肾中精气是人体生命活动的根本，从阴阳属性的角度来看，又可把肾中精气分为肾阴、肾阳两个方面，对各脏腑组织起滋润作用

的称为肾阴；对各脏腑组织起温煦、生化作用的称为肾阳。肾阴与肾阳，又称为“元阴”与“元阳”、“真阴”与“真阳”，是五脏阴阳的根本。肾阴、肾阳相互依存、相互制约，共同维系着肾及全身阴阳的相对平衡。若肾的阴阳失调，既可出现内热、眩晕、耳鸣、腰膝酸软、遗精、舌红少津等肾阴虚证；又可出现神疲乏力、形寒肢冷、腰膝冷痛、水肿、阳痿、女子宫寒不孕、舌淡等肾阳虚证。

2. 主水

肾主水，是指肾具有主持和调节人体水液代谢的功能。在正常情况下，水液通过胃的受纳，脾的运化，肺的宣降，肾的气化，三焦的决渎，膀胱的开合等共同作用，清者布于脏腑组织，浊者化为汗和尿液排出体外。所有这些均依赖肾的气化作用，故称“肾者主水”。

3. 主纳气

肾主纳气，是指肾具有摄纳肺吸入之清气，防止呼吸浅表，以保证体内外气体正常交换的功能。呼吸虽为肺所主，但必须依赖肾的纳气作用，才能保持呼吸均匀、气道通畅。肾主纳气，实际上就是肾的封藏作用在呼吸运动中的具体体现。肺司呼吸要保持一定的深度，依赖肾的纳气作用。因此，肾的纳气功能正常，则呼吸均匀和调，若肾的纳气功能减退，摄纳无权，呼吸表浅，可出现动则气喘、呼多吸少等肾不纳气的表现。所以说“肺为气之主”“肾为气之根”。

（二）肾的生理联系

1. 在志为恐

恐，是一种恐惧、害怕的情志活动，与肾的关系密切。《素问·举痛论》曰：“恐则气下”，是指人在恐惧的状态中，气不得升而转降，导致遗尿、大小便失禁等。

2. 在体合骨，生髓通脑，其华在发

肾藏精，精生髓，髓养骨。肾中精气充盈，则骨髓、脑髓、脊髓得以充养。髓海得养，脑的发育就健全，表现为脑聪目明、思维敏捷；骨得髓养，则坚强有力。反之，肾中精气亏虚，则生髓不足，不仅可见头晕耳鸣、健忘、思维迟钝，还会出现骨骼软弱无力，甚至发育不良。

“齿乃骨之余”，齿是骨的延续，均依赖肾中精气充养。肾中精气充沛，则“齿牙完坚”；肾中精气不足，则齿浮易松，甚至脱落。

其华在发：是说肾的荣华反映在头发。肾藏精，精化血，精血旺盛，则发长润泽。若久病而见发稀、发枯、发落、发白者，多属肾精亏虚和血虚。

3. 开窍于耳及二阴

耳是听觉器官。肾开窍于耳，是指耳的听觉功能依赖肾中精气的充养。肾中精气充盛，髓海得养，则听觉灵敏。若肾中精气不足，髓海空虚，耳失所养，则出现耳鸣、听力减退，甚至耳聋。老年人由于肾中精气虚衰，故多见听力减退。

二阴，指前阴和后阴。前阴有排尿和生殖的功能，后阴有排泄粪便的作用。尿液的储存和排泄虽在膀胱，但必须依赖肾的气化才能完成。人的生殖功能也由肾所主，若肾中精气不足，则可出现遗精、遗尿、早泄、尿清长、尿频、尿少等症。大便的排泄也与肾的气化作用有关，若肾阳虚，脾失温煦，水湿不运而致大便溏泄；肾阴不足，可见大便秘结。

4. 唾为肾液

唾为口津，指唾液中较稠厚的部分，能润泽口腔，并与食物搅拌助吞咽。唾由肾精所化，咽之又有滋养肾精之功，故善养生者，常以吞咽唾液的方法以养肾精。而多唾或久唾，易耗伤肾精。病理上，肾阴不足，可见口舌干燥；肾气虚失于固摄，可见唾液增多。

附：命门

命门，有生命的根本之意。“命门”一词，首见于《内经》。尽管历代医家对命门的认识不同，争议颇多，但归纳起来不外乎两个方面：一是命门与肾的关系密切；二是命门是人体生命的根本。“肾为先天之本”，所以命门之火，即指肾阳；命门之水，即指肾阴。临床上补命门之火，就是温补肾阳。故提出命门无非是强调肾中阴阳的重要性。正如《景岳全书·传忠录》中所说：“命门为元气之根，为水火之宅。五脏之阴气非此不能滋，五脏之阳气非此不能发。”

第二节 腑

六腑是胆、胃、小肠、大肠、膀胱、三焦的合称。《素问·五脏别论》曰：“六腑者，传化物而不藏，故实而不能满也。”六腑多为管腔性器官，共同的生理功能特点是受盛和传化水谷，泄而不藏，实而不满。

一、胆

胆，居六腑之首，位于右胁下，其形呈囊状，与肝相连，附于肝之短叶间。胆能储藏精汁，又属于“奇恒之腑”。足少阳胆经与足厥阴肝经经脉相互络属，互为表里。胆的生理功能是储藏、排泄胆汁和主决断。

1. 储藏、排泄胆汁

胆汁味苦，色黄绿，来源于肝，又称“精汁”“清汁”，由肝之余气所化生。胆汁生成后，储藏于胆，下泄于小肠，参与食物的消化，是脾胃运化功能正常进行的重要条件。肝能控制与调节胆汁的排泄，若肝的疏泄功能正常，胆汁排泄即畅达，饮食物能正常消化。若肝失疏泄，胆汁排泄不利，脾胃运化失职，可见胁下胀满、疼痛不舒、食欲减退、腹胀腹泻等症；若胆汁上逆、外溢，可见口苦、呕吐黄绿苦水、黄疸等症。

2. 主决断

《素问·灵兰秘典论》曰：“胆者，中正之官，决断出焉。”胆在精神意识思维活动中发挥的是判断事物并作出决断的作用。胆的决断功能可以防御、消除精神刺激所造成的不良影响，并维持气、血、津液的正常运行与代谢，协调各脏腑功能。胆气虚时，受到不良精神刺激，可见胆怯、易惊、善恐、失眠、多梦等症。

二、胃

胃又称胃脘，位于中焦、腹腔上部，分上、中、下三部。胃的上部即贲门称为上脘，胃的中部即胃体称为中脘，胃的下部即幽门称为下脘。足阳明胃经与足太阴脾经经脉相互络属，互为表里。胃的生理功能是主受纳、腐熟水谷和主通降。

1. 主受纳、腐熟水谷

受纳，是指接受和容纳饮食物；腐熟，是指饮食物经胃的初步消化后形成食糜。饮食入口后经过食管，容纳于胃，并暂存于胃，这一过程即为受纳，故将胃称为“太仓”“水谷之海”。胃把容纳的水谷腐熟后变成食糜，经过胃的初步消化，下传于小肠，其精微物质经脾的运化转输而营养全身。胃即便有受纳和腐熟水谷功能，也要同脾的运化功能相配合，才能把水谷转化为精微，再化生成气、血、津液供养全身。脾胃对饮食物的运化功能至关重要，关系到人的生命活动，故脾胃又称为“后天之本”。如胃这一生理功能异常，可见纳呆、畏食、胃脘胀痛、嗳腐吞酸等症。

2. 主通降

饮食物进入胃，经胃的腐熟初步消化后，下行于小肠，再经小肠的分清泌浊，清者吸收，浊者下输至大肠，变成粪便排出体外。所以说胃主通降，以降为和，以通为用。胃的通降，是以胃的受纳为前提。胃失通降，影响食欲，可见食欲缺乏、脘腹胀痛、大便秘结等症；胃失通降，浊气上逆，可见口臭、恶心、呃逆嗳气、呕吐等症。

附：胃气

胃的受纳和腐熟以及脾的运化合称为“胃气”。中医学有“人以胃气为本，有胃气则生，无胃气则死”之说。胃气包含三方面的含义：一是指胃的生理功能和生理特性。胃有受纳、腐熟水谷的功能，为水谷之海，又有以降为顺、以通为用的特性。胃气可以影响到整个消化系统的功能，甚至关系到整个机体的营养来源。胃气的盛衰在人体生命活动中有着很重要的意义。因此在临床治疗疾病时，要时刻注意顾护胃气。二是指脾胃功能在脉象上的反映。因为脾胃有着消化饮食和摄取水谷精微的作用，水谷精微是通过经脉输送的，所以胃气的盛衰可以从脉象之中表现出来。有胃气之脉是“和缓有力，不快不慢”的。三是指人体的精气。在《脾胃论》中有“胃气者，谷气也，荣气也，运气也，生气也，清气也，卫气也，阳气也”的论述。

三、小肠

小肠位于腹中，上与胃通过幽门相连，下与大肠相连接于阑门。小肠是机体对饮食物进行消化、吸收的重要脏器，并将其精微输布，再下传其糟粕。手太阳小肠经与手少阴心经经脉相互络属，互为表里。小肠的主要功能是受盛化物和泌别清浊。

1. 主受盛化物

受盛，是指接受、以器盛物；化物，是指变化、消化、化生的意思。小肠的受盛化物功能主要体现在受盛和化物两个方面：首先是小肠接收了从胃传输过来的初步消化的食糜，起到了容器的作用，即“受盛”；其次是指经胃初步消化后的食糜，在小肠内要停留一定的时间，在这段时间里小肠对这些食物进一步消化与吸收，把水谷转化为营养物质即精微，被机体利用，糟粕再下输到大肠，即“化物”。若小肠受盛化物失常，可见腹胀、腹痛、腹泻、便溏等症。

2. 泌别清浊

泌，指分泌；别，指分别；清，指各种精微物质；浊，指食物消化后剩余的残渣部分，即糟粕。泌清，是指把饮食物中的有用部分即水谷精微进行吸收，然后通过脾的升清功能，上输心肺，输布于全身，以供给营养。别浊，可体现在两个方面：一是将饮食物消化之后的残渣糟粕，通过阑门传送至大肠，形成粪便以后经肛门排出体外；二是将剩余的水液经肾的气化作用渗入膀胱，形成尿液后经尿道排出体外，故又说“小肠主液”。小肠的泌别清浊功能正常，则见大小便正常；若小肠的泌别清浊功能失常，则会清浊不分，水谷混下，可见便溏、泄泻、小便短少。

四、大肠

大肠位于腹中，是一个管道器官，其上端与小肠在阑门处相接，下端是肛门，包括结肠与直肠。手阳明大肠经与手太阴肺经经脉相互络属，互为表里。大肠的生理功能是主传化糟粕。

传化，是指传导、变化。大肠接受经小肠吸收后的食物残渣，吸取残余的水分，变成粪便，然后将粪便传送到大肠的末端，最后由肛门排出体外，故大肠又被称为“传导之官”。如大肠传导功能失常，则可见排便异常，即大便秘结或泄泻等症。若湿热蕴结大肠，还可见腹痛、里急后重、下痢脓血等症。

此外，尚有“大肠主津”之说。因为大肠能吸取食物残渣中的大量水液，所以能使粪便成形。大肠吸收水液，参与了体内的水液代谢，所以说“大肠主津”。大肠主津功能异常，肠道中水液吸收不良，水与糟粕俱下，可见腹痛、肠鸣、泄泻等症；若大肠实热或大肠津亏，则会导致大便秘结不通。

五、膀胱

膀胱位于小腹中央，上与肾脏在输尿管相通，下接尿道，开口于前阴。足太阳膀胱经与足少阴肾经经脉相互络属，互为表里。膀胱的生理功能是储存尿液和排泄尿液。

1. 储存尿液

水液在人体的代谢过程中，是通过肺、脾、肾三脏的作用而布散全身，发挥其濡润机体的作用。代谢后的水液下传于肾，经过肾的气化升清降浊后，清者回流于体内，浊者下输于膀胱，变成尿液，在膀胱内储存。《素问·灵兰秘典论》曰："膀胱者，州都之官，津液藏焉，气化则能出矣。"

2. 排泄尿液

尿液在膀胱内潴留到一定程度的时候，经肾的气化作用，膀胱适度开合，尿液即可自主及时地排出体外。如膀胱储尿和排尿功能失常，可见尿急、尿频、尿道涩痛，或尿少、尿闭，或尿失禁、遗尿等症。《素问·宣明五气篇》曰："膀胱不利为癃，不约为遗溺。"

六、三焦

三焦是上焦、中焦、下焦的总称。有两个方面的概念，一是作为六腑之一，指分布于胸腹腔之间的一个最大的腑，即各脏腑之间和脏腑与组织内部之间互相沟通而形成的通道，又有"孤府"之称。二是部位的概念，膈以上是上焦，膈以下、脐以上的上腹部是中焦，脐以下的部位是下焦。

作为六腑之一时，手少阳三焦经与手厥阴心包经经脉相互络属，互为表里。三焦的生理功能是通行元气和运行水液。

1. 通行元气

元气是人体中最根本的气，根源于肾，通过三焦布散于五脏六腑，充沛于全身，能激发和推动各个脏腑组织的生理功能，所以三焦是元气运行的通道。

2. 运行水液

《素问》曰："三焦者，决渎之官，水道出焉。"决是疏通的意思，渎是指沟渠，决渎即是疏通水道之意，所以说三焦的功能为疏通水道和运行水液。全身水液的代谢，由肺、脾、肾三脏协同作用而完成，但必须以三焦为通道，才能正常运行。

三焦的通行元气与运行水液的功能是相互联系的，因为水液的运行要靠气的推动，而气的运行又要依赖血与津液。所以，气的升降出入的通道是津液的通路，津液升降出入的通路也是气的通道。

作为部位时，三焦的生理功能如下：

1. 上焦

指膈以上的部位，包括心、肺两脏以及头面部。上焦的主要生理功能是主气的宣发与升散，宣发卫气，布散水谷精微以滋润和营养全身。《灵枢》中将上焦的功能概括为“上焦如雾”，主要是形容心肺输布气血的作用，治疗疾病时用药须质地轻清。

2. 中焦

指膈以下、脐以上的上腹部，包括脾、胃、肝和胆。中焦的主要生理功能是消化、吸收和输布水谷精微与化生血液。《灵枢》中将中焦的功能概括为“中焦如沤”，主要是形容脾胃运化水谷精微的功能状态，治疗疾病时用药须不升不降。

3. 下焦

指脐以下的部位，包括小肠、大肠、肾和膀胱等脏腑。下焦的主要生理功能是排泄糟粕与尿液。《灵枢》中将下焦的功能概括为“下焦如渎”，主要是形容下焦排泄水液与糟粕的功能状态，治疗疾病时用药须质地沉重。

第三节　奇恒之腑

奇恒之腑，包括脑、髓、骨、脉、胆、女子胞。其功能似脏，“藏而不泻”，形态似腑，为中空管腔或囊性器官，似脏非脏，似腑非腑，故被称为奇恒之腑。其中，胆既属于六腑又属于奇恒之腑，此处只介绍脑与女子胞。

一、脑

脑，居于颅内，由髓汇聚形成，又称为“髓海”，其主要生理功能是主宰生命活动、主精神意识与主感觉运动。《本草纲目》中说“脑为元神之府”。脑是生命的枢机，主宰着人体的生命活动。元神存则生命存，元神败则生命去，得神即生，失神即死。脑是精神意识、思维活动的枢纽，若脑主精神意识的功能正常，则精神饱满、思维灵敏、意识清楚、记忆力强、情志正常、语言清晰。若髓海充盈，主感觉运动的功能正常，则感觉无碍、视物精明、嗅觉灵敏、听力正常、轻劲有力、运动如常；若髓海不足，主感觉运动的功能异常，可见感觉障碍、视物不明、嗅觉不灵、听觉失聪、懈怠安卧、运动不能等症。

二、女子胞

女子胞，又称为胞宫、子宫，位于小腹正中，主要生理功能是主持月经与孕育胎儿。

1. 主持月经

月经是子宫周期性出血的生理状况。健康女性，至 14 岁左右，肾气盛，天癸至，生殖器官发育成熟时，子宫即会发生周期性变化，每 28 天左右出现 1 次周期性排血，称为月经来潮。至 49 岁左右，肾气衰，天癸绝，任脉冲脉的气血也逐渐减少，月经闭止。

2. 孕育胎儿

女子胞是女子孕、产的脏器，当女子发育成熟时，月经便会来潮，具有生殖与养育胞胎的能力。受孕以后，月经来潮停止，脏腑的经络气血全下注于冲任，汇于胞宫以养胎，培育胎儿直至成熟后分娩。

思考题

一、单项选择题

1. 人体是一个有机的整体，其生理病理的中心是(　　)

A. 精　B. 气血　C. 经络　D. 五脏　E. 六腑

2. 区别五脏、六腑、奇恒之腑的主要依据是(　　)

A. 解剖形态的差异　B. 经脉络属的有无

C. 生理功能的差异　D. 所在部位的不同

E. 以上都不是

3. 具有“藏而不泻”特点的是(　　)

A. 五脏　B. 六腑　C. 奇恒之腑　D. 五体　E. 五液

4. 与神志活动关系最密切的脏腑是(　　)

A. 肝　B. 肺　C. 肾　D. 脾　E. 心

5. 心对血液的主要作用是(　　)

A. 生血　B. 统血　C. 行血　D. 防止出血　E. 调节血量

6. 肺主气功能的核心是(　　)

A. 主气的生成　B. 主呼吸　C. 调节气机　D. 主宣发　E. 主肃降

7. 肺进行一切生理活动的基础是(　　)

A. 肺气的宣发肃降运动　B. 肺主呼吸之气

C. 肺主管气的生成　D. 肺主调节全身气机

E. 肺主治节

8. 脾主运化是指脾能够(　　)

A. 运化水液　B. 运化水谷　C. 化生血液

D. 化生气血　E. 运化水谷和水液

9. 脾统血的机制主要是(　　)

A. 脾阳的温煦作用　B. 脾气的固摄作用　C. 脾的升清作用

D. 脾气的升举作用　E. 脾气的气化作用

10. 肝主疏泄生理功能的核心是(　　)

A. 调畅情志　B. 疏泄气机　C. 促进脾胃运化

D. 促进生殖　E. 促进血行和津液代谢

二、简答题

1. 人体内脏分为几类？各有哪些名称？

2. 五脏的共同生理功能和特点是什么？

第三章 精气血津液

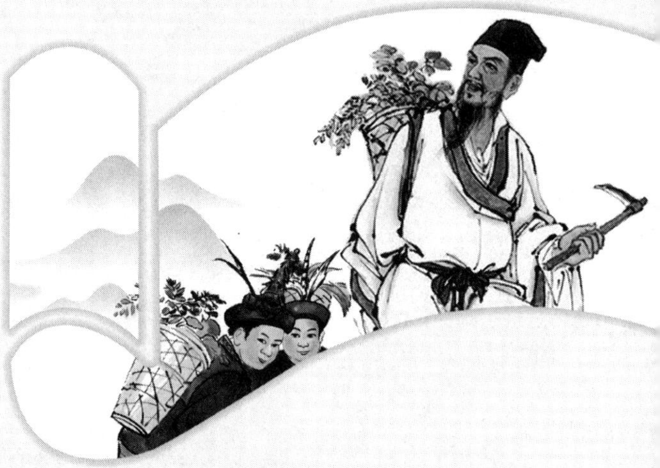

学习目标

1. 掌握气的概念及分类。

2. 掌握气、血、津液的生理功能。

3. 熟悉气、血、津液的生理关系。

精、气、血、津液是构成人体和维持人体生命活动的基本物质，是脏腑、经络、组织、器官生理活动的产物，也是这些组织器官进行生理活动的物质基础。人体的生长、发育、衰老、死亡和疾病的发生、发展，都是精、气、血、津液运动变化的结果。精泛指人体由气化生的精微物质，气是具有很强活力、不断运动的精微物质；血是循行于脉管内、极富濡养作用的红色液态物质；津液是人体内一切正常水液的总称。

精气血津液学说，是阐述人体生命活动基本物质的生成、输布代谢、生理功能、相互关系及其与脏腑组织器官联系的学说，是中医学理论体系的重要组成部分。

第一节　精

一、精的基本概念

精，有广义和狭义之分。广义之精，泛指构成人体和维持生命活动所必需的各种精微物质，如人体的气、血、津液以及从饮食物中吸收的水谷精微等，都属于“精”的范畴。总之，精是对体内一切精微物质的概括。狭义之精，指禀受于父母，藏于肾中，决定人体生长发育和生殖机能的精微物质，即先天之精在后天之精的充养下化成的肾精，也作生殖之精。

二、精的生成

精的生成总的来说是禀受于父母，充实于水谷。

先天之精，一方面禀受于父母，即从父母生殖之精结合，形成原始之胚胎时，就转化成为胚胎自身的精。另一方面，在胚胎形成以后，直至胎儿发育成熟出生，这一过程中，又必须依赖从母体吸取来的水谷之精以养育之。因此，先天之精，实际上是概括了禀受于父母以构成各组织器官的原始生命物质，以及来自母体从饮食物中吸取的各种营养物质。这种先天之精，主要藏于肾，所以习惯上说肾中藏有先天之精。

后天之精来源于水谷，又称"水谷之精"。脾气升运，变饮食水谷为水谷之精，输布到五脏六腑，成为五脏六腑之精，其盈者藏于肾中。

人体之精的来源，以先天之精为本，并得到后天之精的不断充养，而且先后天之精相互辅助、相互促进，如此人体之精才能逐渐充盛。无论是先天之精还是后天之精的亏损，均能产生精虚不足的病理变化。

三、精的生理功能

人体精具有多种生理功能，主要有以下几个方面。

1. 生殖作用

生殖之精是生命的原始物质，具有生殖以繁衍后代的作用，所以说精是形成原始胚胎的物质，没有精就没有新的生命。《灵枢·决气》说："两神相搏，合而成形，常先身生，是谓精。"

2. 促进生长发育

先天之精和后天之精结合归藏于肾成为肾精，推动、激发、促进机体生长发育成熟。若肾精不足，可表现为生长发育迟缓或早衰等。

3. 生髓化血

肾藏精，精能生髓，髓充于脑，脑为髓海。肾精充盛，则骨髓得养，脑髓充盈；如肾精亏虚，失于充养，可导致骨骼失养、脑海空虚的病证。

精是化生血液的重要物质，也是构成血液不可缺少的精华物质。一方面水谷之精通过心肺的气化作用化生为血液；另一方面肾精通过肝或化生骨髓后生成血液。所以无论是水谷之精还是肾精的不足，皆能导致血虚的病变。

4. 滋养作用

精归藏于肾，而布达于各脏腑组织器官，发挥推动、激发和滋养濡润作用，以维持正常的生理活动，并抗御病邪侵害。当肾精不足时，脏腑组织器官失养，机体表现虚弱病证，且易受邪气侵犯而发生疾病，重则能导致死亡。

第二节 气

气是人体内不断运动着的具有很强活动力的精微物质，它是构成人体和维持人体生命活动的基本物质之一。《素问·宝命全形论》指出："人以天地之气生""天地合气，命之曰人"，说明人是天地之气交感的产物。

气是维持人体生命活动的最基本物质。人体生长发育，各脏腑组织器官的生理活动，皆离不开气。《素问·六节藏象论》说："天食人以五气，地食人以五味。五气入鼻，藏于心肺……气和而生，津液相成，神乃自生"，说明气对生命活动至关重要。

气是指脏腑组织的功能活动。气具有运动的属性，并有不同的运动形式与生理功能，人体脏腑组织的生理功能就是气的功能表现。如经络之气、脏腑之气。

此外，气还有其他含义，如将各种致病因素称作"邪气"，把中药的寒、热、温、凉四种性能称为"四气"等，不在此论。

一、气的生成

《素问·宝命全形论》曰："人以天地之气生，四时之法成""夫人生于地，悬命于天；天地合气，命之曰人"，是指人体必须不断从天地之气中摄取营养，以养五脏之气。中医学认为，人体内的气是在脾、肺、肾等脏腑的共同作用下生成的。人体内的气主要来源于三个方面：一是禀受于父母的先天之气，生而有之，根藏于肾；二是来自水谷的水谷精气，其依赖后天脾胃运化生成；三是来自自然界的清气。三者相互推动、补充、结合，产生了人体的各种气，因此，本质上说人体只有一种气。

二、气的分类

中医认为气本一元，人体的气是由先天精气、水谷精气和自然界的清气组成的，但是由于组成不同、分布部位不同，各种气的功能也不相同。整体而言，中医把人体的气分为四大类，即元气、宗气、营气、卫气。

（一）元气

元气又称为原气、真气。元气是人体内最原始、最根本之气。

1. 生成

源自先天之精气，并由后天脾胃化生的水谷精气充养。故气虚者先天不足责于肾，后天不足责于脾胃。

2. 分布

藏于肾，以三焦为通路，循行于全身，内行于五脏六腑，外达于肌肤腠理。

3. 功能

推动并调节人体的生长、发育与生殖，主要依赖藏于肾的元气；激发与调节人体各脏腑、经络、组织、器官的功能活动，主要依赖循行于全身的元气。人体元气充沛，则脏腑、经络功能正常，活力旺盛，体健少病；反之，假若人体元气虚衰，则机体生长发育迟缓，脏腑功能减退，体弱多病。

（二）宗气

宗气又称为大气、动气，宗气的生成，直接关系到人体之气的盛衰。

1. 生成

宗气由肺里的清气与脾胃化生的水谷之精气相结合而生成。

2. 分布

积聚于胸中，贯注心肺，向上走息道，出咽喉，贯注心脉；向下沿三焦下行，布散于全身，蓄于丹田。宗气在胸中积聚于膻中，故膻中被称为“气海”。

3. 功能

宗气功能主要表现在两个方面：一是走息道以司呼吸。宗气上行于息道而出咽喉，促进肺的呼吸功能，并与人的视、听、言、动等都有密切关系。人体宗气充沛，则呼吸徐缓均匀、语言清晰、声音洪亮；宗气不足，无力走息道司呼吸，可表现为患者呼吸、语声低微，脉软弱无力等症状。二是贯心脉以行气血。宗气贯注于心脉之中，推动血液在心脉中循行，故人体气血的运行、心搏的力量及肢体运动皆与宗气有关。宗气充盛则脉搏徐缓，节律一致，肢体温暖，活动灵活；宗气不足，则患者脉搏躁急，节律不齐，或微弱无力，四肢不温，活动不利。临床上可通过“虚里”，即心尖搏动处的搏动状况和脉象来诊断宗气的盛衰。

另外，宗气也可资助先天之气。因宗气为后天生成之气，后天之气可资助先天之气。

（三）营气

营气又称为荣气、营阴、营血，是行于脉中具有营养作用之气。营气直接关系到人体之气的盛衰。

营气行于脉中，与卫气相对而言属阴，故又称为营阴。又因营气富有营养作用，故又称为荣气。因临床上营气与血可分却不可离，故又称为“营血”。

1. 生成

营气为脾胃化生的水谷精微中柔和精粹的部分化生。

2. 分布

行于脉中，与经脉并行而运行于全身，内入脏腑，外达皮肉肢节，终而复始，营周不休。《素问·痹论》：“循脉上下，贯五脏、络六腑也。”

3. 功能

营气功能主要有两方面：一是化生血液。血液最主要的组成是营气和津液，二者相结合，注入脉中。《灵枢·邪客》：“营气者，泌其津液，注之于脉，化以为血。”

二是营养全身。营气循经脉运行于全身，脏腑、经络、肢体皮毛等皆得到营气的滋养。《素问·痹论》：“营者，水谷之精气也，和调于五脏，洒陈于六腑。”若营气不足，则血液亏虚，脏腑无所养而致功能减退。

（四）卫气

卫即护卫、保卫。卫气行于脉外，具有护卫作用，因能卫护机体，避免外邪入侵，故称为卫气。卫气行脉外，与营气相对而言属阳，故又称为卫阳。

1. 生成

卫气是由脾胃化生的水谷精微中的慓疾滑利部分化生而成。《素问·痹论》："卫者，水谷之悍气也。"

2. 分布

卫气因慓疾滑利，不受经脉约束，不能入于脉，故循行于脉外，内至胸腹脏腑，外达皮肤肌肉腠理，布散于全身。

3. 功能

卫气在人体内的功能主要表现为三个方面：一是防御作用。卫气布于全身，外达皮肤腠理，护卫肌表，防御外邪入侵。《医旨绪余》有："卫气者，为言护卫……不使外邪侵犯也。"卫气充盈则外邪不易入侵，反之，若卫气不足，则机体抵抗力差，易感受外邪而发病。二是温养作用。人体内至脏腑，外至肌肤都需要卫气的温养才能维持正常的生理机能。故卫气充足，则脏腑、肌肤、腠理都能得到温养，机体就能维持正常体温；若卫气不足，则机体失于温养，易因风、寒、湿等阴邪而致寒证。三是调节作用。卫气通过调节腠理开合、控制汗液排泄而调节体温。《灵枢·本藏》曰："卫气者，所以温分肉，充皮肤，肥腠理，司开阖者也。"张景岳曰："人以卫气固其表，卫气不固，则表虚自汗，津液为之发泄也。"若卫气不足，则毛孔开合失司，可见患者多汗、自汗或者无汗。

三、气的功能

（一）推动作用

气具有激发、推动人体生命活动的作用。气以自身的活力和升降出入的运动去推动和激发机体各方面的功能活动。如果机体的气能正常运行，则能激发各脏腑、经络、组织器官的正常功能，保证人体的生长发育与生殖。如果人体的气不足，则气虚推动无力，主要表现为生长发育迟缓、早衰、血瘀、痰饮、水肿等。

（二）温煦作用

机体通过气的运动产生热量，从而温暖机体，营养全身。生阳为热，气是机体热量的来源。《难经·二十二难》曰：“气主煦之。”即气可以温暖机体，维持体温的恒定；温煦并营养脏腑、经络、形体官窍等组织器官，维持正常的生理活动。气不足则寒，则脏腑功能减退。

（三）防御作用

气有卫护肌表、抗御外邪侵入的作用。《素问遗篇·刺法论》曰：“正气存内，邪不可干。”卫气可以驱邪外出，防止病邪损害机体。如果气虚无力防御，则机体易感受外邪而发病，或病后无力驱邪外出，表现为病后难愈等。

（四）固摄作用

气能控制、约束机体的精、血、津液等液态物质，不让其无故流失，保证这些物质能在体内发挥正常的生理作用。若机体气虚固摄不了，可表现为这些物质的外泄现象，若气不能统摄血液，则表现为各种出血症；气不能固摄津液，则表现为自汗、多尿、遗尿、流涎；气不能固摄生殖之精，则表现为遗精、滑胎等。

（五）气化作用

气的气化作用分为广义和狭义两种解释。广义的气化是指气的运动产生的各种变化。狭义的气化是指精、气、血、津液的化生和相互转化。人体的气化运动是一直存在的，贯穿于生命过程的始终，没有气化就没有生命。若气化失司，则可见精、气、血、津液代谢及脏腑、经络等组织器官的功能活动异常。

四、气的运动

气在人体内是不断运动着的。气的运动又称为气机。气的运动可归纳为升、降、出、入四种基本形式。所谓升，是指气从下往上运动；所谓降，是指气从上往下运行；所谓出，是指气自内向外运动；所谓入，是指气自外向内运行。气运动的场所是人体的脏腑、经络、肢体、五官孔窍等。如呼气是气由内向外的运动，吸气则是气从口、鼻、咽喉入肺。没有气的升、降、出、入运动，就没有机体的生命活动。先天精气、水谷精气和吸入的清气，都必须经过升、降、出、入才能输布到全身并发挥其功能。精、血、津液也必须依赖气的运动在体内不断流动，以输布到全身。人体的脏腑、经络、肢体、五官孔窍的功能必须依靠气的运动才能完成。人体一切的生命活动都离不开气的升、降、出、入运动。人体内气的升、降、出、入始终维持着一个平衡状态，这是人体生理活动维持正常的必需条件，当气能维持这种平衡时，则称为气机调畅。一旦升、降、出、入运行失衡，则称为气机失调。其中，气的运行阻滞不畅称为“气滞”或“气机不畅”，如脾胃气滞、肝郁气滞等；气上升得太过或下降不及称为“气逆”，如胃气上逆，肺气上逆，肝气上逆；气上升得不及或下降得太过称为“气陷”，如中气下陷；气不能内守而外出太过称为“气脱”；气不能外达于表而结聚于内称为“气闭”。

第三节　血

血循行于脉内按一定方向运行，是具有濡润滋养作用的赤色液体，是构成人体和维持生命活动的基本物质之一。

一、血液的生成

血液的生成主要通过两个方面来完成。一是由营气和津液相互结合而生成。由于营气的生成有赖于脾胃化生的水谷精微，津液的生成也依靠脾胃化生的水谷精微，血液的生成与脾胃功能的强弱有直接的联系，所以脾胃被称为“气血生化之源”。如果脾胃运化正常，能化生足够的水谷精微，营气与津液充足，则气血生化有源。若脾胃功能不足，无法化生足够的水谷精微，则气血生化无源，可表现为各种血虚的症状。二是由肾精转化而来。精和血之间可以相互转化，精能生血，血能生精。机体肾精充盈，则血液充足，肾精不足，则血液亏虚。

二、血液的运行

血在脉内循行，到达全身各脏腑组织器官，环周不休。脉，即脉管，又称为“血府”，脉与心相连通，是血液运行的通道。心主血脉，心气推动血液循行，是血液运行的动力。肺主一身之气而朝百脉，能协助心脏推动血液运行。脾主统血，可统摄血液运行于脉内而不溢出脉外。肝藏血，可调节血量，又主疏泄，则气行而血行。所以血液循环，是心、肺、脾、肝等脏器生理功能相互协调、共同完成的。其中任何一个脏器的功能失调，都可以导致血液的循行失常，致使出血，或血运迟缓，或运行不畅而形成血瘀。另外，血的寒热等，更是直接影响着血液运行。

三、血的生理功能

血具有营养和滋润全身的生理功能。血在脉中循行，内至脏腑，外达皮肉筋骨，如环无端，运行不息，不断地对全身各脏腑组织器官起着营养和滋润作用，以维持正常的生理活动。血液充盈，血行通畅，则面色红润，皮毛润泽，形体壮实，肌肉丰满，脏腑坚固，感觉灵敏，运动灵活。如果血液亏虚，失于滋养濡润，可表现为头晕目眩，面色无华或萎黄，毛发干枯，肌肉瘦削，形体衰弱，脏腑脆弱，肢体麻木或无力。

血又是神志活动的主要物质基础。心藏神，以血液为物质基础。血液充盈，血脉通利，则神志清晰，精神饱满，思维敏捷，意识灵敏，心情舒畅。无论何种原因形成的血虚或运行失常，均可出现不同程度的神志方面的异常。如血液亏虚，或血行失常，常有心烦、失眠、健忘、多梦或精神恍惚，神志不安，甚或出现神昏、谵语等病证。

第四节 津　　液

一、津液的基本概念

津液是机体内一切正常水液的总称，是构成人体和维持人体生命活动的基本物质。在内为脏腑组织的内在体液，如胃液、肠液，在外则为正常的分泌液，如涎、唾、涕、泪等，还有部分排泄液，如汗、尿等也是津液所化。《灵枢·决气》曰："腠理发泄，汗出溱溱，是谓津。"《素问·灵兰秘典论》曰："膀胱者，州都之官，津液藏焉，气化则能出矣。"

二、津液的生成、输布与排泄

津与液皆源于脾胃运化而生成的水谷精微，小肠主液，大肠主津，经这三腑一脏的运化而成。津与液本属一体，故两者在运行代谢过程中可以相互转化，相互影响。多数情况下两者并称为津液。但在疾病中，"伤津"与"脱液"又有不同，一般来说，伤津乃伤阴脱液之渐，病情较轻。脱液乃津液干涸之甚，病情较重。

津液由脾气升清，上归于肺，再通过肺的宣降布散于全身。肾为水脏，通过肾的气化作用，主宰津液代谢。三焦决渎，通行水道，为水液运行的通道。津液代谢是由多脏腑共同参与的，但与肺、脾、肾三脏的关系最为密切。其中，肾的功能最为关键，在水液代谢中起主宰作用。

三、津液的生理功能

津液主要有滋润和濡养的生理功能。布散于肌表，能润泽皮毛肌肤；流注于孔窍，能滋润和保护眼、鼻、口等孔窍；渗入于血脉，能充养和滑利血脉；注入内脏组织器官，能濡养和滋润各脏腑组织器官；渗注于骨，能充养和濡润骨髓、脊髓和脑髓。此外，津液还能调节机体阴阳的相对平衡，津液常随着体内的生理情况和外界气候而变化。这种变化起到一定的调节作用，从而使阴阳获得了相对的平衡。

津液的代谢平衡有赖于脏腑的生理功能的协调平衡，脏腑病变，尤其是脾、肺、肾等，皆可影响津液的代谢平衡，从而伤津、脱液或导致水、湿、痰、饮的产生，或发生水液停滞积聚等病证。

第五节 气、血、津液之间的关系

气、血、津液都是构成和维持机体正常生理功能的最基本物质，三者皆源自脾胃生成的水谷精微，故气、血、津液之间有着极其密切的联系。

一、气与血的关系

气属于阳，血属于阴，气和血在机体内的功能不同又相互联系，可归纳为气为血之帅，血为气之母。

（一）气为血之帅

1. 气能生血

血液主要是由营气和津液相结合而构成的，它们都来自脾胃运化生成的水谷精气。摄入的水谷转化成为水谷精气，水谷精气转化成为营气和津液，营气和津液相结合转化成为赤色的血液，这一过程中离不开气的运动变化，所以说气能生血。机体气的功能越强，其化生血液的能力也就越强。反之，机体气的功能越虚弱，则其化生血液的能力也越弱。故血虚患者进行治疗时，一般会利用气能生血的理论，在补血药中加入补气的药物，以求更好的治疗效果。

2. 气能行血

血在脉中不能自行，机体内的血在脉中循行，内至脏腑，外达筋骨皮肉，全依赖气的推动作用。如机体气虚或气滞，推动血液运行的力量减弱或受阻，则血液运行迟缓，在脉内流动不畅，局部瘀积下来形成瘀血，临床上称为“气虚血瘀”“气滞血瘀”。如各种因素导致气机逆乱，逆乱的气机将血液异常推动，则可见血液运行逆乱。若血液随气逆而向上则可见患者面红目赤、头痛、吐衄等；血液随气陷而向下则见脘腹坠胀、下血崩漏等。故临床治疗血行失常时，应配合理气药物，方可获得较好的效果。

3. 气能摄血

它是气的固摄功能的具体体现。血在脉中循行而不逸出脉外，主要依赖气对血的固摄作用，如果气虚则固摄作用减弱，血不循经而逸出脉外，则可导致各种出血病证，即“气不摄血”。临床治疗此类出血病证时，必须用补气摄血的方法，引血归经，才能达到止血的目的。

以上气能生血、气能行血、气能摄血这三方面气对血的作用，概括称为“气为血之帅”。

（二）血为气之母

1. 血能养气

气的充盛以及气的功能的正常发挥都离不开血液的濡养。血不断地为各个脏腑组织器官中气的生成和功能活动提供营养，故血足则气旺，血虚则气虚。

2. 血能载气

气是无形的，必须依附于载体而存在，血液便是气的重要载体。气依附于血液，随血液散布于全身。若血不能载气，则气将无所归附而飘散不定。故血虚则气虚，血脱则气随血脱。

二、气与津液的关系

气与津液都源于脾胃所化生的水谷精微，但气属阳，津液属阴，两者在属性上完全不同。二者在生成、输布过程中，又有着密切的关系。

（一）气能生津

气的运动变化是津液化生的动力。津液的生成源自机体摄入的水谷，有赖于脾胃的运化。故脾胃健旺，则水谷精微充足，所化生的津液充盛。脾胃虚衰，则水谷精微化生不足，而致津液不足。

（二）气能行津

津液在机体内的输布及转化为汗、尿等排出体外，全依赖气的升、降、出、入运动。机体内各脏腑的气机正常，则能正常促进津液在体内的输布及排泄，如果气的升、降、出、入运动发生异常，津液的输布和排泄将随之受阻，临床上称为“气滞水停”。如果由于某些原因导致津液的输布和排泄受阻，在机体内停聚时，气的升、降、出、入也会随之不畅，称为“水停气滞”。因此临床治疗水停之症时，行气与利水之法并用可取得较好的效果。

（三）气能摄津

津液与血同为体内的液态物质，二者都有赖于气的固摄作用，才能保证不会无故流失，并维持其排泄正常。因此，当气的固摄作用减弱时，会导致机体内津液的无故流失，可表现为多汗、流涎、多尿、遗尿等症状。临床治疗时，也应采用补气之法，使气能固摄津液，病则获愈。

（四）津能载气

津液和血液一样，也是气的重要载体，无形的气必须依附于有形的津液而存在。当发生过度出汗、多尿及吐泻等丢失大量津液的情况时，机体内津液亏虚，气在机体内的载体减少，气无所依附而散失，导致“气随津脱”之病证。

三、血与津液的关系

血与津液都是体内的液态物质，都有滋润和濡养作用。相对于气而言，二者属性都是阴，都是气的载体。因此，血和津液之间也存在着极其密切的关系。

血和津液都源自脾胃化生的水谷精气，故有“津血同源”的说法。脉外的津液渗入脉内，即成为血液的一部分。

在机体患病的情况下，血和津液也会相互影响。当失血过多时，行于脉外的津液可渗入脉内，以补充脉内血量之不足。由于脉外的津液大量渗入脉内，又导致脉外津液的不足，表现为皮肤干燥、口渴、少尿等。当机体的津液大量耗伤时，行于脉内的血液也可渗出脉外转化为津液，从而导致血脉空虚。因此，失血的患者不宜采用汗法进行治疗，由于多汗或吐泻等原因导致津液严重耗伤的患者，也不宜使用破血、逐血之药。

思考题

一、单项选择题

1. 使津液变成汗、尿是气的(　　)

A. 推动作用　B. 固摄作用　C. 气化作用　D. 温煦作用

2. 具有推动呼吸和血行功能的是(　　)

A. 心气　B. 宗气　C. 肺气　D. 营气

3. 脏腑之气和经络之气的物质基础是(　　)

A. 元气　B. 宗气　C. 先天之精　D. 后天之精

4. 推动人体生长发育及脏腑机能活动的气是(　　)

A. 宗气　B. 营气　C. 卫气　D. 元气

5. 激发机体脏腑经络生理活动是气的(　　)

A. 温煦作用　B. 推动作用　C. 气化作用　D. 防御作用

6. 具有温煦脏腑、润泽皮毛、控制腠理开合等功能的是( )

A. 元气 B. 宗气 C. 卫气 D. 营气

7. 易于感冒，是气的什么功能减弱的表现( )

A. 温煦功能 B. 防御功能 C. 固摄功能 D. 气化功能

8. 以肺吸入的清气与水谷精气为主要组成部分的气称作( )

A. 营气 B. 中气 C. 宗气 D. 卫气

二、简答题

1. 简述气的生理功能。

2. 简述气的分类、生成及作用。

第四章 经络与腧穴

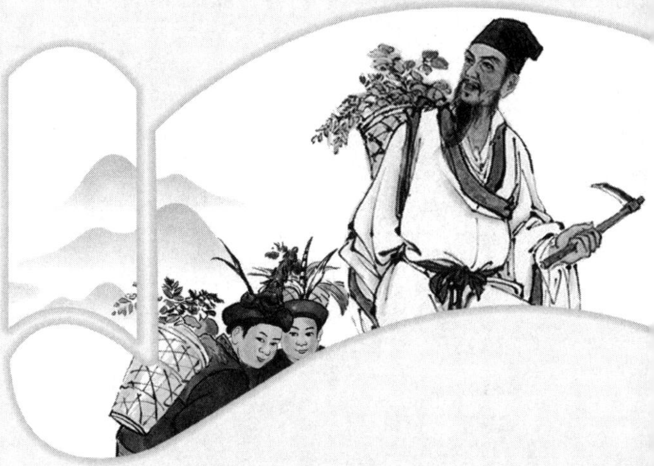

学习目标

1. 掌握经络的基本概念、经络系统的组成。
2. 掌握十二经脉走向交接规律、分布规律和流注次序。
3. 熟悉奇经八脉的概念、功能。
4. 了解经络学说对临床的指导意义。

第一节 经络总论

一、经络的概念

经络是联络脏腑肢节，沟通表里，贯通上下，运行气血的通路，是经脉和络脉的总称。“经”，即路径，为直行的主干，循环于机体深部，是经络系统的主体。“络”，即网络，是经脉别出的分支，循环于机体较浅部，纵横交错，遍布全身。《灵枢·脉度》指出：“经脉为里，支而横者为络，络之别者为孙。”经络内属脏腑，外络肢节，将人体脏腑、五官、九窍及皮肉筋骨等联结为一个统一的整体。

二、经络系统的组成

经络系统包括十二经脉、奇经八脉、十五络脉，以及从十二经脉别出的十二经别、十二经筋和十二皮部，络脉又包括难以计数的浮络、孙络等(图4-1)。

三、十二经脉

(一) 命名与分布规律

十二经脉即手足三阴经和手足三阳经(手三阳经、手三阴经、足三阳经、足三阴经)的总称，是经络系统的主体，又称为“十二正经”。十二经脉的命名包含了手足、阴阳、脏腑三方面。十二经脉左右对称地分布于人体头面、躯干和四肢，分别循行于上肢或下肢的内、外侧，分属某一脏或某一腑。行于上肢者为手经，行于下肢者为足经；行于四肢内侧及胸腹部者为阴经，行于四肢外侧及头面、躯干部者为阳经；阴经属脏，阳经属腑。

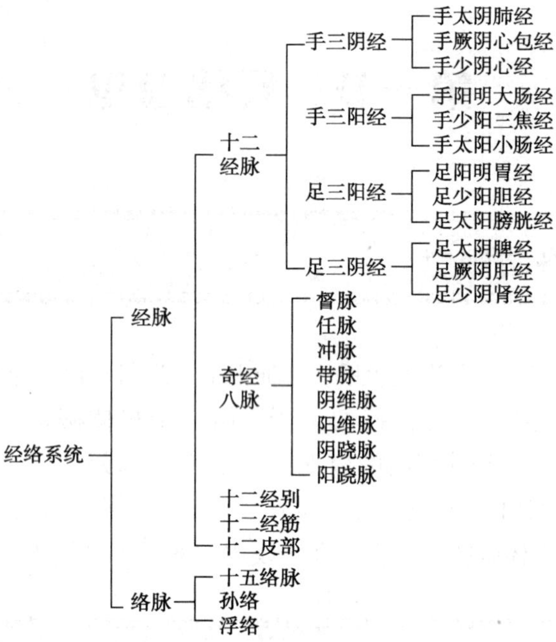

图 4-1　经络系统组成

(二) 走向与交接规律

1. 十二经脉循行走向

“手之三阴，从脏走手；手之三阳，从手走头；足之三阳，从头走足；足之三阴，从足走腹。”(《灵枢·逆顺肥瘦》)

2. 十二经脉交接规律

①相表里的阴经与阳经在四肢末端交接；②同名的阳经在头面部交接(头为诸阳之会)；③阴经与阴经在胸腹部交接。十二经脉走向交接规律见图 4-2。

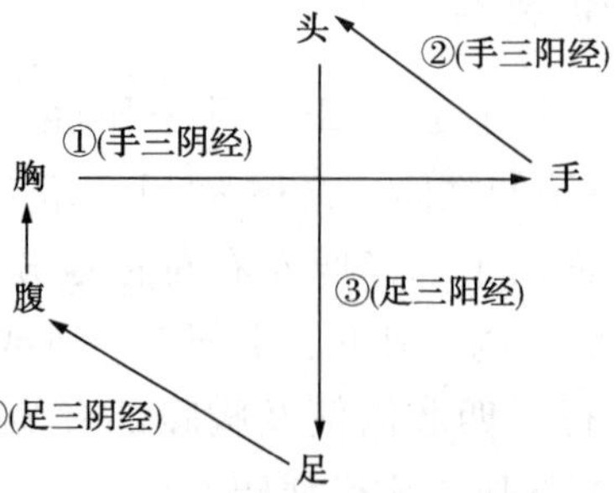

图 4-2　十二经脉走向交接规律示意图

3. 十二经脉流注次序

十二经脉中的气血运行是循环贯注的。始于手太阴肺经，依次流注至足厥阴肝经，再传输至手太阴肺经，首尾相贯，周而复始，如环无端(图 4-3)。

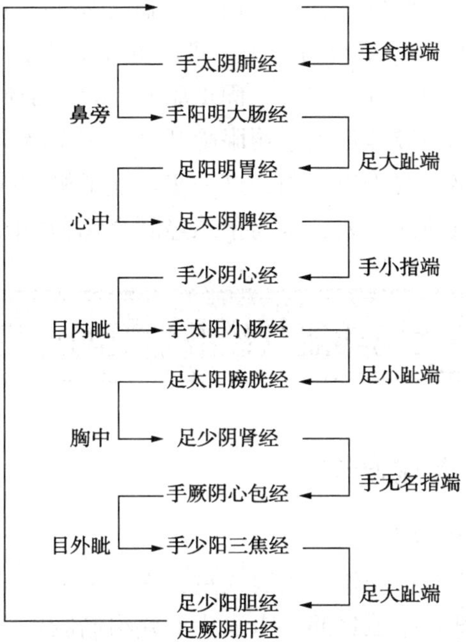

图 4-3 十二经脉流注次序图

四、奇经八脉

奇经八脉是督脉、任脉、冲脉、带脉、阴跷脉、阳跷脉、阴维脉、阳维脉的总称。因有别于十二正经，既无脏腑络属，又无表里相配，谓之“奇经”。奇经八脉纵横于十二经脉之间，主要生理功能有：①密切十二经脉之间的联系；②对十二经脉气血有蓄积和渗灌的调节作用；③与肝、肾等脏及脑、髓、女子胞等奇恒之腑关系密切。

八脉之中，督、任、冲三脉皆起于胞中，同出会阴，称为“一源三歧”。其中，督脉行于腰背正中，上达头面，总督诸阳经，称为“阳脉之海”。另外，督脉循行时属肾入脑，故与肾、骨髓和脑关系密切。任脉行于胸腹正中，上至颏部，总任一身之阴经，称为“阴脉之海”，任通“妊”，与女子妊娠有关。冲脉挟脐上行，与足少阴经并行，与督脉、任脉和足阳明胃经都有联系，上达头，下至足，贯穿全身，调节十二经气血，总领诸经气血之要冲，称为“十二经脉之海”，又称为“血海”，与月事和生殖密切相关。带脉起于胁下，环腰一周，状如束带，约束纵行诸经，维络腰腹，提系胞胎，固护胎儿，司女子带下。阴、阳跷脉主宰一身左右阴阳，共同调节肢体运动，司眼睑开合。阴维脉主一身之里，阳维脉主一身之表，二维脉维络一身表里阴阳，进一步加强了机体的整体性。奇经八脉中的任脉和督脉，各有其所属腧穴，常与十二经脉合称为“十四经”。

五、经络的生理功能及经络学说的应用

（一）经络的生理功能

1. 联络脏腑，沟通表里上下

十二经脉及其分支纵横交错，出表入里，交通上下，相互络属于脏腑；奇经八脉沟通联系十二经脉；十二经筋、十二皮部联络筋脉皮肉，从而使人体五脏六腑、四肢百骸、五官九窍、皮肉脉筋骨等构成了一个表里、上下紧密相连，协调共济的统一体。

2. 通行气血，濡养全身

气血是人体生命活动的物质基础。气血通达全身发挥濡养作用，必须有赖于经络的传注输布才能实现。正如《灵枢·本藏》曰：“经脉者，所以行血气而营阴阳，濡筋骨，利关节者也。”

3. 抗御外邪，保卫机体

营气行于脉中，具有营养作用，卫气行于脉外，具有卫外作用，经络可以“行血气而营阴阳”，使营卫之气密布周身，以抗御外邪，保卫机体。

4. 传导感应，调整虚实

传导感应是指经络系统对于针刺或其他刺激具有感觉传递和通导作用，因此对体表穴位刺激时（针灸、推拿等），就会通过经络传导于脏腑，以达到调整脏腑虚实、调节机体阴阳平衡的目的。针刺中的“得气”和“行气”现象就是经络传导感应作用的表现。另外，脏腑功能活动变化，也可通过经络传导在体表表现出来。

（二）经络学说的应用

1. 阐释病理变化

正常情况下，经络是联络脏腑、沟通表里上下的通路，又有运行气血、感应传导的作用。因而在发生病变时，经络就成了传递病邪和反映病变的路径。体表受邪，传之于内，内脏有病，形见于外，脏腑疾病之间相互影响。

2. 指导疾病诊断

经络内联脏腑，外络肢节，在体表又有一定的循行路线。因此，可以通过体表的变化对脏腑疾病进行诊断，如足少阳胆经过侧头部，若头痛之症痛在两侧，则多与胆经相关。

3. 指导疾病治疗

临床行针灸或推拿治疗时，通过刺激穴位，以疏通经气，调节气血。而穴位的选取，常依据经脉循行和主治特点进行，即“循经取穴”。如胃痛循经取足三里和梁丘穴治疗。

4. 指导疾病预防

临床上常通过刺激穴位调理经络的方法来调整脏腑气血、预防疾病。如灸足三里穴可强身、延寿；灸肺俞、风门穴可预防感冒等。

第二节 腧穴总论

腧穴俗称穴位，是人体脏腑经络之气输注于体表的特殊部位，既是疾病的反应点，又是针灸推拿等的施术部位。“腧”有转输和输注之意，“穴”有孔穴、空隙之意。

一、腧穴的分类

人体的腧穴很多，大体上可分为十四经穴、经外奇穴和阿是穴三类。

（一）十四经穴

既有具体的名称又有固定的位置，且归属十二经脉与任、督二脉的腧穴称为十四经穴，简称“经穴”。经穴现有361个，是腧穴的主体组成部分。经穴既可治疗本经脏腑病证，又可治疗本经相关的经络脏腑病证。

（二）经外奇穴

既有具体的名称又有明确的位置，但尚未归入十四经的腧穴称为“经外奇穴”。这类腧穴对某些病证有特殊治疗作用，如四缝穴治疗小儿疳积，太阳穴治疗头痛等。

（三）阿是穴

既无固定位置又无具体名称，而是以压痛点、病变部位或反应点作为针灸推拿等施术部位的一类腧穴。阿是穴又称为“天应穴”“不定穴”“压痛点”等。

二、腧穴的作用

（一）近治作用

指全身每一个腧穴均能治疗该穴所在部位及其邻近器官的病证，称为腧穴的近治作用，即“腧穴所在，主治所及”。如百会穴治疗头痛，中脘穴治疗胃痛，睛明穴治疗眼疾等。

（二）远治作用

十四经穴尤其是十二经脉在四肢肘膝关节以下的腧穴，能治疗本经循行所过的远隔部位的组织、器官、脏腑的病证，甚至具有治疗全身疾患的作用，即“经脉所过，主治所及”。如脱肛、子宫脱垂取百会穴；足三里治疗胃肠病证等。

（三）特殊作用

特殊作用是指某些腧穴具有相对特异性和双相良性调节作用。相对特异性即特殊的治疗作用，如大椎穴退热，至阴穴矫正胎位等；双相良性调节作用如泄泻时，针刺天枢能止泻，便秘时，针刺天枢又能通便；心动过速时针刺内关穴能减慢心率，心动过缓时针刺内关穴则可加快心率等。双相良性调节作用是针刺无毒副作用的根本原因。

三、腧穴的定位方法

临床常用的腧穴定位方法有体表解剖标志定位法、“骨度”分寸定位法、指寸定位法和简便取穴法四种。

（一）体表解剖标志定位法

根据人体解剖学的各种体表标志来定取穴位的方法称为体表解剖标志定位法，又称为“自然标志取穴法”。

1. 固定标志

是以人体表面不受活动影响，固定不移，又有明显特征的部位作为取穴标志的方法。如五官、指(趾)甲、乳头、椎体棘突、肚脐等的凸起或凹陷作为取穴的标志。两眉头之间取印堂，两乳之间取膻中，肚脐中央取神阙等。

2. 活动标志法

是依据人体某局部关节、肌肉、肌腱、皮肤等活动后出现的隆起、凹陷、孔隙、皱纹等为取穴标志的方法。如屈肘取曲池，张口取耳门、听宫、听会，闭口取下关等。

（二）“骨度”分寸定位法

“骨度”分寸定位法，是以体表骨节为主要标志，测量周身各部的长度和宽度，依其比例定出分寸，作为定穴标准的方法，常用的“骨度”分寸见表4-1、图4-4。

表4-1　常用“骨度”分寸表

部位	起止点	折寸	量法	说明
头部	前发际正中至后发际正中	12	直寸	用于确定头部经穴纵向距离
	眉间(印堂)至前发际正中	3	直寸	用于确定前或后发际及头部经穴的纵向距离
	第7颈椎棘突下(大椎)至后发际正中	3	直寸	
	前额两发角(头维)之间	9	横寸	用于确定头前部经穴的横向距离
	耳后两乳突(完骨)之间	9	横寸	用于确定头后部经穴的横向距离
胸腹部	胸骨上窝(天突)至胸剑联合中点	9	直寸	用于确定胸部任脉经穴的纵向距离
	胸剑联合中点至脐中	8	直寸	用于确定上腹部经穴的纵向距离
	脐中至耻骨联合上缘	5	直寸	用于确定下腹部经穴的纵向距离
	两乳头之间	8	横寸	用于确定胸腹部经穴的横向距离
背腰部	大椎以下至尾骶	21椎	直寸	用于确定腰背部经穴的纵向距离
	两肩胛骨脊椎缘之间	6	横寸	用于确定肩背部经穴的横向距离
上肢部	腋前纹头至肘横纹	9	直寸	用于确定上臂部经穴的纵向距离

续表

部位	起止点	折寸	量法	说明
上肢部	肘横纹至腕横纹	12	直寸	用于确定前臂部经穴的纵向距离
下肢部	耻骨联合上缘至股骨内侧髁上缘	18	直寸	用于确定下肢内侧足三阴经穴的纵向距离
	胫骨内侧髁下缘至内踝尖	13	直寸	
	股骨大转子至膝中(腘横纹)	19	直寸	用于确定下肢后外侧足三阳经穴的纵向距离(臀横纹至膝中，可作14寸)
	膝中至外踝尖	16	直寸	
	外踝尖至足底	3	直寸	

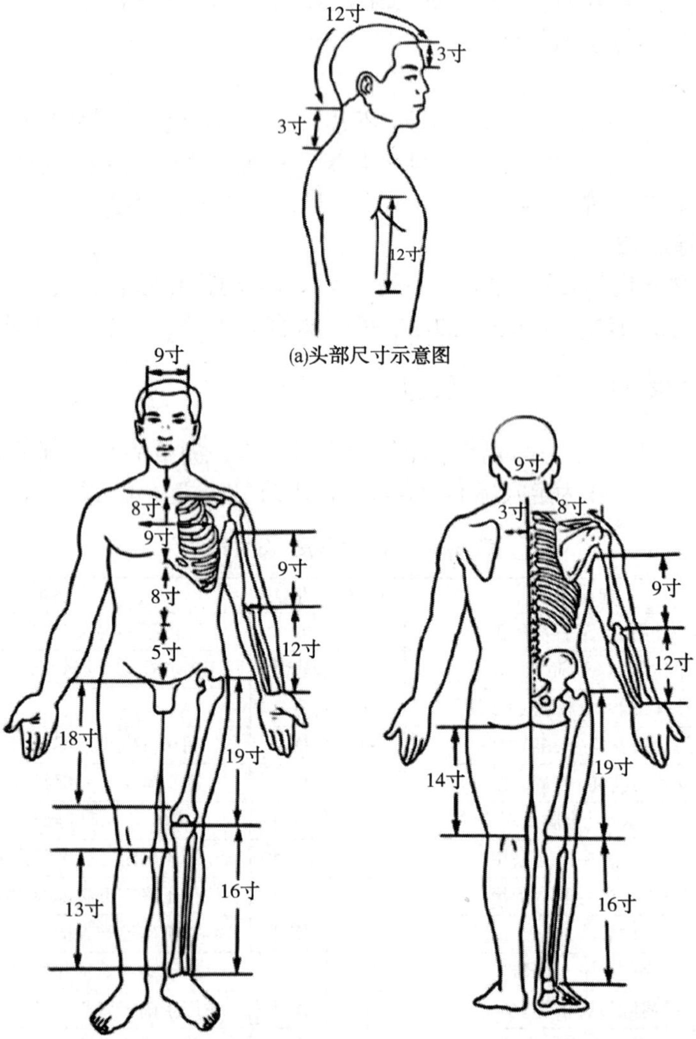

(a)头部尺寸示意图

(b)“骨度”折量寸示意图(正面)　(c)“骨度”折量寸示意图(背面)

图 4-4　常用“骨度”分寸示意图

（三）指寸定位法

指寸定位法是依据患者本人手指为尺寸折量标准来量取腧穴的定位方法，又称为“指寸法”。临床常用的有以下三种(图 4-5)。

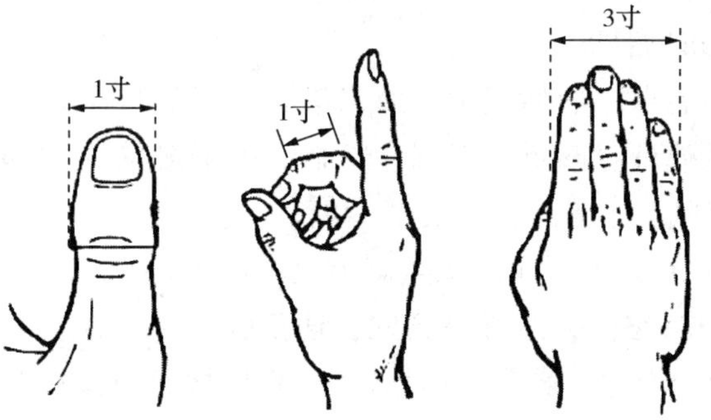

图 4-5 手指同身寸图

（1）中指同身寸。患者中指屈曲时，以中节桡侧两端纹头间的距离为 1 寸。

（2）拇指同身寸。以患者拇指指关节的宽度为 1 寸。

（3）横指同身寸。又名“一夫法”，患者将 2~5 四指并拢，以中指中节横纹为标准，四指的宽度为 3 寸。

（四）简便取穴法

临床上常用的一种简便易行的取穴方法。如两耳尖连线中点取百会；立正姿势，两臂自然下垂，中指端下取风市，两手虎口自然平直交叉，于食指端处取列缺等。

第三节 常用腧穴

一、十四经穴

（一）手太阴肺经穴(图 4-6)

1. 中府 *（LU1）肺募穴，手、足太阴交会穴

【定位】正坐或仰卧。在胸前壁的外上方，云门下 1 寸，平第 1 肋间隙，距前正中线6寸。

【主治】①咳嗽、气喘、胸痛、胸中烦满；②肩背痛、咽喉痛、腹痛；③呕吐、浮肿；④支气管炎、支气管哮喘、肺炎。

【刺灸法】向外斜刺0.5~0.8寸；可灸。

2. 尺泽＊(LU5)合穴

【定位】仰掌微屈肘，肘横纹中，肱二头肌腱桡侧凹陷处。

【主治】①肺系病证：咳嗽、气喘、咯血、咽喉肿痛、胸部涨满等；②急症：急性吐泻、小儿惊风、中暑等；③肘臂挛痛。

【刺灸法】直刺0.8~1.2寸，或点刺出血；可灸。

3. 列缺＊(LU7)络穴，八脉交会穴，通任脉

【定位】桡骨茎突上方，腕横纹上1.5寸，在肱桡肌与拇长展肌腱之间。简便取穴法：两手虎口自然交叉，一手食指按在另一手桡骨茎突上，食指尖凹陷处取穴。

【主治】《四总穴歌》云："头项寻列缺"。列缺可治疗：①咳嗽、气喘、咽喉痛、外感头痛、项强痛；②口眼歪斜、牙痛；③腕痛无力。

【刺灸法】针尖向上斜刺0.3~0.5寸；可灸。

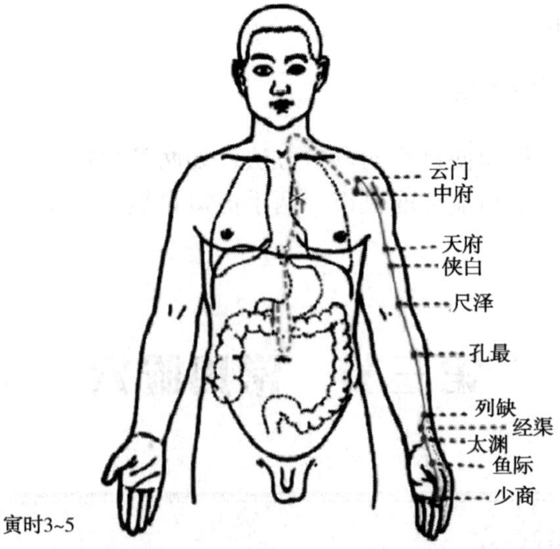

图4-6　手太阴肺经循行及常用腧穴图

4. 少商＊(LU11)井穴

【定位】拇指末节桡侧，距指甲角0.1寸。

【主治】①咽喉肿痛、咳嗽、失声、鼻出血；②高热、中暑、呕吐；③癫狂、昏迷、小儿惊风；④指肿、麻木。

【刺灸法】浅刺 0.1 寸，或点刺出血；可灸。

（二）手阳明大肠经穴（图 4-7）

1. 商阳 *（LI1）井穴

【定位】伸食指。在食指末节桡侧，距指甲角 0.1 寸（指寸）。

【主治】①耳聋、齿痛、咽喉肿痛、颌肿；②热病、昏迷；③手指麻木。

【刺灸法】向上斜刺 0.1~0.2 寸，或点刺出血；可灸。

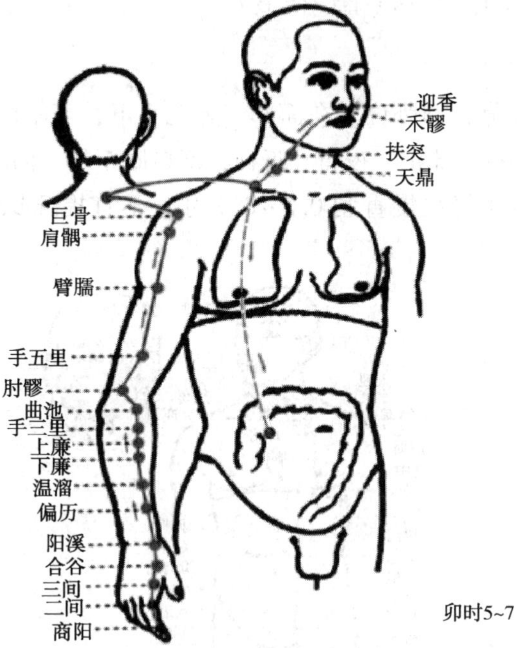

图 4-7 手阳明大肠经循行及常用腧穴图

2. 合谷 *（LI4）原穴

【定位】在手背，第 1、第 2 掌骨间，当第 2 掌骨桡侧的中点处。

【主治】《四总穴歌》云："面口合谷收"，合谷穴可治疗：①头痛、目赤肿痛、下牙痛、鼻出血、口眼歪斜、耳聋、痄腮等头面五官疾患；②感冒热病，无汗或多汗；③经闭、滞产等妇产科病证；④腹痛、吐泻、便秘等；⑤上肢疼痛、不遂。

【刺灸法】直刺 0.5~1 寸；妇女妊娠期禁用。

3. 曲池 *（LI11）合穴

【定位】屈肘成直角，当肘横纹外侧端与肱骨外上髁连线中点。

【主治】①肠胃病：腹痛、吐泻；②热病、五官病：咽喉肿痛、齿痛、目赤肿痛；③高血压；④手臂痹痛；⑤皮肤病。

【刺灸法】直刺 1~1.5 寸；可灸。

4. 迎香＊(LI20)手、足阳明交会穴

【定位】鼻翼外缘中点旁，当鼻唇沟中。

【主治】①鼻塞、鼻出血、口歪眼斜、面痒；②胆道蛔虫症。

【刺灸法】向内上斜刺或直刺 0.2~0.5 寸；不宜灸。

(三) 足阳明胃经穴(图 4-8)

1. 承泣＊(ST1)

【定位】正坐或仰靠，仰卧位。在面部，瞳孔直下，当眼球与眶下缘之间。

【主治】①目赤肿痛、流泪、夜盲、近视；②口眼歪斜、面肌痉挛。

【刺灸法】紧靠眶下缘缓慢直刺 0.3~0.7 寸；不宜提插捻转，以防刺破血管引起血肿，禁灸。

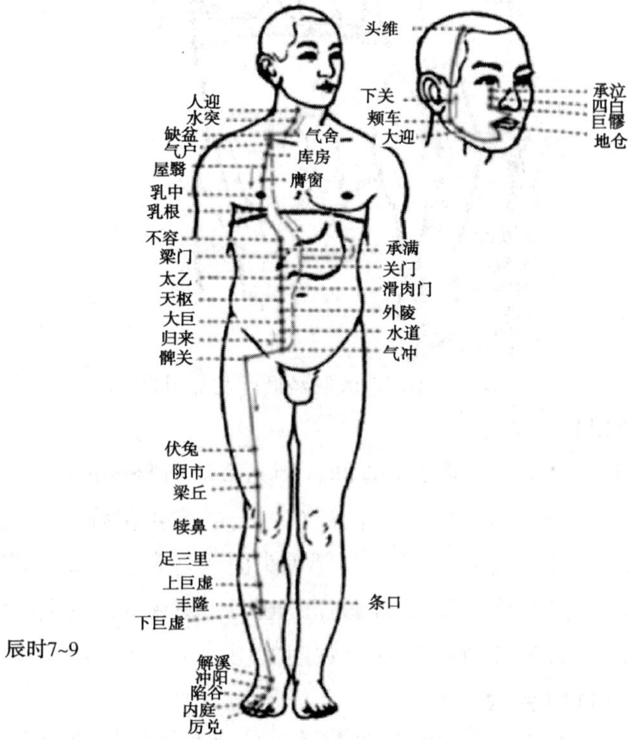

图 4-8　足阳明胃经循行及常用腧穴图

2. 天枢＊(ST25)大肠募穴

【定位】脐中旁开2寸。

【主治】①胃肠病：腹痛、腹胀、便秘、泄泻、痢疾；②妇科病：月经不调、痛经。

【刺灸法】直刺0.8~1.2寸；可灸。

3. 犊鼻(ST35)

【定位】屈膝，髌骨与髌韧带外侧凹陷中。

【主治】下肢麻痹，膝肿痛，屈伸不利。

【刺灸法】向后内斜刺0.8~1.5寸；可灸。

4. 足三里＊(ST36)合穴

【定位】小腿前外侧，犊鼻下3寸，距胫骨前缘1横指。

【主治】①胃肠病：胃痛、腹痛、腹胀、呕吐、泄泻、便秘、痢疾、疳积；②下肢痿痹、水肿、脚气；③头晕、失眠多梦、心悸、气促，体虚羸瘦。为强壮保健要穴。

【刺灸法】直刺1~2寸；可灸。

5. 丰隆＊(ST40)络穴

【定位】小腿前外侧，外踝尖上8寸，条口穴外，距胫骨前缘两横指。

【主治】①痰湿：痰多咳嗽、呕吐痰涎；②头痛眩晕、癫狂痫；③下肢痿痹；④腹胀、便秘。是治疗痰湿的要穴。

【刺灸法】1~1.5寸；可灸。

(四) 足太阴脾经穴(图4-9)

1. 隐白＊(SP1)井穴

【定位】仰卧或正坐平放足底，在足大趾末节内侧，距趾甲角0.1寸。

【主治】①便血、尿血、月经过多、崩漏；②癫狂、多梦惊风、昏厥；③胸痛、腹胀。

【刺灸法】斜刺0.1寸，或用三棱针点刺出血；可灸。

2. 三阴交＊(SP6)

【定位】在小腿内侧，内踝尖上3寸，胫骨内侧缘后方。

【主治】①妇科病：月经不调、痛经、经闭、崩漏、带下、阴挺、不孕、难产、恶露不尽等；②男科病：遗精、阳痿、疝气、遗尿；③胃肠病：肠鸣、腹胀、泄泻、便秘；④失眠多梦、眩晕；⑤下肢痿痹、脚气。

【刺灸法】直刺 1.0~1.5 寸；孕妇禁针；可灸。

3. 阴陵泉 *（SP9）合穴

【定位】在小腿内侧，胫骨内侧髁后下方凹陷处。

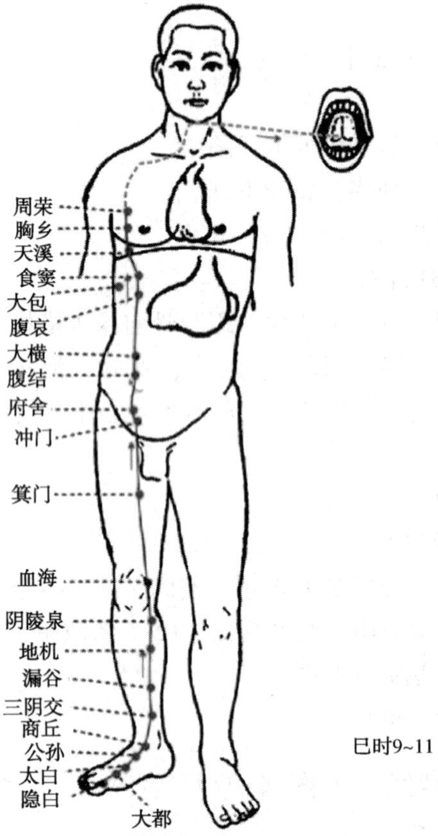

图 4-9　足太阴脾经循行及常用腧穴图

【主治】①水湿性病：腹胀，泄泻、黄疸、水肿、小便不利，为祛湿要穴；②膝痛。

【刺灸法】直刺 1~2 寸；可灸。

4. 血海 *（SP10）

【定位】大腿内侧，髌底内侧端上 2 寸，股四头肌内侧头隆起处。

【主治】①妇科病：月经不调、痛经、崩漏、经闭、带下；②风疹、瘾疹、湿疹、丹毒；③膝骨痛。

【刺灸法】直刺 1.0~1.5 寸；可灸。

（五）手少阴心经穴（图 4-10）

1. 少海 *（HT3）合穴

【定位】屈肘，肘横纹内侧端与肱骨内上髁连线中点。

【主治】①心痛、失眠；②肘臂挛痛麻木、屈伸不利等。

【刺灸法】直刺 0.5~1 寸；可灸。

2. 神门 *（HT7）原穴

【定位】仰掌，腕掌横纹尺侧端，尺侧腕屈肌腱的桡侧凹陷处。

【主治】心痛、惊悸、怔忡、健忘、失眠、多梦、癔病、癫狂等。

【刺灸法】直刺 0.2~0.5 寸；可灸。

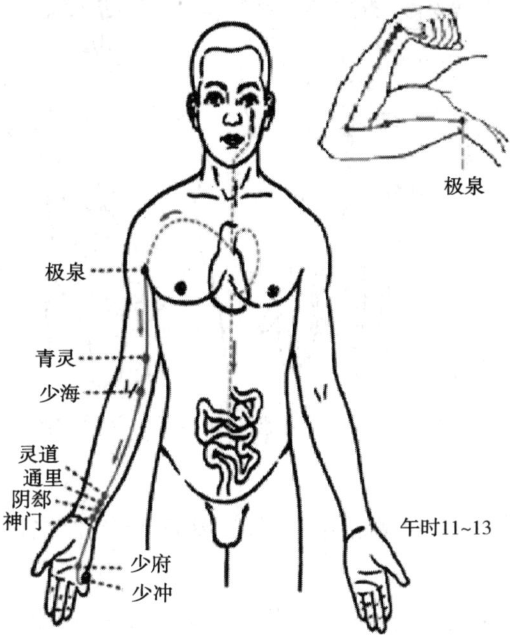

图 4-10　手少阴心经循行及常用腧穴图

（六）手太阳小肠经穴（图 4-11）

1. 少泽 *（SI1）井穴

【定位】在小指末节尺侧，距指甲角 0.1 寸。

【主治】①乳少、乳痈，治疗乳少要穴；②头面五官：头痛、目翳、目赤肿痛、咽喉肿痛、耳聋、耳鸣；③昏迷、热病等。

【刺灸法】浅刺或三棱针点刺出血；可灸；孕妇慎用。

2. 后溪＊(SI3)俞穴，八脉交会穴，通督脉

【定位】微握拳，第五掌指关节后的远侧掌横纹头，赤白肉际处。

【主治】①头项强痛、落枕、肘臂及手指挛急疼痛；②目赤、耳鸣、耳聋、咽喉肿痛；③癫狂痫、癔症等。

【刺灸法】直刺 0.5~1 寸，或向合谷透刺；可灸。

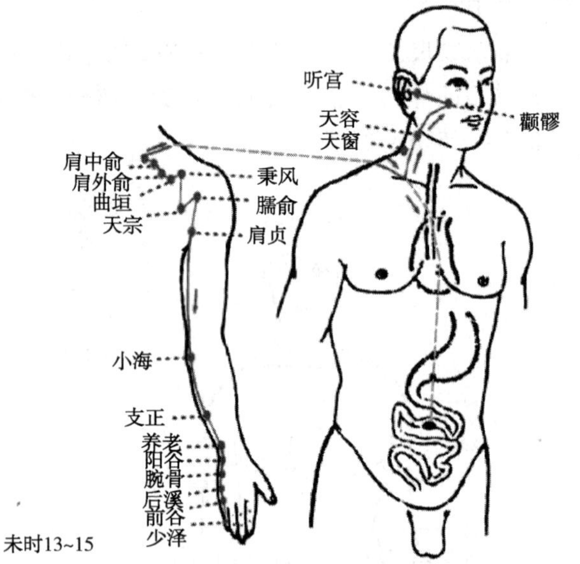

图 4-11　手太阳小肠经循行及常用腧穴图

3. 腕骨＊(SI4)

【定位】俯掌，在手掌尺侧，第五掌骨基底与钩骨之间的凹陷处，赤白肉际处。

【主治】①头痛、项强、耳鸣、耳聋、目翳；②热病汗不出、疟疾；③黄疸、消渴、胁痛。

【刺灸法】直刺 0.3~0.5 寸；可灸。

4. 天宗＊(SI11)

【定位】正坐，自然垂臂，在肩胛部，冈下窝中央凹陷处，与第四胸椎相平。

【主治】①肩胛疼痛，肩臂外后侧痛；②乳痈；③气喘。

【刺灸法】直刺 0.5~0.7 寸；可灸。

5. 听宫＊(SI19)

【定位】在面部，耳屏前，下颌骨髁状突的后方，张口呈凹陷处。

【主治】①耳鸣、耳聋、聤耳、牙痛、下颌关节肿痛；②癫狂痫。

【刺灸法】微张口，直刺 0.5~1 寸；可灸。

(七) 足太阳膀胱经穴(图 4-12)

1. 睛明＊(BL1)

【定位】在面部，目内眦稍上方凹陷中。

【主治】目赤肿痛、视物不清、近视、斜视、夜盲、迎风流泪、目翳等各种目疾。

【刺灸法】嘱患者闭目，医者左手将眼球轻推向外侧固定，右手在眶缘和眼球之间缓慢直刺 0.3~0.5 寸，不宜提插，出针按压针孔 1~2 分钟，以防出血；禁灸。

2. 肺俞＊(BL13)背俞穴

【定位】在背部，第 3 胸椎棘突下，旁开 1.5 寸。

【主治】①咳喘、胸闷、咯血、感冒、鼻塞；②潮热、盗汗；③皮肤瘙痒、荨麻疹、瘾疹；④腰背痛等。

【刺灸法】斜刺 0.5~0.8 寸；可灸。

3. 心俞＊(BL15)背俞穴

【定位】在背部，第 5 胸椎棘突下，旁开 1.5 寸。

【主治】①心神疾病：心痛、心烦、惊悸、失眠、健忘、癫狂痫；②腰背痛等。

【刺灸法】斜刺 0.5~0.8 寸；可灸。

4. 肾俞＊(BL23)背俞穴

【定位】在背部，第 2 腰椎棘突下，旁开 1.5 寸。

【主治】①遗精、阳痿、早泄、带下、月经不调、痛经；②遗尿、水肿、小便不利；③耳鸣、耳聋；④气喘、精神疲惫、腰膝酸软等肾虚诸症。

【刺灸法】直刺 0.51 寸；可灸。

5. 委中＊(BL40)合穴

【定位】在腘窝，腘横纹中点，股二头肌腱与半腱肌肌腱的中间。

【主治】《四总穴歌》中有："腰背委中求"，委中穴可治疗：①腰背疼痛、腰扭伤、小腿挛急疼痛、下肢痿痹；②腹痛、吐泻；③小便不利、遗尿；④丹毒、皮肤瘙痒等。

【刺灸法】直刺 1~1.5 寸，可用三棱针点刺静脉(腘静脉)出血；可灸。

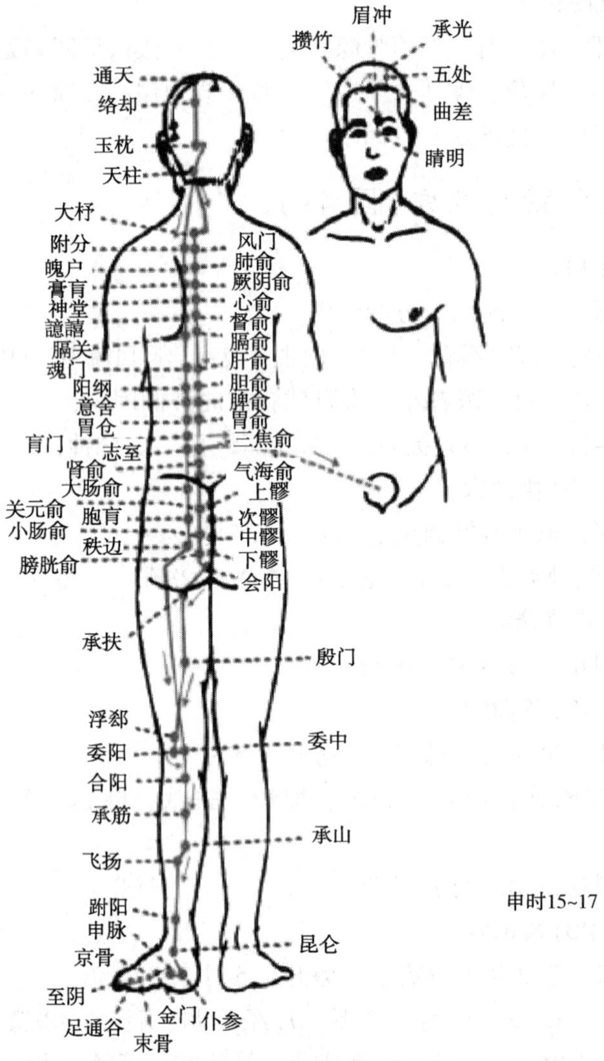

图 4-12 足太阳膀胱经循行及常用腧穴图

6. 承山 *（BL57）

【定位】小腿正后面，委中与昆仑之间，当伸直小腿或足跟上提时，腓肠肌肌腹下出现的“人”字凹陷处。

【主治】①小腿挛急疼痛、腰背痛、腰腿痛；②便秘、疝气、脱肛、痔疮等。

【刺灸法】直刺 1~2 寸；可灸。

7. 至阴 *（BL67）井穴

【定位】足小趾末节外侧，距趾甲角 0.1 寸。

【主治】①胎位不正、难产、胞衣不下，转胎要穴；②头痛、目赤肿痛、鼻塞、鼻出血等。

【刺灸法】浅刺 0.1 寸，或点刺出血；胎位不正用灸法。

(八) 足少阴肾经穴(图 4-13)

1. 涌泉＊(KI1)井穴

【定位】足底部，卷足时约第 2、第 3 趾趾缝纹头端与足跟连线前 1/3 与后 2/3交点处。

【主治】①急证神志病：昏迷、休克、眩晕、头痛、中风、癫狂痫、小儿惊风、失眠、癔症；②咽喉肿痛、齿痛、舌干、失声；④足心热等。

【刺灸法】直刺 0.5~1 寸；可灸。

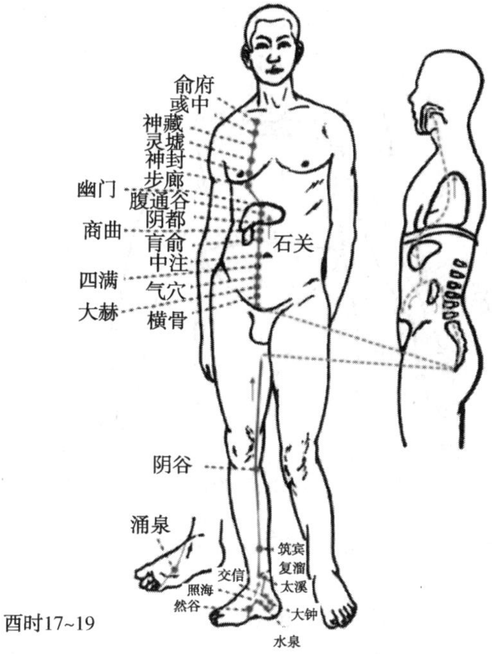

图 4-13 足少阴肾经循行及常用腧穴图

2. 太溪

【定位】内踝后方，当内踝尖与跟腱之间的凹陷中。

【主治】①头痛、眩晕、失眠、耳鸣、耳聋、咽痛、齿痛；②咳喘、胸痛、咯血、消渴；③月经不调、阳痿、遗精、尿频；④腰痛、足跟痛。

【刺灸法】直刺 0.5~1 寸；可灸。

(九) 手厥阴心包经穴(图 4-14)

内关＊(PC6)络穴，八脉交会穴，通阴维

【定位】前臂掌侧，腕横纹上 2 寸，掌长肌腱与桡侧腕屈肌腱之间，曲泽与大陵的连线上。

【主治】①心痛、心悸、胸闷痛；②眩晕、多梦、癫狂痫、癔症；③胃痛、恶心呕吐、呃逆；④肘臂疼痛、屈伸不利等。

【刺灸法】直刺 0.5~1 寸；可灸。

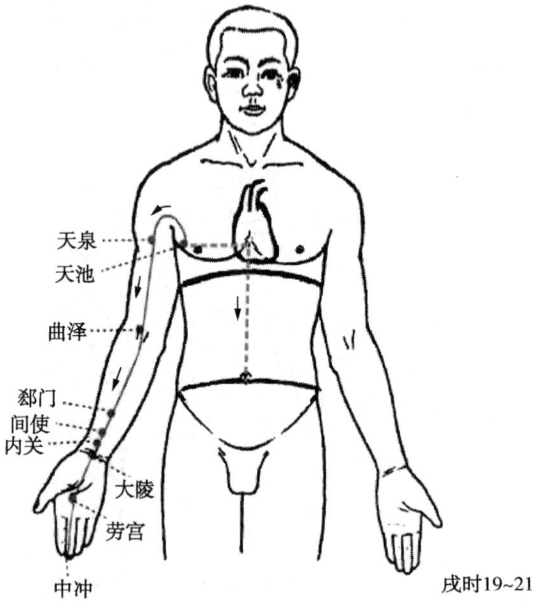

图 4-14　手厥阴心包经循行及常用腧穴图

(十) 手少阳三焦经穴(图 4-15)

1. 外关＊(SJ5)络穴，八脉交会穴，通阳维

【定位】阳池与肘尖的连线上，腕背横纹上 2 寸，桡骨和尺骨之间。

【主治】①热病；②头面五官：偏头痛、颊痛、目赤肿痛、耳聋、耳鸣；③胸胁痛、肩背痛、肘臂疼痛、屈伸不利等。

【刺灸法】直刺 0.5~1 寸；可灸。

2. 支沟＊(SJ6)经穴

【定位】阳池与肘尖的连线上，腕背横纹上 3 寸，尺骨与桡骨之间。

【主治】①便秘；②热病；③胁肋疼痛；④失声、耳鸣、耳聋等。

【刺灸法】直刺 0.5~1 寸；可灸。

3. 翳风＊(SJ17)

【定位】在耳垂后方，当乳突与下颌角之间凹陷处。

【主治】①耳病；②面瘫、口眼歪斜、牙痛、牙关不利等。

【刺灸法】直刺 0.8~1.2 寸；可灸。

4. 丝竹空＊(SJ23)

【定位】正坐或仰卧，在面部，当眉梢凹陷处。

【主治】①目赤肿痛、眼睑瞤动、目眩；②头痛、癫狂痫。

【刺灸法】平刺 0.5~1 寸；不灸。

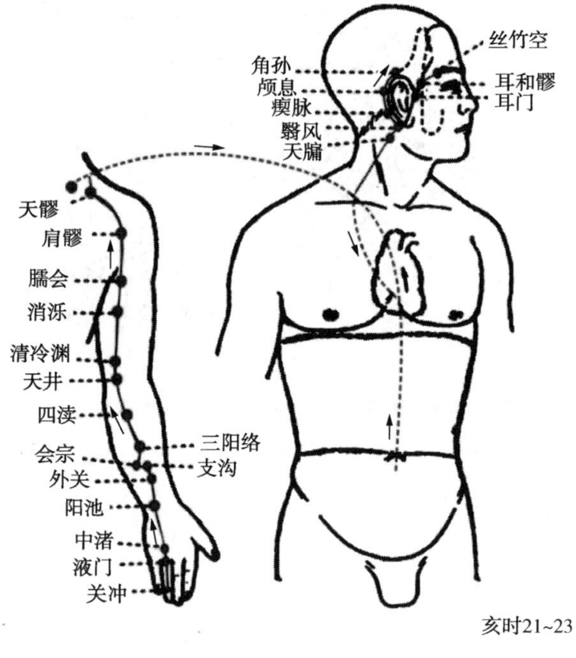

图 4-15 手少阳三焦经循行及常用腧穴图

(十一) 足少阳胆经穴(图 4-16)

1. 风池＊(GB20)

【定位】枕骨下，胸锁乳突肌与斜方肌上端之间凹陷处，平风府穴。

【主治】①外风：感冒、发热；②颈项强痛：眩晕、中风、失眠、癫痫；③五官病：鼻塞、鼻渊、目赤肿痛、视物模糊、耳鸣、耳聋、咽喉肿痛等。治风要穴。

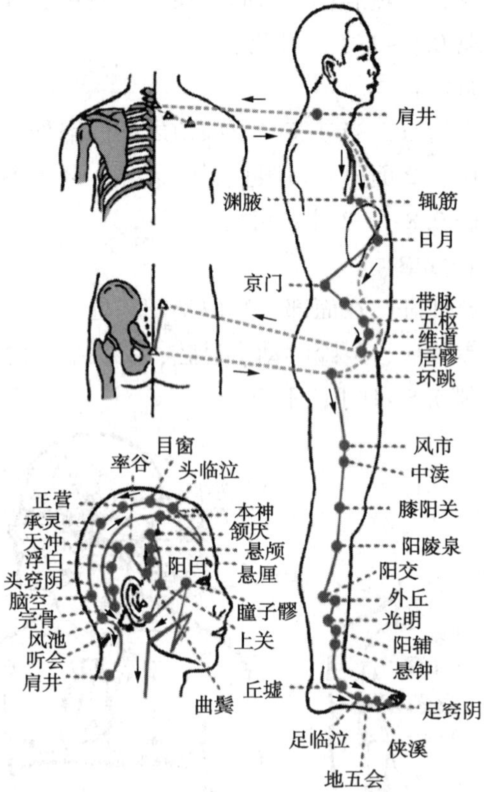

图 4-16　足少阳胆经循行及常用腧穴图

【刺灸法】针尖斜向鼻尖，或斜向对侧眼眶下缘，斜刺 0.5~1.2 寸，深部为延髓，必须严格掌握进针的角度和深度；可灸。

2. 肩井＊(GB21)

【定位】在肩上，当大椎与肩峰连线的中点。

【主治】①颈项强痛、肩背疼痛、上肢不遂；②乳痈、乳汁不下、滞产等。

【刺灸法】直刺 0.5~0.8 寸，深部正当肺尖，切忌深刺，孕妇禁针；可灸。

3. 环跳＊(GB30)

【定位】股外侧部，侧卧屈股，股骨大转子最高点与骶管裂孔连线的中、外 1/3 交界处。

【主治】腰胯疼痛、下肢痿痹、半身不遂等腰腿病。

【刺灸法】直刺 2~3 寸；可灸。

4. 阳陵泉＊(GB34)合穴，筋会

【定位】小腿外侧，腓骨小头前下方凹陷处。

【主治】①肝胆病：胁肋痛、口苦、呕吐、黄疸；②半身不遂、膝踝痛、下肢痿痹、麻木、肿痛；③小儿惊风等。

【刺灸法】直刺 1~1.5 寸；可灸。

(十二) 足厥阴肝经穴(图 4-17)

1. 太冲＊(LR3)腧穴，原穴

【定位】足背，第 1、第 2 跖骨结合部前的凹陷中。

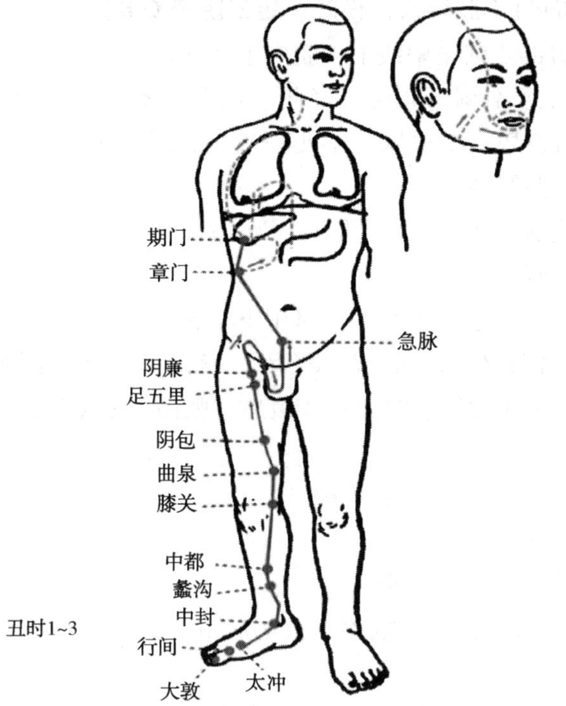

图 4-17　足厥阴肝经循行及常用腧穴图

【主治】①头痛、眩晕、急躁易怒、目赤肿痛、咽喉肿痛、口歪、耳聋、耳鸣；②月经不调、痛经、崩漏、疝气、遗尿、小便不利；③胁痛、黄疸等。

【刺灸法】斜刺 0.5~0.8 寸；可灸。

2. 期门＊(LR14)肝募穴，足厥阴、足太阴与阴维脉交会穴

【定位】胸部，当乳头直下，第 6 肋间隙，前正中线旁开 4 寸。

【主治】①胸胁胀痛、乳痛、胸中热；②腹胀、呕吐、呃逆、吞酸、泄泻；

③喘咳等。

【刺灸法】直刺 0.5~0.8 寸；可灸。

(十三)任脉穴(图 4-18)

1. 中极(RN3)膀胱募穴，任脉、足三阴经交会穴

【定位】下腹部，前正中线上，脐中下 4 寸。

【主治】①月经不调、痛经、经闭、崩漏、不孕、阴挺、带下等妇科病；②阳痿、遗精、疝气等男科病。

【刺灸法】直刺 1~1.5 寸；须在膀胱空虚后进刺，孕妇禁针；可灸。

2. 关元(RN4)小肠募穴，任脉、足三阴经交会穴

【定位】下腹部，前正中线上，脐中下 3 寸。

【主治】①月经不调、痛经、经闭、崩漏、不孕、阴挺等妇科病；②阳痿、遗精、疝气等男科病；③遗尿、小便频数、癃闭；④腹痛、腹泻；⑤中风虚脱、虚劳羸瘦等。为保健要穴。

【刺灸法】直刺 0.5~1 寸；可灸；孕妇慎用。

3. 气海(RN6)

【定位】下腹部，前正中线上，脐中下 1.5 寸。

【主治】①月经不调、痛经、经闭、崩漏、不孕、阴挺、带下等妇科病；②阳痿、遗尿、小便频数、癃闭；③腹痛、腹泻、便秘；④中风虚脱、身体虚弱等。为保健要穴。

【刺灸法】直刺 0.5~1 寸；可灸。

4. 神阙(RN8)

【定位】腹中部，脐窝中央。

【主治】①腹痛、腹胀、痢疾、久泻脱肛、便秘、痛经；②中风虚脱、四肢厥冷等。

【刺灸法】禁刺；可艾条悬灸，或隔盐灸。

5. 中脘(RN12)胃募穴，腑会，任脉、手太阳、少阳与足阳明经交会穴

【定位】上腹部，前正中线上，脐中上 4 寸。

【主治】①胃痛、呕吐、吞酸、腹胀、泄泻、呃逆、黄疸；②癫狂、失眠等。

【刺灸法】直刺 1~1.5 寸；可灸。

6. 膻中(RN17)心包募穴，气会

【定位】胸部，当前正中线上，平第 4 肋间，两乳头连线中点。

【主治】①咳喘、胸闷、胸痛、心悸、心烦、气促；②乳汁少、乳痛；③呃逆、呕吐等。

【刺灸法】平刺 0.3~0.5 寸；可灸。

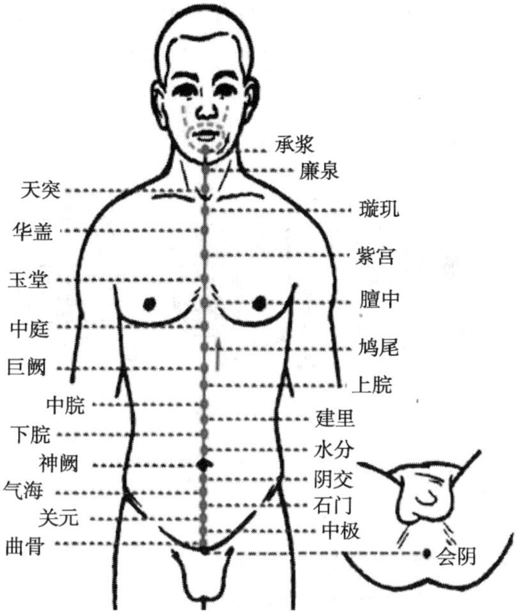

图 4-18　任脉循行及常用腧穴图

(十四)督脉穴(图 4-19)

1. 腰阳关 *(DU3)

【定位】在后正中线上，第 4 腰椎棘突下凹陷中。

【主治】①月经不调、带下、遗精、阳痿；②腰骶痛、下肢痿痹等。

【刺灸法】直刺 0.5~1 寸；可灸。

2. 命门 *(DU4)

【定位】在后正中线上，第 2 腰椎棘突下凹陷中。

【主治】①月经不调、带下、遗精、阳痿、早泄、尿频、遗尿；②虚损腰痛、下肢痿痹；③泄泻等。

【刺灸法】直刺 0.5~1 寸，可灸。

3. 大椎 *(DU14)督脉、手足三阳经交会穴

【定位】后正中线上，第 7 颈椎棘突下凹陷中。

【主治】①热病、骨蒸盗汗、感冒、咳喘；②疟疾；③癫痫；④颈项强痛、

腰背痛等。是退热要穴。

【刺灸法】斜刺 0.5~1 寸；可灸。

4. 百会 *（DU20）督脉、足太阳经交会穴

【定位】两耳尖连线的中点处，或前发际正中直上 5 寸。

【主治】①眩晕、失眠、健忘、癫狂、中风失语；②泄泻、脱肛、阴挺、脏器下垂、乏力。

【刺灸法】平刺 0.5~0.8 寸；可灸。

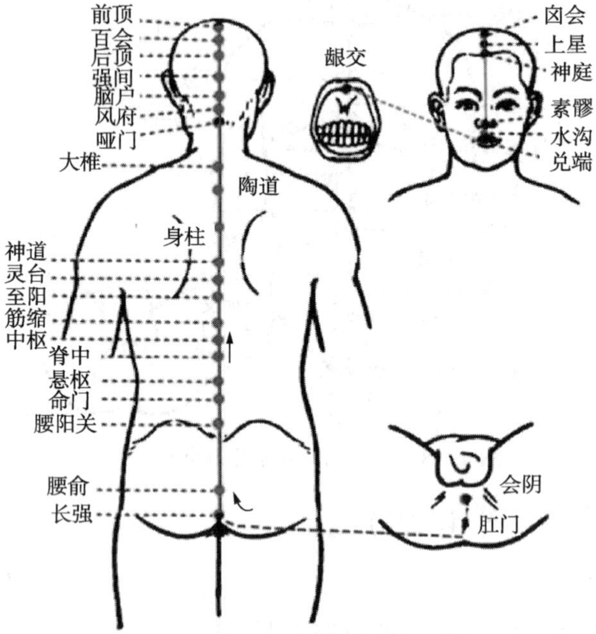

图 4-19　督脉循行及常用腧穴图

二、经外奇穴

（一）四神聪（图 4-20）

【定位】在头顶部，百会前后左右各 1 寸，共 4 个穴位。

【主治】①头痛、眩晕、失眠多梦、健忘、癫痫；②中风偏瘫等。

【刺灸法】平刺 0.5~0.8 寸；可灸。

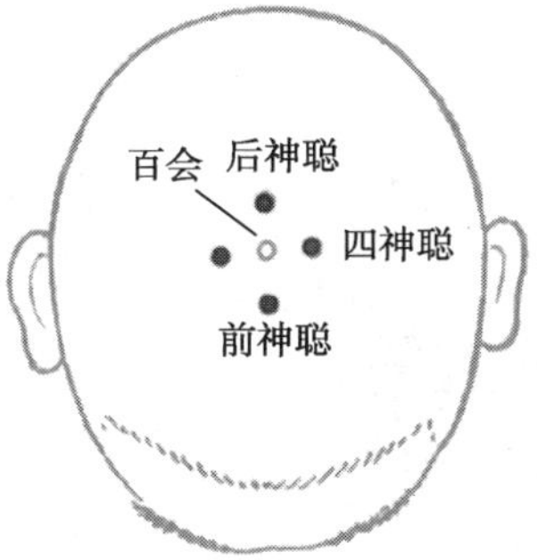

图 4-20 四神聪

(二) 太阳(图 4-21)

【定位】眉梢与目外眦之间后方约 1 横指的凹陷中。

【主治】头痛、目赤肿痛、口眼歪斜、面痛、牙痛等。

【刺灸法】直刺或斜刺 0.3~0.5 寸，或点刺放血；可灸，不宜化脓灸。

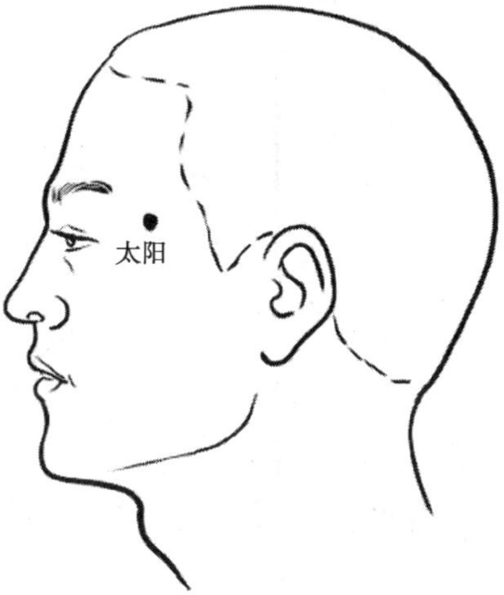

图 4-21 太阳

(三) 定喘(图 4-22)

【定位】第 7 颈椎棘突下，旁开 0.5 寸。

【主治】①哮喘、咳嗽；②落枕、肩背痛；③风疹等。

【刺灸法】向椎体方向斜刺 0.5~1 寸；可灸。

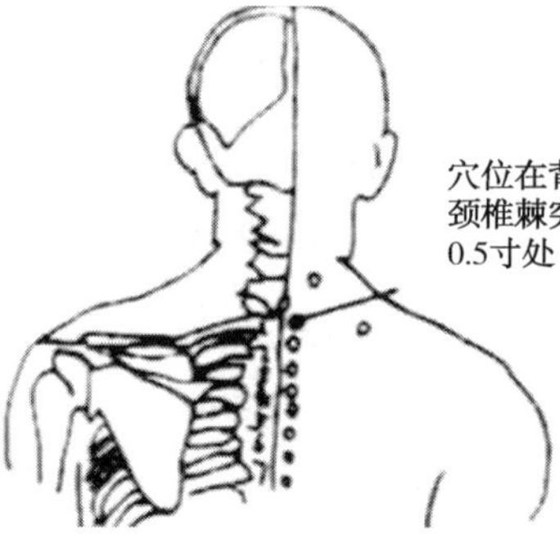

图 4-22　定喘

（四）夹脊（图 4-23）

【定位】在背腰部，自第 1 胸椎至第 5 腰椎棘突下，旁开 0.5 寸，一侧 17 个穴位。

【主治】①上胸部穴位治疗心肺、胸部及上肢疾病；②下胸部穴位治疗肝、胆、脾、胃、肠疾病；③腰部穴位治疗腰、骶、腹及下肢疾病。

【刺灸法】斜刺 0.3~0.5 寸，或用梅花针叩刺；可灸。

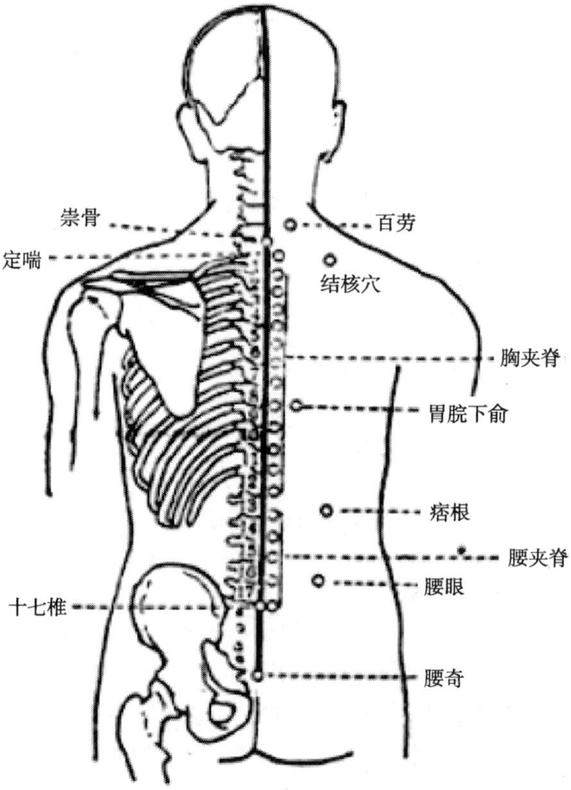

图 4-23　夹脊

（五）四缝（图 4-24）

【定位】第 2~5 指掌侧，近端指关节横纹中点。

【主治】①小儿疳积、肠虫症；②咳嗽气喘、百日咳。

【刺灸法】浅刺出血，或从针处挤出少许黄白色透明液体。

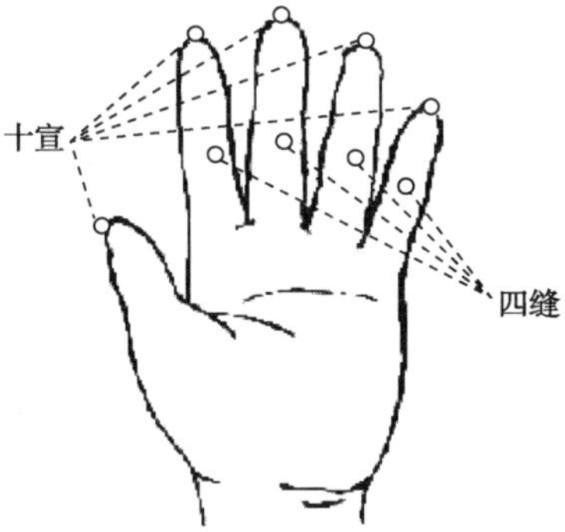

图 4-24 四缝、十宣

（六）十宣（图 4-24）

【定位】十指尖端，距指甲游离缘 0.1 寸处，左右共 10 个穴位。

【主治】①高热、中暑、昏迷、中风、癫痫、小儿惊风；②咽喉肿痛、指端麻木等。为急救要穴。

【刺灸法】直刺 0.5~1 寸；可灸。

（七）胆囊（图 4-25）

【定位】在小腿外侧，当腓骨小头前下方凹陷处（阳陵泉）直下 1~2 寸。

【主治】①急慢性胆囊炎、胆石症、胆道蛔虫症；②下肢痿痹等。

【刺灸法】直刺 1~1.5 寸；可灸。

（八）阑尾（图 4-25）

【定位】足三里穴直下 1~2 寸处。

【主治】①腹痛、急慢性阑尾炎、消化不良；②下肢痿痹等。

【刺灸法】直刺 1~1.5 寸；可灸。

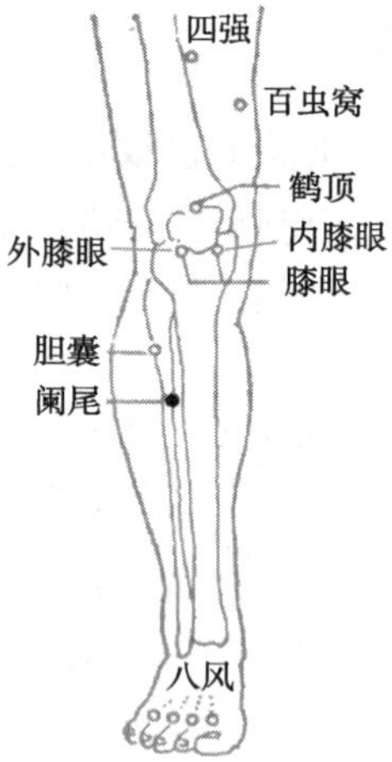

图 4-25 胆囊、阑尾

思考题

1. 试述十二经脉的组成。
2. 试述十二经脉的交接流注规律。

第五章 病因病机

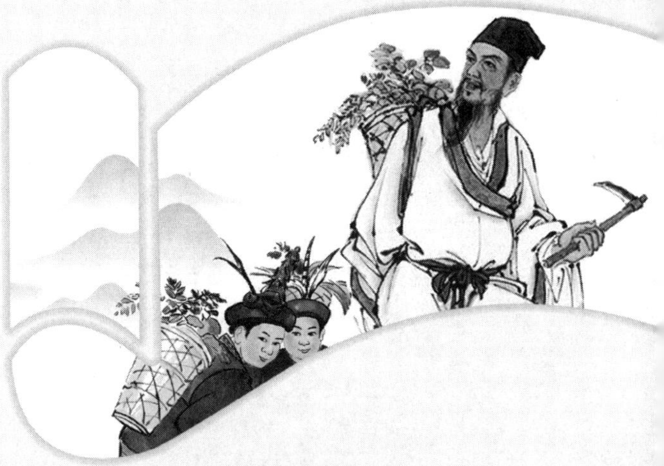

学习目标

1. 掌握病因的概念、分类和致病特点。
2. 掌握外感六淫致病的共同点及各自特点。
3. 熟悉七情、饮食、劳逸内伤的致病特点。

病因病机是指疾病发生的原因以及疾病发生、发展、变化的机制。病因与病机的理论是中医学理论体系的重要组成部分，正确地分析疾病的原因，掌握疾病的发生规律，认识疾病的发展、转变及其转归等变化，对于临床开展辨证施护和预防疾病有着十分重要的指导意义。

第一节 病 因

病因，又称为致病因素，是指人体平衡被破坏，导致疾病发生的原因。病因种类繁多，诸如六气异常、疠气传染、七情内伤、饮食失宜、劳逸失度、持重努伤、跌仆金刃及虫兽所伤等，均可成为病因而导致发病。另外，在疾病的发生发展过程中，某些病理性产物如痰饮、瘀血、结石等停留在体内，也可成为病因而导致新的病变，称为继发性病因。现代多用宋代陈无择《三因极一病证方论》提出的“三因学说”，即六淫、疫疠所感为外因，五脏、七情所伤为内因，饮食、劳倦、跌仆、金刃和虫兽所伤等为不内外因。

一、外感病因

外感病因，主要指从肌表、口鼻侵入人体而致病的病邪，包括六淫、疠气两类。

（一）六淫

六淫，是风、寒、暑、湿、燥、火六种外感病邪的统称。在正常情况下，风、寒、暑、湿、燥、火是自然界六种不同的气候变化，称为“六气”。六气的正常运行变化，是万物生长变化的条件，六气的变化有一定的规律和范围，即春风、夏暑(火)、长夏湿、秋燥、冬寒。当六气出现异常变化，非其时而有其气，超过人体能够适应的范围，或在人体正气不足、抵抗力下降时，六气就会成为致病因素侵犯人体而发病，这时的六气便为六淫，也称为六邪。

六淫致病一般具有以下的共同特点：①外感性。六淫之邪伤人，多从肌表、口鼻侵入人体而发病，故又称为“外感六淫”，其所致的疾病统称为外感病。②季节性。六淫致病常有明显的季节性，如春季多风病，夏季多暑病，长夏多湿病，秋季多燥病，冬季多寒病。由于六淫致病与季节时令密切相关，故又称为时令病。③地域性。六淫致病常与居住和工作环境有关。如东南沿海多湿病、温病，西北高原多寒病、燥病。久居湿地多湿病，夏季烈日下工作易中暑等。④相兼性。六淫之邪既可单独致病，又可两种或三种邪气同时侵犯人体而致病，如风热感冒、湿热泄泻、暑湿泄泻等。⑤转化性。六淫致病在一定条件下，其证候可发生转化。如感受风寒之邪的表寒证可转化为里热证，暑邪日久可以化燥等。

1. 风邪

凡致病具有轻扬开泄、善动不居等特性的外邪，称为风邪。风为春季的主气，故风邪引起的疾病以春季为多见，但不局限于春季，其他季节也可发生。风邪的性质与致病特点如下。

（1）风为阳邪，其性开泄，易伤阳位：“风为阳邪”是指风邪善动，具有轻扬、升散、向上、向外的特性。“其性开泄”是指风邪侵犯人体易使腠理疏泄开张。“易伤阳位”是指风邪多侵犯人体的上部（头面）、肌表、腰背等阳位，患者出现头痛、项背痛、汗出、恶风等症状。

（2）风性善行而数变：“善行”是指风邪致病有病位游移行无定处的特征。如风邪偏盛所导致的“行痹”，以游走性关节疼痛为主要临床特征。“数变”是指风邪致病具有发病迅速和病情变化无常的特点。如风疹，起病急骤、此起彼伏、发无定处、时隐时现。

（3）风性主动：“主动”是指风邪致病具有动摇不定的特性，如风邪入侵出现颜面部肌肉颤动、震颤、角弓反张、颈项强直等症状。

（4）风为百病之长：《素问·风论》曰：“风者，百病之长也”。长，始也，首也。风为百病之长是指风邪致病极为广泛，六淫之中的寒、湿、燥、火多依附于风邪侵犯人体致病。临床上常见依附于风的病证有外感风寒、风热、风湿、风燥等。

2. 寒邪

凡致病具有寒冷、凝结、收引特性的外邪，称为寒邪。寒为冬天的主气，故冬天多寒病。寒邪的性质与致病特点如下。

（1）寒为阴邪，易伤阳气：寒为阴气盛的表现，故寒邪属于阴邪。人体阳气本可以制约阴寒，但阴寒之邪盛时阳气不仅不足以驱出寒邪，反被阴寒之邪所伤，故曰“阴胜则阳病”。寒邪伤表，卫阳郁遏，则出现恶寒发热、头身疼痛等症；寒邪直中脾胃，中阳受损，则出现脘腹冷痛、呕吐清水、腹泻等症；寒伤肾阳，肾阳不足，则出现畏寒肢冷、小便清长等症。

（2）寒性凝滞，主痛：凝滞即凝结、阻滞不通之意。寒邪侵袭人体，令经脉气血凝滞不通，从而出现各种疼痛的症状。若寒邪束表，则头痛、身痛；寒伤中阳，则脘腹冷痛；寒邪阻滞经络，则肢体关节冷痛。

（3）寒性收引：收引即收缩牵引之意。寒性收引是指寒邪侵袭人体可表现为腠理闭塞、气机收敛、经络筋脉收缩而挛急的致病特点。如寒邪侵袭肌表，腠理闭塞，可见恶寒发热、无汗；寒邪侵袭经络及关节，则见筋脉收缩拘急、关节屈伸不利等症。

3. 暑邪

凡致病具有炎热、升散特性的外邪，称为暑邪。暑为夏季的主气，有明显季节性。暑邪为夏季的火热之邪，纯属外感，无内生暑邪之说。暑邪的性质和致病特点如下。

（1）暑为阳邪，其性炎热：暑是夏季火热之气所化，其性炎热，故为阳邪。暑邪为病多出现阳热症状，如高热、烦渴、汗多、面赤、脉洪大等。

（2）暑性升散，易伤津耗气：升散，即上升、发散之意。暑性升散，指暑邪具有上升和发散的特性。暑邪属阳邪，其性上升，易上扰心神，或侵犯清窍，出现头晕、目眩等症；发散之性可致腠理开泄而汗出，汗出过多则伤津耗气，出现口渴多饮、舌红少津、小便短赤、气促、乏力等，如津气耗伤太过，清窍失养，甚至会突然昏倒，不省人事。

（3）暑多挟湿：暑令气候炎热，且多雨潮湿，热蒸湿动，水气弥漫，故暑邪伤人，常兼湿邪。因此，暑邪致病除见发热、烦渴等暑热症状之外，常伴有头身困重、胸脘痞闷、恶心呕吐、大便溏泄等湿阻症状。

4. 湿邪

凡致病具有重浊、黏滞、趋下特性的外邪，称为湿邪。湿为长夏的主气，夏秋之交，阳热尚盛，雨水且多，热蒸水腾，水气充斥，为一年中湿气最盛的季节，故多湿病。除与季节有关之外，还与工作、居住环境有关，如居住环境潮湿，或长期冒雨涉水，或水中作业等都易导致湿邪侵袭。湿邪的性质和致病特点如下。

（1）湿为阴邪，易伤阳气，阻遏气机：湿性类水，故属阴邪。湿为阴邪，损伤阳气，最易损伤脾阳，则脾失健运，可见纳呆、腹泻、便溏、水肿等症状。湿性重浊黏滞，最易损伤阳气，阻遏气机，使气机升降出入失常，可见胸闷、脘痞，呕恶、大便不爽等症状。

（2）湿性重浊：重，即沉重之意，是指湿邪致病，人体可出现各种沉重症状，如头重如裹、周身困重、四肢酸软沉重等。

（3）湿性黏滞：黏，即黏腻；滞，即停滞。湿邪致病，其黏滞的特性体现在两个方面：一是症状的黏滞，如舌苔垢腻、口黏、口甜、大便黏滞不爽、小便滞涩不畅等；二是起病缓慢，病程较长或反复发作，缠绵难愈，如湿疹、湿痹、湿温等病。

5. 燥邪

凡致病具有干燥、收敛等特性的外邪，称为燥邪。燥为秋天的主气，又称为秋燥。燥邪的性质和致病特点如下。

（1）燥性干涩，易伤津液：干，干燥；涩，涩滞。燥邪侵入人体，最易伤人津液，出现津液不足之症，如皮肤干燥甚至皲裂、毛发干枯不荣、小便短少、大便干结、舌红少津等。

（2）燥易伤肺：肺为娇脏，喜润而恶燥，且与外界直接相通。肺又开窍于鼻，外合皮毛，燥邪多自口鼻而入，故燥邪极易伤及肺之阴津，使肺失滋润而宣降失职或肺络受损，从而出现干咳少痰，或痰液胶黏难咳，或痰中带血，甚或喘息胸痛等症。由于肺与大肠相表里，燥邪自肺影响到大肠，可出现大便干燥不畅等症。

6. 火邪

凡致病具有炎热升腾等特性的外邪，称为火邪。火为热之极，两者程度不同，但性质相同，故常“火热”并称。火热旺于夏季，但一年四季均可致病，不像燥邪等具有明显的季节性。火邪的性质和致病特点如下。

（1）火为阳邪，其性炎上：火热为阳盛所生，火邪之性燔灼、亢奋、升腾，故为阳邪。火性炎上，多侵袭人体上部，尤以头面部为多见，如头痛、烦渴、目赤肿痛、口舌生疮、耳内肿痛等症状。火热上炎又可扰动神明，轻者心烦、失眠；重者扰乱心神，出现狂躁不安、神昏谵语等症。

（2）火易伤津耗气：火热为阳邪，侵犯人体后既可直接煎熬津液，又可迫津外出，使人体津液耗伤，故临床表现除热象显著外，往往伴有烦渴喜饮、咽干舌燥、小便短赤、大便干结、倦怠乏力等症。

（3）火易生风动血：生风是指火热之邪易燔灼肝经，耗伤津液，使筋脉失于濡养，而致肝风内动，可见高热神昏、牙关紧闭、四肢抽搐、两目上视、颈项强直、角弓反张等症。火灼脉络，迫血妄行，可见吐血、尿血、便血等症。火热之邪入于血分，聚于局部，腐蚀血肉，发为痈肿疮疡。

（二）疠气

疠气，是一类具有强烈致病性和传染性的外感病邪。在古代文献中，有“疫毒”“瘟疫”“毒气”“戾气”“异气”“乖戾之气”等名称。疠气引起的疾病称为“疫病”“瘟病”或“瘟疫病”。疠气的种类很多，如大头瘟、疫痢、白喉、烂喉丹痧、天花、霍乱等，包括现代临床医学的许多传染病和烈性传染病。

1. 致病特点

（1）传染性强，易于流行：疠气具有强烈的传染性和流行性，可通过空气、食物等多种途径在人群中传播并易引起大面积的流行。疠气的性质不同，其传染途径也不相同。

（2）发病急骤，病情危笃：由于疠气多属于热毒之邪，其性疾速，而且常挟毒雾、瘴气等秽浊之邪侵犯人体，故其与六淫相比，发病急骤、来势凶猛、变化多端、病情险恶。如《温疫论》中提及的“瓜瓤瘟”：“缓者朝发夕死，重者顷刻而亡。”

（3）一气一病，症状相似：疠气种类繁多，致病有一定的选择性和特异性，某种疠气侵犯某脏腑经络，则发为某病。所谓“一气一病”，即一种疠气引起一种疫病，症状基本相似，如霍乱流行，则无论男女老幼，都出现肠胃病变。

2. 影响疠气发生和流行的因素

（1）气候因素：古时大灾之后常见大疫，自然气候的反常变化易引起疠气，如久旱、酷热、洪涝等。

（2）环境因素：环境卫生不良，如水源污染、空气污染、食物污染或饮食不当等。

（3）预防隔离因素：疠气具有强烈的传染性，人触之者皆可发病。故预防隔离工作不力，措施不当，也会使疫病流行。

（4）社会因素：社会因素对疫病的发生与流行有一定的影响。若国家安定、经济发达、卫生防疫工作做得好，则疫病能得到有效控制；反之，若社会动荡不安，人们生活贫困，则疫病不断发生和流行。

二、内伤病因

内伤病因是指人的七情、饮食、劳逸等不遵循正常规律，超出自身的调节能力，导致精、气、血、津液失调，脏腑组织功能异常的致病因素。

（一）七情

七情，是指喜、怒、忧、思、悲、恐、惊七种情志变化，是人体对外界客观事物的不同情绪反映，也是人精神活动的外在表现，一般不致病。但当人突然受到强烈或持久的精神刺激，超过了人体本身所能调节的范围，使人体气机紊乱，脏腑阴阳气血失调，就会导致疾病的发生。因七情致病直接影响内脏，病自内生，故称为“内伤七情”或“七情内伤”。

1. 七情与五脏的关系

《素问·阴阳应象大论》曰：“肝在志为怒，心在志为喜，脾在志为思，肺在志为忧，肾在志为恐。”情志活动以脏腑精气作为物质基础，若脏腑功能失常，气血失调，则可出现情志的异常变化。另外，情志变化异常，又可导致脏腑功能失常，气血运行失调。虽然情志活动分属于五脏，但又统归于心。如《类经》曰：“心为五脏六腑之大主，而总统魂魄，兼赅意志。”

2. 七情内伤的致病特点

（1）直接伤及五脏：《素问·阴阳应象大论》曰：“人有五藏化五气，以生喜怒悲忧恐”，可见情志活动与五脏的精、气、血、津液的关系密切。所以不同情志刺激可伤及相应的脏腑，如肝在志为怒，过怒则伤肝；心在志为喜，过喜则伤心；脾在志为思，过思则伤脾；肺在志为忧，过忧则伤肺；肾在志为恐，过恐则伤肾。因心主血而藏神，肝藏血而主疏泄，脾主运化，为气血生化之源，故七情致病中，以伤及心、肝、脾三脏最为多见。

（2）影响脏腑气机：七情对内脏的损伤主要是影响脏腑气机，导致气机升降失常，气血运行紊乱而发病。《素问·举痛论》曰：“百病生于气也。怒则气上，喜则气缓，悲则气消，恐则气下……惊则气乱，思则气结。”①怒则气上：过度愤怒可影响肝的疏泄功能，肝气横逆上冲，血随气逆，并走于上。临床上常见头胀头痛、面红目赤、呕血，甚则昏厥猝倒，或兼见腹痛、腹泻等症。②喜则气缓：正常情况下，喜能缓和精神紧张，使营卫通利，心情平静、舒畅。但暴喜或过喜可使心气涣散不收，神不守舍，出现精神不集中，甚则失神狂乱。③悲则气消：过度悲忧可使肺失宣降，使肺气消耗，意志消沉抑郁，从而出现气促、声低、倦怠乏力、精神萎靡不振等症。④恐则气下：是指恐惧过度，使肾气不固，气泄于下。临床上出现大小便失禁，甚至昏厥、遗精等症。⑤惊则气乱：突然受惊吓损伤心气，导致心气紊乱，心无所倚，神无所归，虑无所定，临床出现心悸、惊恐不安等症。⑥思则气结：思虑过度，伤神损脾，导致气机郁结，脾的运化无力，胃的受纳腐熟失职，从而出现脘腹胀满、纳呆、便溏等症。

（3）影响病情：在疾病的演变过程中，情绪积极乐观，有利于疾病康复；情绪低沉，悲观失望，常加重病情；情绪过极，常使病情恶化或危及生命。如素有肝阳上亢者，若遇事恼怒，则肝阳暴涨，亢极化风，可见昏厥、不省人事、半身不遂等危象。因此，在临床治疗中，应重视患者的精神因素，采取多种护理措施，调理情志，有利于疾病恢复。

（二）饮食

饮食是人体气血生化的物质基础，是维持生命活动的必要物质。饮食失宜，常伤及脾胃，累及其他脏腑。饮食失宜包括饮食不节、饮食不洁和饮食偏嗜三个方面。

1. 饮食不节

节，为节制、节度。饮食不节是指过饥、过饱、食无定时的饮食状态，均可导致疾病的发生。

（1）过饥：过饥是指有意识限制饮食，或因脾胃功能虚弱而纳少，或因七情强烈波动而不思饮食，或不能按时饮食等。《灵枢·五味》曰："谷不入，半日则气衰，一日则气少矣。"饮食摄入不足，一是损伤胃气，纳谷不足，胃腑失养，损伤胃气而出现胃脘疼痛、嗳腐吞酸等症；二是气血生化不足，长期摄食不足，气血生化乏源，脏腑失养，功能衰退；三是正气虚弱，长期摄食过少，导致营养不良，形体消瘦，正气虚弱，邪气易乘虚而入。

（2）过饱：过饱指饮食超量，或暴饮暴食，或强食不已。过饱可导致饮食阻滞，出现脘腹胀满、嗳腐吞酸、厌食、呕吐、腹泻等食伤脾胃病变。

2. 饮食不洁

饮食不洁是指进食不洁净、不卫生、腐败变质或有毒的食物。饮食不洁可损伤肠胃，出现腹痛、嗳腐吞酸、恶心呕吐、腹泻或下痢脓血等胃肠道症状，也可出现食物中毒，轻则脘腹疼痛、呕吐腹泻，重则昏迷，甚至死亡；也会引起肠道寄生虫病，如蛔虫病、蛲虫病等，常出现腹痛时作、面黄肌瘦、嗜食异物等症。

3. 饮食偏嗜

饮食偏嗜易造成体内某些营养成分过剩或不足。如过食生冷寒凉之品，易伤脾胃阳气，使寒湿内生；偏好辛辣之品，可使胃肠积热，出现口臭、痔疮等。

（三）劳逸

正常的劳动有助于气血流通，增强体质。必要的休息可以消除疲劳，恢复体力和脑力，但是，长期的过劳或过逸，均可导致脏腑气血失调而使人发病。

1. 过劳

过劳是指过度劳累。包括劳力过度、劳神过度、房劳过度三个类型。劳力过度伤精耗气，出现少气懒言、神疲乏力、四肢困倦、汗出气喘等症状；劳神过度易损伤脾气，耗伤心血，出现心悸、健忘、失眠、多梦等症状；房劳过度耗伤肾精，出现腰膝酸软、眩晕耳鸣，男子遗精滑泄，女子月经不调、宫冷不孕等症状。

2. 过逸

过逸是指过度安逸，懒于运动。人体需要适当的运动，以助血气流通。《素问·宣明五气篇》中提到“久卧伤气”，过度安逸则导致气血运行不畅，脾胃功能减弱，出现精神萎靡、纳呆、肢体软弱无力，动则心悸、气喘、汗出等症状。

三、病理产物形成的致病因素

病理性致病因素，又称为继发性病因致病。痰饮与瘀血都是在疾病发展过程中形成的病理产物，这些病理产物又可成为一种新的致病因素，直接或间接作用于人体某些脏腑组织，引起新的疾病。

（一）痰饮

1. 痰饮的定义

痰和饮都是人体水液代谢障碍所形成的病理产物。一般认为，津停为湿，湿聚为水，水积成饮，饮凝成痰。就形质而言，稠浊者为痰，清稀者为饮，两者同出一源，故常“痰饮”并称。

2. 痰饮的形成

痰饮是外感六淫或饮食不节或七情内伤等致病因素使脏腑气化功能失常，水液代谢障碍，水液停滞而成。其中，肺主宣降津液、通调水道，脾主运化水湿，肾主调节水液代谢平衡，三焦是气和水液运行的通道，与人体水液代谢关系最为密切，故痰饮形成以肺、脾、肾、三焦功能失常为主要原因。

3. 痰饮的致病特点

（1）阻滞气机，气血停滞：痰饮为有形之邪，可随气流行，若留滞于脏腑，则阻滞脏腑气机，影响脏腑气机升降；若留滞于经络，则阻滞经络气机，导致气血运行不畅。

（2）致病广泛，变幻多端：痰饮可随气流窜全身，外达肌肉、筋骨，内至脏腑，因此全身各处皆可见痰饮病证，症状表现十分复杂，故有“百病多由痰作祟”“怪病多痰”之说。

（3）病势缠绵，病程较长：痰饮由体内津液积聚而成，均具有重浊黏滞的特性，因而致病表现为病势缠绵、病程较长。

（二）瘀血

瘀血，是指离经之血凝聚体内形成的病理产物和体内血液运行障碍的病理变化，包括离经之血和运行不畅之血。瘀血既是疾病过程中形成的病理产物，又是某些疾病的致病因素。瘀血常随其瘀阻的部位不同而产生不同的临床表现，如瘀阻于心，可见心悸、心痛、胸闷不畅；瘀阻于肺，可见胸痛、咳血；瘀阻于肠胃，可见呕血、黑便；瘀阻于胞宫，可见月经不调、痛经、经闭等症状。

1. 瘀血的形成

气虚、气滞、血热、血寒等原因，使血行不畅，凝滞而成为瘀血。内外伤、气虚失摄或血热妄行等原因，造成血离脉络，积存体内而成为瘀血。

2. 瘀血的致病特点

（1）疼痛：痛如针刺，或痛如刀割，痛处固定不移，拒按，昼轻夜重等。

（2）肿块：固定不移，在体表局部青紫肿胀，在体内多为质硬肿块，拒按。

（3）青紫：面部、口唇、肌肤、爪甲青紫。

（4）出血：血色紫暗或夹有血块。

（5）舌象：舌质紫暗，或舌有瘀斑，舌下静脉曲张。

（6）脉象：脉细涩、沉弦或结代。

四、其他病因

在中医病因学中，外伤、虫兽伤和先天因素等病因，因不能归属于以上外感、内伤、饮食、劳逸、痰饮和瘀血等病因，故称其为其他致病因素。

（一）外伤

外伤指因受外力如扑击、跌仆、利器等击撞，以及烫伤、烧伤、冻伤等而致皮肤、肌肉、筋骨损伤的因素。

1. 外力损伤

指因机械暴力引起的创伤。包括跌仆、坠落、撞击、压轧、持重、金刃等，轻者损伤皮肉，出现局部青紫、血肿、疼痛或出血等症状；重者损伤筋骨、内脏，出现关节脱臼、骨折、皮开肉绽、疼痛剧烈、出血过多，甚至危及生命。

2. 烧烫伤

主要是火毒为患，包括火焰、沸水、热油、蒸汽、雷电等灼伤形体。轻者灼伤皮肤，可见局部灼热、红肿、疼痛或起水疱；重者焦炙肌肉筋骨而见患部如皮革样，或呈蜡白、焦黄，甚至炭化样改变。若大面积烧烫伤，可致火毒内攻脏腑而神志不清，甚至死亡。

3. 冻伤

指低温所造成的全身或局部的损伤。局部性冻伤多因手、足、耳、鼻、面颊等部位受寒。初起局部可见肌肤苍白、冷麻；继而肿胀青紫、痒痛、灼热或起水疱，甚至溃烂、组织坏死。全身性冻伤多因人体御寒不及外界阴寒，出现寒战、体温骤降、面色苍白、唇舌指甲青紫、感觉麻木、反应迟钝、呼吸微弱、脉微欲绝，逐渐进入昏迷状态，甚至死亡。

（二）虫兽伤

虫兽伤主要指猛兽、毒蛇、疯狗或蝎、蜂、蚂蚁等虫兽咬伤或蜇伤。轻者局部皮肉损伤、出血、肿痛；重者损伤内脏而致死亡。疯狗咬伤，可引发为“狂犬病”，出现烦躁、惊慌、恐水、恐风、抽搐等症状，乃至死亡。蜂、蝎、蚂蚁蜇伤或蜈蚣、毒蛇咬伤，多表现为局部肿痛，有时可出现头晕、心悸、恶心呕吐等全身中毒症状，甚至昏迷、死亡。毒蛇咬伤，其毒汁可迅速致人死亡。

第二节　病　　机

病机，是指疾病发生、发展与变化的机制。张介宾《类经 · 十三卷》曰：“机者，要也，变也，病变所由出也。”包括正邪盛衰、阴阳失调等基本病机。

一、邪正斗争

正气，是指人体的功能活动以及抗病、康复能力，简称“正”。邪气，则泛指各种致病因素，简称“邪”。正邪斗争，是指在疾病发生、发展及变化的过程中，机体的抗病能力与致病邪气之间所发生的相互斗争。这种正邪之间的斗争，不仅与疾病的发生密切相关，而且还影响到疾病的发展和转归，同时也影响着病证的虚实变化。所以，从一定意义上来讲，疾病发生、发展、变化的过程，也就是邪正斗争及其盛衰变化的过程。

（一）邪正斗争与发病

1. 正气不足是疾病发生的内在原因

《素问·遗篇·刺法论》曰：“正气存内，邪不可干。”中医理论认为，当人体脏腑功能正常，气血充盈，卫外固密时，病邪难以侵入人体，疾病就不会发生；而当人体正气相对虚弱、卫外不固、抗邪能力低下时，邪气就会乘虚而入，引起人体阴阳失调和脏腑经络功能紊乱，从而导致疾病的发生。

2. 邪气是发病的重要条件

中医在强调正气的同时，并不排除邪气在疾病发生过程中所起的重要作用。如枪弹所伤、毒蛇咬伤等，无论正气如何强盛，也难免受到伤害。又如疠气所致的各种传染性疾病，邪气在发病的过程中也常常起着主导作用，故《内经》提出要“避其毒气”。

3. 邪正斗争的胜负决定着是否发病

邪正相争的胜负，决定发病与不发病。若正气强盛，抗邪有力，则病邪难以侵入，即使侵入，也能被正气及时驱除，不产生病理反应，此为正胜邪负，故不发病。若正气不足，抗邪无力，或病邪毒烈，正气相对不足，则病邪可乘虚而入，导致脏腑、气血、阴阳失调，此为邪胜正负，便可导致疾病的发生。

（二）正邪盛衰与虚实变化

机体的正气与邪气在相互斗争的过程中所发生的盛衰变化，不仅与疾病的发生、发展和转归密切相关，而且还影响着病证的虚实变化。

1. 邪气盛则实

实，主要是指邪气亢盛，是以邪气盛为主要矛盾的一种病理反应。也就是说，由于致病邪气与机体的正气都比较强盛，或邪气虽盛但正气未衰，能积极与之抗争，所以正邪相搏，斗争剧烈，在临床上出现一系列病理反应剧烈有余的证候，称为实证。

2. 精气夺则虚

虚，主要是指正气不足，是以正气虚损为主要矛盾的一种病理反应。也就是说，由于机体正气虚弱，抗病能力低下，因而正气与邪气之间的斗争难以出现剧烈的病理反应，在临床上出现一系列虚弱、衰退和不足的证候，称为虚证。

3. 虚实夹杂

正气与邪气在相互斗争中所出现的消长盛衰，不仅能够产生单纯的虚或实的病理变化，也会形成虚实错杂的病理变化。这主要是因为疾病失治或误治，以致病邪久留，损伤人体的正气；或是由于机体正气不足，无力驱邪外出；或是因为正气虚衰，而导致水湿痰饮内生，瘀血凝结阻滞，从而导致疾病出现由实转虚或因虚致实的转化，或正虚邪实、正衰邪恋等复杂的病理变化。

（三）邪正盛衰与疾病的转归

在疾病的发生发展和变化过程中，正邪双方的力量不是固定不变的，而是处于正长邪消或正消邪长的不断变化之中，这种正邪之间消长盛衰的变化决定了疾病的转归方向。

1. 正盛邪退

正盛邪退，是指在正邪消长盛衰变化过程中，疾病向好转和痊愈方面转归的结局。这是因为机体正气旺盛，抗邪能力较强，或是由于治疗及时有效，使邪气难以进一步发展，并且得到恢复，机体的阴阳双方在新的基础上又获得了新的相对平衡，疾病趋向好转或获得痊愈。

2. 邪盛正衰

邪盛正衰，是指在正邪消长盛衰变化过程中，疾病向恶化甚至死亡方面转归的一种结局。这是因为机体正气虚弱，或由于邪气炽盛，而机体抗御病邪的能力不足或低下，不能制止邪气的致病作用及邪气的进一步发展，机体遭受的病理损害日益严重，则病情趋向恶化和加剧，甚至使得生命终结。

二、阴阳失调

阴阳失调，即阴阳消长失去平衡协调的一种病理状态，包括阴阳偏盛、阴阳偏衰、阴阳互损、阴阳格拒、阴阳亡失等病理变化。

（一）阴阳偏盛

阴阳偏盛是指阴邪或阳邪过于亢盛的病理状态，属于“邪气盛则实”的实证。包括阳偏盛和阴偏盛两种情况。

1. 阳偏盛

即阳盛，是指机体在疾病过程中所表现出来的阳气亢盛、机能亢奋、热量过剩的病理状态，为阳盛而阴未虚的实热性病理变化。多因感受阳邪，或感受阴邪的从阳化热，或五志化火等，阳胜则热，可见壮热、汗出、面赤、舌红、脉数等实热证。

2. 阴偏盛

即阴盛，是指机体在疾病过程中所表现出来的以阴气偏盛、机能减退、产热不足，及阴寒性病理产物积聚的病理状态。其病机特点是阴盛而阳未虚的实寒性病理变化。阴胜则寒，可见畏寒肢冷、脘腹冷痛、舌淡、脉迟等实寒证。

（二）阴阳偏衰

阴阳偏衰是指阴或阳过于虚衰的病理状态，属于“精气夺则虚”的虚证。包括阳偏衰和阴偏衰两种情况。

1. 阳偏衰

是指机体在疾病过程中，阳气虚损，脏腑功能衰退，阳失温煦的病理状态。多因先天不足，后天失养，或久病耗伤。阳虚则寒，阳气虚衰，推动温煦不足，阳不制阴，阴寒作用相对增强，故见功能衰退的虚寒证，如畏寒肢冷、面色苍白、舌淡、脉迟等症。

2. 阴偏衰

是指机体在疾病过程中，精、血、津液等物质亏损，阴不制阳，阴失濡润滋养的病理状态。多因阳邪伤阴，五志化火伤阴，或久病伤阴。阴虚则热，阴液亏虚，阴不制阳，阳相对偏盛，形成虚热证，可见五心烦热、潮热盗汗、心烦失眠、舌红少苔、脉细数等症。

（三）阴阳互损

阴阳互损是指阴或阳任何一方虚损，导致对方不足，形成阴阳两虚的病理状态，包括阴损及阳、阳损及阴两种情况。

1. 阴损及阳

是指由于阴液亏虚，致使阳气的生化不足，或阳气无所依附而耗散，形成以阴虚为主的阴阳两虚病变。

2. 阳损及阴

是指由于阳气不足，致使阴液的生成不足或阳不摄阴而致阴液流失，形成以阳虚为主的阴阳两虚病变。肾阴肾阳为人体一身阴阳的根本，而肾阴肾阳又都以肾中精气为物质基础。因此，无论阴虚还是阳虚，多在损伤肾中精气或肾本身阴阳失调的情况下，才易产生阴损及阳或阳损及阴的病理变化。

（四）阴阳格拒

阴阳格拒是阴阳失调病机中比较特殊的病理变化。主要是由于某些原因引起阴或阳偏盛至极而壅盛阻遏于内，将另一方格拒于外，使阴阳之间不相维系，从而形成阴盛格阳或阳盛格阴的病理变化。

1. 阴盛格阳

是指阴寒邪气过盛，阴寒壅阻于内，逼迫虚阳浮越于外，使阴阳不相顺接，互相格拒、排斥，出现内真寒、外假热的病理状态。其病的本质虽然是阴寒内盛，但由于其格阳于外，反见面红如妆、发热、口渴、脉洪大等热象，此为“真寒假热”。

2. 阳盛格阴

是指阳热邪气过盛，深伏于里，阳气郁闭于内，不能外达于四肢，格阴于外，出现内真热、外假寒的病理状态。其病的本质是热盛于里，但由于格阴于外，反见四肢厥冷、脉沉伏等寒象，此为“真热假寒”。

（五）阴阳亡失

阴阳亡失是指机体的阴液或阳气突然大量亡失，脏腑功能活动严重衰竭的病理状态，包括亡阳和亡阴两种情况。

1. 亡阳

是指在疾病过程中，机体的阳气突然亡脱，致使全身机能活动严重衰竭的病理状态。多因感邪太盛，正不敌邪；或素体阳虚；或汗、吐、下太过，气随液脱；或大量失血，气随血脱。临床多表现为面色苍白、冷汗淋漓不止、手足逆冷、精神萎靡、脉微欲绝等病危症状。

2. 亡阴

是指在疾病过程中，机体的阴液突然丢失或大量消耗，致使全身机能活动严重衰竭的病理状态。多因邪热炽盛，或邪热久留，煎灼阴液；或因慢性消耗性疾病，耗散阴液；或亡血失精，汗下太过伤阴。临床多表现为汗出不止、口渴欲饮、烦躁不安、呼吸短促、脉数无力等病危症状。

思考题

一、单项选择题

1. 六淫是指(　　)

A. 六气　　B. 六气的太过和不及　　C. 六种毒气

D. 六种外感病邪的统称　　E. 风寒暑湿燥火

2. 下列哪项不是六淫致病的特点(　　)

A. 季节性　B. 地区性　C. 传染性　D. 转化性　E. 外感性

3. 常为外感病致病先导的邪气是(　　)

A. 热邪　B. 风邪　C. 寒邪　D. 暑邪　E. 燥邪

4. 六淫中易侵犯人体上部和肌腠的外邪是(　　)

A. 风邪　B. 寒邪　C. 湿邪　D. 燥邪　E. 暑邪

5. 六淫中，易导致疼痛的邪气是(　　)

A. 风邪　B. 寒邪　C. 暑邪　D. 湿邪　E. 燥邪

6. 六淫中易阻遏气机、损伤阳气的邪气是(　　)

A. 风邪　B. 寒邪　C. 暑邪　D. 湿邪　E. 燥邪

7. 六淫中，最易伤肺的邪气是(　　)

A. 风邪　B. 寒邪　C. 暑邪　D. 湿邪　E. 燥邪

8. 燥邪致病最易损伤人体的(　　)

A. 津液　B. 气　C. 血　D. 精　E. 神

二、简答题

1. 简述六淫致病的共同特点及各自特点。

2. 简述情志内伤的致病特点。

第六章 诊法

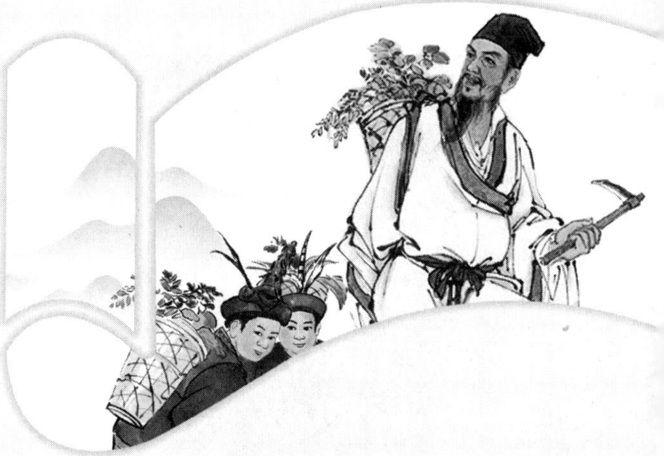

学习目标

1. 掌握望、闻、问、切四种诊法的概念及方法。
2. 熟悉望、闻、问、切四种诊法的内容和临床意义。
3. 掌握临床常见舌象和脉象及其临床意义。
4. 了解四诊收集病情资料，并诊断临床常见病症的方法。

诊法包括望、闻、问、切四种，简称“四诊”，是中医诊察疾病和收集临床资料的主要方法，也是获得病情信息的手段。

中医学认为人体是一个有机的整体，局部的病变可影响全身，内脏的病变可从神色、形态、体表、四肢等反映出来。故通过目睹、耳闻、鼻嗅、口问和触摸等“以外测内”的诊察方法，可认识疾病的病位、病因、病性及其内在的联系，为辨证论治提供依据。

四诊收集的资料各有其独特的作用和意义，但又是相互联系、相互补充的，所以在临床运用时，必须将其有机结合起来，做到四诊合参，才能全面、准确、真实地了解病情，作出正确的判断。

第一节 望 诊

望诊是医生运用视觉观察患者全身和局部外在情况及其分泌物和排泄物，借以了解健康或疾病状态的一种诊察方法。望诊被列为四诊之首。望诊的内容包括全身望诊(望神、色、形、态)和局部望诊(望头、发、目、齿、龈、咽喉、皮肤等)及望舌。望舌是望诊的重点，其次是望神和望色。

望诊的注意事项：光线充足，以自然光线为佳，不能使用有色光源，避免干扰；诊室温度要适宜，保证患者不受寒热影响；患者体位要自然放松，保证望诊准确无误；充分暴露受检部位，确保检查全面，避免观察遗漏。

一、望全身情况

(一) 望神

神有广义和狭义之分。广义的神是对人体生命活动各种外在表现的高度全面的概括，可以说神就是生命，即神气；狭义的神是指人的精神、意识、思维活动，即神志。望神是神气和神志的综合表现。神以先、后天之精气为物质基础，通过脏腑组织的功能活动表现出来。精气盛则神旺，精气衰则神疲。对神的判断，主要是观察目光、面色、表情、体态、言语、意识等方面，其中观察眼神尤为重要。通过诊察神的好坏，可评估患者精气的盛衰，分析病情的轻重和预后。神的表现类型主要有以下几种。

1. 得神

又称为有神，表现为两眼灵活、目光明亮、神志清楚、表情自然、面色荣润、语言清晰、反应灵敏、动作自如、呼吸调匀等。表明正气未伤、精气充足、脏腑功能正常，为健康人的表现。虽病而病轻易治，预后良好。

2. 少神

又称为神气不足，介于有神和无神之间，表现为精神萎靡、疲倦无力，或健忘嗜睡、声低懒言、动作迟缓。反映人体正气虚损、精气不足，常见于素体正虚或病后恢复期。

3. 失神

又称为无神，是精损气亏神衰的表现。

（1）正虚失神：表现为精神萎靡、呼吸气微或喘、面色晦暗、大肉已脱、动作失灵等，表明脏腑精气衰竭，病情重，预后差，多见于久病、重病。

（2）邪盛失神：表现为壮热、神昏谵语、循衣摸床、撮空理线，或猝倒目闭、四肢抽搐等，表明邪气亢盛、内陷心包或肝风夹痰、蒙蔽清窍等，多见于急危重症。

4. 假神

指危重患者突然出现精神暂时好转的假象，是临终前的预兆，喻为“残灯复明”或“回光返照”。其表现为原神志昏迷不清、不欲语言者，突然清醒、精神好转、语言增多、欲见亲人或想做某事；或原不欲饮食，突然食欲大增；或原面色晦暗，突然两颧泛红如妆；原目无光彩，突然目光转亮、浮光外露。提示病情恶化、精气将竭、阴阳即将离决之危候。

5. 神志异常

又称为神乱。

（1）痴呆：表现为淡漠寡言、闭门不出，或焦虑恐惧、不敢独居，甚至愚笨呆相、动作怪异。多因先天不足、发育不良，或年老体衰、元神失养、神机失用。

（2）抑郁：表现为精神抑郁、表情淡漠，或神识呆滞、喃喃自语，或语无伦次等。多由于气郁痰阻、蒙蔽心神。可见于癫病、郁证。

（3）狂躁：表现为精神狂躁、吵闹不宁、打人毁物、力大异常、大声高呼、登高而歌、弃衣而走等。多因气郁生痰化火、扰乱心神。常见于狂病。

（4）病证：猝然昏倒、意识丧失、四肢抽搐、口吐涎沫、醒后如常。多因肝风夹痰、蒙蔽心神。

望神应注意假神与重病好转的区别。假神是精神突然好转，与整体病情恶化不一致。重病好转时，其精神好转是逐渐出现的，并与整体状况好转相符合。

（二）望色

望色，又称为色诊，是医生观察患者皮肤颜色和光泽的一种诊察疾病的方法。由于皮肤色泽的变化在面部最明显，故望色主要是观察面部的色泽变化，又称为望气色，色为颜色，气为生机和光泽。包括常色和病色两个方面。

1. 常色

健康人面部的色泽称为常色，我国正常人的面色为红黄隐隐、明润含蓄。说明胃气充足，精气内含而不外泄。常色又分为主色和客色。主色是生来就有、基本不变的色泽；客色是指受季节、环境、饮食、运动等影响而出现的正常变化的面色，属于生理范围。需注意的是，因个体差异，气候条件或生活、工作环境的变化，面色可能出现偏红、偏白、偏黑等差异。

2. 病色

指人体在疾病状态时面部的色泽表现，其特点是晦暗、暴露。反映脏腑精气衰竭、胃气不能上荣。不同的颜色反映不同的病证，而光泽则反映机体精气的盛衰。如患者面色鲜明、润泽，提示其病情较轻易治；如面色枯槁、晦暗，缺乏生机，提示病重难治。病色可分为青、赤、黄、白、黑五种，其变化可反映疾病的不同性质和不同脏腑的病证。五色主病如下：

（1）青色：主寒证、痛证、瘀血证、惊风证。色青多因寒凝气滞、经脉瘀阻、气血不通。面色淡青或青黑，多因寒盛、痛剧；面色青、喜热饮、小便清长，多为腹中寒盛；面色青灰、口唇青紫，伴有心胸闷痛或刺痛，为心阳不振、血行不畅，见于真心痛；小儿眉间、鼻梁及口唇青紫，常见于惊风或惊风先兆。

（2）赤色：主热证，也见于戴阳证。得热则血行加速，脉络充盈，故面色发红。面色红赤或满面通红、口渴便秘为实热证，午后两颧潮红为虚热证，久病重病患者，面色苍白、时红时消、游移不定，为戴阳证，多为精气衰竭、虚阳外越。

（3）黄色：主虚证、湿证。黄为脾虚失养、湿邪内盛的征象。面目一身俱黄，称为黄疸，若黄色鲜明如橘色，为湿热蕴蒸的阳黄；黄色晦暗如烟熏，为寒湿郁阻的阴黄；面色淡黄、枯槁无华者，称萎黄，多为脾虚失养；面黄虚浮者，称黄胖，多为脾虚湿盛；新生儿出生后2~3日面目一身俱黄为“胎黄”，若7~14日黄色自然消退为生理性；若出生后24小时内出现黄疸，黄色持续加深，连续2周以上不退者为病理性。

(4) 白色：主寒证、虚证、失血证。多由气虚血少，或阳虚寒凝、气血不能上荣所致。面白而水肿多为虚寒证；面白无华伴唇舌淡，为失血或血虚证；面色淡白而无光泽者，多属气虚证；面色突然苍白，伴冷汗淋漓、四肢厥冷，多为阳气暴脱的亡阳证，或失血过多的脱血证；面白伴有腹痛剧烈或寒厥，为阴寒凝滞、经脉拘急所致。

(5) 黑色：主肾虚证、寒证、瘀血证、水饮证、痛证。黑为阴寒水盛或气血凝滞的病色。面色黧黑而暗淡者，多为肾阳虚衰、阴寒凝滞的虚寒证；面黑而干焦，为肾阴亏虚、虚火上蒸的虚热证；眼眶黑为肾虚或有水饮证，或经常熬夜，妇女则多为寒湿带下证；面色黧黑伴肌肤甲错，为瘀血证；面色青黑且剧痛者，多为寒凝瘀阻。

(三) 望形体

望形体主要观察患者形体的强弱、胖瘦、体型等情况。

1. 形体强弱

(1)强壮：皮肤润泽、胸廓宽厚、肌肉充实、筋强力壮、骨骼坚实等，是脏腑坚实、气血旺盛的征象，说明脏腑精气充盛，抗病力强，虽病多易治，预后较好。

(2)体弱：胸廓狭窄、骨骼细小、肌肉瘦削、筋弱无力、皮肤枯槁、精神萎靡、食少乏力，为形气不足、内脏衰弱之征，说明脏腑精气亏虚、抗病力弱、病多迁延难愈、预后较差。

2. 形体胖瘦

有常态与病态之分。体胖多食、肌肉坚实、神旺有力，多为形气有余、精气充足、身体健康；体胖食少、肉松皮软，是形盛气虚之象，多为脾虚有痰，易患痰饮、中风；形瘦颧红、面黄多食，是阴虚之象，多为阴血不足、内有虚火，故朱丹溪说“肥人湿多，瘦人火多”。若久病卧床不起、骨瘦如柴、大肉已脱，是脏腑精气衰竭之征，属病危。“鸡胸”“龟背”等畸形，多属先天不足或后天失养，由精气亏损或脾胃虚弱所致。

（四）望姿态

主要观察患者的动静姿态和肢体异常动作，以测知脏腑内在病变。阳主动，阴主静。患者喜动多言者属阳证，喜静少言者属阴证。若卧时身轻、自能转侧、面常向外、躁动不安、仰卧伸肢、掀去衣被，多为阳证、热证、实证；患者卧时身重、难于转侧、面常朝里、喜静懒动、蜷卧缩足、喜加衣被，多属阴证、寒证、虚证。某些病变可以表现出异常动作：半身不遂、口眼歪斜多属风痰阻络；高枕卧位或半坐卧位，多为肺胀、喘咳、水肿；弯腰曲背、转动艰难，多见于腰腿疼痛；表情痛苦、以手护胸、呼吸短浅，为心胸疼痛；突然动作停止、眼神失灵、手中持物跌落，或口泛白沫、喉中如猪羊叫，为癫痫。

二、望局部情况

望局部情况是根据病情及诊断需要，对患者某些局部情况进行有目的的观察，以测知相应脏腑病变情况的一种诊察方法。其主要内容包括望头与发、目、齿、龈、咽喉、皮肤等。

（一）望头与发

主要观察头的外形、动态及头发的色泽变化，以了解心、肾及气血的盛衰。

1. 望头

小儿头形过大或过小，伴智力低下者，多为先天不足，肾精亏虚；头形过大，多为脑积水；小儿囟门迟闭，古称“解颅”，属肾气不足，发育不良，见于小儿佝偻病；囟门凹陷，称“囟陷”，多属虚证；囟门高突，称“囟填”，多属实热证，但小儿哭泣时囟门暂时突起为正常；头摇不能自主，为肝风内动之兆，或气血虚衰、脑神失养。

2. 望发

发黄干枯、稀疏易落，多属精血不足、肾气亏虚；突见片状落发，称为斑秃，多为血虚受风；青壮年落发、头皮发痒、多屑或多脂者，多属血热化燥或挟湿；少年白发，伴失眠健忘、腰膝酸软者，多属劳神伤血或肾虚；小儿头发稀疏黄软、生长迟缓，甚至久不生发者，多为先天禀赋不足、肾精亏损；小儿发结如穗，多为疳积。

（二）望目、齿、龈、咽喉

1. 望目

主要望神、色、形、态变化。目部分候五脏，胞睑属脾，称为肉轮；两眦血络属心，称为血轮；白睛属肺，称为气轮；黑睛属肝，称为风轮；瞳仁属肾，称为水轮。

两目有无神气，是望神的重点。眼睛黑白分明、视物清晰、目有光彩是目有神，为无病或病轻易治；若黑睛晦滞、白睛暗浊、浮光外露、目无精彩、视物模糊是目无神，多为久病或病重难治。

目眦赤而肿痛为心火、淡白为血虚；眼睑红而湿烂为脾火；目胞晦暗为肾虚；白睛黄为黄疸。目窠水肿、眼皮光亮为水肿病；眼球突起、伴颈前微肿、急躁易怒者，多为瘿病；目窠内陷为脏腑精气衰竭。目睛上视、瞪目直视、不能转动，为脏腑精气将绝，属病危；两目直视、上视、斜视，为肝风内动；瞳孔散大为精气将竭的危象；瞳孔缩小，为虚火上扰或肝胆火炽，或有机磷农药中毒。

2. 望齿

重点观察齿的色泽和有无松动或脱落等情况，以了解肾的病变。牙齿洁白润泽，是津液未伤、肾气充足；齿黄而干为热盛伤津；牙齿光燥如石，为阳明热甚、津液大伤；牙齿燥如枯骨，为肾阴枯竭、精不上荣；睡中咬牙，多为胃热或虫积。

3. 望龈

主要观察牙龈的色泽、形态、润燥变化，以了解胃的病变。淡白为血虚，牙龈萎缩而色淡，多属胃阴不足或肾气虚；齿龈红肿疼痛或兼出血，为胃火上炎；不红不肿或微肿，多属气虚，或肾火伤络；齿龈外露，牙齿松动稀疏，甚至脱落，多是肾虚或虚火上炎；牙龈腐烂，流腐臭血水者，是牙疳病。

4. 咽喉

主要观察咽喉色泽和形态的变化以及有无脓点和假膜等。咽喉是呼吸、进食的要道，与肺胃有关。正常人咽喉色泽淡红润滑、畅通无阻。咽喉红肿而痛，多属肺胃有热；红肿化脓、溃烂，属脾胃热毒盛极；如咽喉嫩红、肿痛不甚，属阴虚火旺；色淡红不肿，微痛反复发作，或喉痒干咳，多属气阴两虚，或虚火上浮；咽喉如有灰白膜，不易剥离，重剥则出血，随即复生者，为白喉，属重证，因其有传染性，故又称为疫喉。

（三）望皮肤

望皮肤是通过观察皮肤色泽与形态的异常，以诊察脏腑气血盛衰及有关病变的一种诊察方法。

1. 色泽变化

一般来说，肤色润泽则脏腑精气尚盛，虽病也容易治；若肤色干枯晦暗而无光泽，则为脏腑精气虚衰，病情较重。

（1）皮肤发赤：皮肤呈片状红肿，色如涂丹，名“丹毒”，多由风热、肝火所致。

（2）皮肤发黄：肌肤和面目一身俱黄，多为黄疸，可分为阳黄和阴黄两种。

（3）皮肤发黑：皮肤黄中显黑、色黑晦暗，称为黑疸，为瘀血或肾虚。

2. 形态变化

（1）肿胀：皮肤虚浮肿胀，按之有压痕，多见于水湿泛滥的水肿，其中头面先肿，继及全身，腰以上肿甚者，属阳水，多为外感风邪、肺失宣降、风水相搏所致；若足跗或下肢先肿，继及全身，腰以下肿甚者，多属阴水，多为阳虚不化水、水湿内停、外渗肌肤所致。

（2）润燥：皮肤干枯无华，多属津液已伤，或营血亏虚、肌肤失养；皮肤粗糙如鱼鳞、摸之涩手，为肌肤甲错，属久病瘀血；皮肤干瘪枯槁，为津液耗伤或精血亏损。

（3）皮肤病证：斑疹多见于外感热病，邪热郁于肺胃不能外泄，营血热炽透于肌表，色红或青紫，点大成片，平铺于皮肤，抚之不碍手、压之不褪色者为斑；色红点小如粟，高出皮肤，抚之碍手、压之褪色者为疹。无论斑或疹，色红分布均匀、疏密适中为顺。水疱见于水痘、湿疹等。水痘多在小儿中传染，患者皮肤出现斑丘疱疹，痘粒椭圆，浆薄如水透亮，易破，结痂不留痕；湿疹先出现红斑，后形成丘疹、水疱、渗出、糜烂等。痈、疔、疖、疽皆属疮疡的外科疾病，其中皮肤局部红肿热痛、根盘紧束、范围较大为痈；疔又称为疔疮，初起如粟，根脚坚硬较深，顶白而痛为疔；起于浅表，形圆而红肿热痛，出脓即愈为疖；漫肿无头，肤色不变，病位较深，无热少痛为疽。

三、望舌

望舌，又称为舌诊，即观察患者舌质和舌苔的变化以诊察辨识疾病的方法，是中医诊病辨证的特色诊法。通过舌诊可以体察脏腑虚实、气血盛衰、病位深浅、邪气性质，可判断疾病的转归和预后，指导临床治疗。

望舌主要观察舌质和舌苔两个方面的变化。舌质，又称为舌体，是舌的肌肉脉络组织；舌苔，是由胃气所生，附着于舌面上的一层苔状物。其中，舌质主要反映脏腑的虚实和气血的盛衰；舌苔主要用来判断感受外邪的深浅、轻重，以及胃气的盛衰。

舌与脏腑的关系密切，舌尖候心肺病变，舌中候脾胃病变，舌两侧候肝胆病变，舌根候肾病变(图 6–1)。

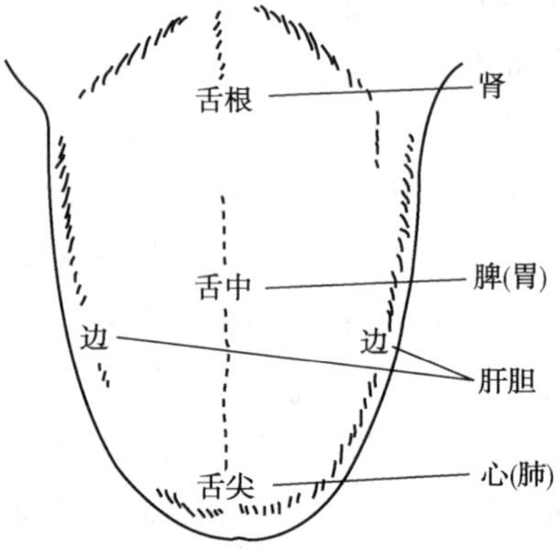

图 6–1　舌面脏腑分属图

望舌的方法和注意事项：望舌应在充足的自然光线下进行。要求患者张口，自然地将舌伸出口外，充分暴露舌体，舌尖略向下，舌面向两边展平，避免舌体卷曲、紧张。望舌时先看舌苔、后看舌质，力求迅速敏捷，注意辨别“染苔”和其他假象。如吃过热食品可使舌质变红；黄柏、黄连等中药及蛋黄可使舌苔染黄；饮用牛乳、豆浆等可使舌苔变白；橄榄、乌梅、咖啡等可将舌苔染黑，长期吸烟也可将舌苔染黑；刮舌可使舌苔由厚变薄等。因此，在望舌时应注意鉴别假象，避免诊断错误。

正常舌象：舌体柔软，活动自如，颜色淡红润泽，舌面上铺有薄薄的、颗粒均匀的、干湿适中的薄白苔，可概括为“淡红舌，薄白苔”。

（一）望舌质

1. 望舌色

(1) 淡白舌：较正常舌浅淡，主虚证、寒证。舌体胖嫩淡白湿润，属阳虚，水湿内停；舌淡白而舌体瘦薄者，属气血亏虚。

(2) 红舌：舌色较正常深，甚至呈鲜红色为红舌，为主热证。鲜红起芒刺兼黄厚苔，为实热证；鲜红少苔或见裂纹，或舌红无苔，为虚热证；舌尖红为心火亢盛；舌边红为肝胆火旺。

（3）绛舌：舌色深红为绛色，主热盛。有外感与内伤之分，外感病见舌绛或有红点、芒刺，为邪热深入营血；内伤杂病见舌绛少苔或无苔有裂纹，为阴虚火旺。舌色红绛、舌面光滑如镜，为胃阴大伤；舌绛干枯，为肾阴枯涸。

（4）紫舌：全舌发青或青紫，或舌上有瘀点、瘀斑，呈青色或紫色，主热证、寒证、瘀血证。舌色紫暗或见瘀点、瘀斑，多为气滞血瘀；舌色淡紫或青紫润滑，多为寒凝血瘀；舌色紫而干，多为热盛伤津，气血壅滞。

2. 望舌形

（1）老嫩：辨虚实的关键。舌质纹理粗糙、形色坚敛苍老为老舌，多属实证、热证；舌质纹理细腻、形色水肿娇嫩为嫩舌，多见于虚证、寒证。

（2）胖瘦：舌体比正常胖大，甚则肿胀满口者，称胖大舌。舌淡胖苔白滑，为肿肾阳虚，水津不布；舌红绛而胖苔黄腻，为心脾湿热；舌体肿胀而青紫晦暗，多为中毒之象。舌体瘦小而薄者，称瘦薄舌。瘦薄而色淡，多属气血不足；瘦薄红绛而干，属阴虚火旺，津液耗伤。

（3）裂纹：舌面上有明显的裂沟者，为裂纹舌。舌淡白有裂纹，为血虚不润；舌红绛有裂纹，为热盛伤阴；舌淡白胖嫩，边有齿痕而裂纹，属脾虚湿浸。

（4）芒刺：舌乳头增生、肥大，高起如刺，摸之碍手，多属邪热内盛。舌尖芒刺为心火亢盛；舌中芒刺为胃肠热盛；舌边芒刺为肝胆火盛。

（5）齿痕：舌边缘见牙齿的痕迹，多因舌体胖大而受齿缘压迫，常与胖大舌同见，多为脾虚；舌淡白湿润有齿痕，为寒湿壅盛；舌淡红有齿痕，多属脾气虚。

3. 望舌态

观察舌体运动时的状态。正常舌态是舌体活动灵活、伸缩自如。病理舌态如下：

（1）痿软：舌体软弱，伸缩无力，为痿软舌。新病舌干红而痿，为热灼津伤；久病舌痿而色淡，为气血两虚；舌痿而色绛，多为阴亏已极。

（2）强硬：舌体板硬强直，伸缩不便或不能转动，为强硬舌或舌强。舌强而舌质红，伴神志不清者，属热扰心神；舌强而舌质红干，为热盛伤津；突然舌强不语、口眼歪斜、言语謇涩，为中风先兆或中风；舌强而舌胖苔厚腻者，为痰湿内阻。

（3）歪斜：伸舌时舌体偏向一侧，为歪斜舌，多见于风邪中络或风痰阻络而致的中风或中风先兆。

(4) 颤动：舌体震颤抖动不宁，不能自主者，为颤动舌或舌战。舌质淡白而颤动者，为血虚生风或气血不足；舌红绛而颤动者，属热极生风，或见于乙醇中毒之人。

(5) 吐弄：舌伸出口外，久不回缩者为吐舌；舌微露出口又立即收回，或不时舐口唇上下，伸缩不停者，称为弄舌。全舌青紫而吐弄者，见于疫毒攻心，或正气已绝；弄舌多见于小儿智力发育不全，或中风先兆，或心脾有热。

(6) 短缩：舌体紧缩不能伸长者，为短缩舌。舌胖苔腻而短缩，为痰浊内阻；舌红干而短缩，为热盛津伤；舌淡或青而湿润短缩，为寒凝经脉。

(二) 望舌苔

1. 望苔色

(1) 白苔：主表证、寒证。苔薄白多属表证；苔白润或厚白，属寒证；苔白腻，多属寒湿或湿浊；苔白腐，多属食积；苔白如积粉，多因暑湿秽浊之邪内蕴，见于瘟疫病。

(2) 黄苔：主热证、里证。黄色越深，热势越重。淡黄为热轻，深黄为热重，焦黄为热极。苔薄黄为风热表证；苔黄而厚腻，为湿热或痰热或食积化热，舌苔黄燥，为热盛伤津。

(3) 灰黑苔：苔色呈浅黑为灰苔，较灰苔色深者为黑苔，灰黑苔多由白苔或黄苔转化而来，程度前者轻，后者重，主里热证或里寒证。如苔灰黑而润，舌淡白，为阴寒内盛或痰湿久郁；苔灰黑而干，为里热极盛，津液干涸。

2. 望苔质

(1) 厚薄：主要反映病邪的深浅和轻重。苔质的厚薄以“见底”和“不见底”为标准，即透过舌苔能隐隐见到舌体为薄苔，多为邪在表，病势较轻；透过舌苔见不到舌体为厚苔，多为邪在里，病势较重。舌苔由厚变薄，提示正胜邪退，病情好转；舌苔由薄变厚，则提示邪气渐盛入里，为病势渐进；由无苔逐渐生苔，为胃气复生，病中舌苔突然消失，为胃气已伤。

(2) 润燥：主要反映津液盈亏。舌苔润泽是津液上承之象。舌苔干燥，甚则干裂，为燥苔，见于热盛伤津或阴液亏耗以及阳虚不化津；水液过多，扪之湿而滑利，甚则伸舌涎流欲滴，称为滑苔，多为阳虚痰饮、水湿内停。

(3) 腐腻：主要反映体内湿浊的情况。苔质颗粒细腻致密，如涂油彩，黏滑不易刮去，称为腻苔，见于痰饮、湿温等病证；苔颗粒粗大，疏松而厚，如豆腐渣堆积舌面，刮之易去，称为腐苔，见于食积胃肠或痰浊内蕴。

（4）剥脱：反映胃之气阴的存亡。指舌苔部分或全部剥脱，剥落处舌面光滑无苔。舌苔剥脱不全为剥苔，多为胃之气阴不足，其中苔剥多处且不规则分布，称为花剥苔，若不规则大面积脱落，界限清楚，形似地图，称为地图舌；舌苔全部剥脱，不再复生，舌面光洁如镜，为光剥苔，又称为镜面舌，属胃气衰败、胃阴枯竭。

（5）真假：以有根、无根作为舌苔真假的标准。辨舌苔的真假可判断疾病的轻重和预后。舌苔中厚边薄，紧贴舌面，刮之难去，似从里长出，为真苔，又称为有根苔；舌苔边中均厚而不实，刮之即去，似浮涂于舌面，为假苔，又称为无根苔。

第二节　闻　　诊

闻诊是医生通过听声音和嗅气味以诊察病情的方法。闻诊时应注意保持诊室的环境安静，随时注意患者发出的各种声音；保持诊室的空气清新；注意病室中的异常气味；不怕脏臭，不歧视患者；在问诊中完成对闻诊资料的收集。

一、听声音

听声音是指诊察患者的语言、呼吸、咳嗽、呃逆等各种声响。注意识别生理上的缺陷和感情上的变动，以及方言、习惯等发出的声音。

（一）语言

正常人发声自然、音速协调、音调顺畅、音质刚柔互济。语声的强弱和语言错乱可反映正气的盛衰和邪气的性质。

1. 语声强弱

语声响亮有力、多言躁动者，多为实证、热证；语声低微无力、少气懒言者，多为虚证、寒证；声音暴哑，多为肺气不宣，属实证；久病声音嘶哑或失声，多属肺肾阴虚或气阴不足，津不上承，属虚证；语声重浊，见于外感病或湿浊阻滞，多为肺气不宣。

2. 语言错乱

多为心的病变。神志不清、胡言乱语、声高有力者，称为“谵语”，为热扰心神的实证；神志不清、语言重复、时断时续、声音细微者，称为“郑声”，多属心气大伤、神无所依之虚证；喃喃自语、遇人则止，称为“独语”；语无伦次、对答错乱、自知说错、不能自主，称为“错语”，两者均属心气不足、神失所养的虚证；精神抑郁、表情淡漠，或喃喃自语，或哭笑无常者，多属痰气郁滞之“癫证”；神志错乱、言语粗暴、狂躁妄动者，多属痰火扰心之“狂证”。

（二）呼吸

正常人呼吸均匀、深浅适中。呼吸异常多责之于肺肾。常有少气、气促、喘、哮等。

1. 气促与少气

呼吸急促、气短而不均匀者，称为气促，多为实证、热证，多见于外感急性热病或邪热犯肺，肺失宣肃；呼吸微弱、气少不足以息、言语无力，称为“少气”，多为虚证，见于久病体虚、肺气虚弱。

2. 喘与哮

呼吸困难、短促急迫，甚则鼻翼翕动、张口抬肩、难以平卧者，称为“喘证”，发作急、息粗声高、呼吸声长，以呼出为快，属邪气壅肺、肺失宣降的实喘；发作慢、呼吸短浅、息微声低，以深吸为快，急促难续，动则喘甚，属肺肾虚损、气失摄纳。喘时喉中有痰鸣声，气息急迫、呼吸困难、缠绵难愈者，称为“哮证”，哮必兼喘。多为宿痰内伏、复感外邪等诱发。

（三）咳嗽

咳嗽为肺失肃降、肺气上逆所致。有声无痰谓之咳；有痰无声谓之嗽；有痰有声为咳嗽。咳声重浊有力，多为实证；咳声低微无力，多为虚证；咳痰清稀，多为外感风寒；咳痰黄稠，多为肺热；痰多易咳出，多为寒湿或痰饮；干咳无痰或少痰，多为燥邪犯肺或阴虚肺燥；小儿咳声阵发、咳时气促、连声不绝，终止时伴喉间一长鸣声，名为“顿咳”，又称为“百日咳”；咳声如犬吠，伴语声嘶哑、吸气困难，见于白喉。

（四）呃逆

俗称打嗝，是胃气上逆、冲膈动喉而发出的冲击声。呃声短而频、高亢而短、连续有力，多为实热；呃声低沉而长、气弱无力、良久一作，多为虚寒；新病呃逆、声响有力，多属邪客于胃，胃气上逆；久病而呃逆不止、声音低怯、断断续续，多为胃气将绝之兆，属危证。偶然进食仓促、吞咽较急，突发呃逆者，不作病论。

二、嗅气味

嗅气味是嗅辨与疾病有关的气味，可测知病证的寒热虚实，判断病情的轻重预后。包括患者的体气、排泄物、分泌物及病室的气味。一般而言，气味酸腐臭秽者，多属实证、热证；无臭或微有腥味者，多属虚证、寒证。

1. 口气

口气臭秽，多为胃热，或消化不良，或龋齿，或口腔不洁；口气酸馊，多为胃有宿食；口气腐臭或兼吐脓血，多为内痈；口气臭秽难闻、牙龈腐烂者，多为牙疳；口气蒜臭，为有机磷中毒；口气有金属气味，见于铅、汞等金属中毒；口气有烂苹果味，见于消渴证。

2. 排泄物与分泌物

包括痰涕、二便、经带等。恶臭者多属实热证；腥臭者多为虚寒证。咳吐浊痰脓血而腥臭，见于肺痈；鼻流浊涕、黄稠而腥臭者，多为鼻渊；便溏腥臭，多为虚寒；大便臭秽，为热结肠道；矢气酸臭，多属宿食内停、消化不良；尿臊黄少属下焦湿热；妇女带下臭秽黄稠为湿热下注，带下清稀腥臭为脾肾虚寒。

第三节　问　　诊

问诊是医生通过有目的地询问患者或其陪诊者，了解疾病的发生、发展、治疗经过、现病史、既往史等情况，通过辨证分析以确定病情的一种诊察方法。古代医家认为大多数病情资料必须通过问诊才能得到。因此，称其为“诊病之要领，临证之首务”。

问诊的注意事项：医生应态度和蔼，耐心倾听；诊室安静，避免干扰；围绕主诉，全面细致而有目的地问诊；语言通俗易懂，忌用暗示语和医学专用术语；

对危重患者应抓住主症扼要询问，以防延误抢救时机；以“整体观念”为指导思想，边问边辨，问辨结合。

问诊的内容包括：一般情况、主诉、现病史、既往史、个人史、家族史等。一般情况主要包括姓名、性别、年龄、民族、婚姻、籍贯、职业、工作单位、住址等。根据就诊的情况，有针对性地进行询问，一方面便于与患者或家属进行联系和随访，对患者的诊断和治疗负责；另一方面可使医生获得与疾病相关的资料，为诊断提供一定的依据。如年龄、性别、职业不同，则有不同的多发病。主诉是患者感受最痛苦或最明显的症状、体征或者本次就诊最主要的原因及持续时间，是分析、判断疾病的重要线索。现病史是指患者从发病到就诊时疾病的发生、发展及诊治的经过。询问现病史从以下四个方面进行：①发病情况。包括发病的时间、发病的原因或诱因，最初的症状及其部位、性质，当时曾作何种处理、服过何种药物等。②病变过程。按疾病发生的时间顺序进行询问病变过程，对了解疾病正邪斗争情况和病情发展趋势有重要意义。③诊治经过。有的患者，尤其是久病患者，在就诊前已经过他人诊断和治疗，甚或自行服过药物，因此，对就诊者很有必要询问曾做过哪些检查，结果如何；做过何种诊断；经过何种治疗，效果如何；自行服过哪种药物，有无缓解或变化等。可作为此次诊治的参考。④现在症状。问现在症状是问诊的重要内容。是询问患者就诊时所感到的痛苦与不适，以及与病情相关的全身情况。医生应首先抓住重点，有目的地询问。既往史，又称为过去病史，包括患者平素身体的健康状况、过去患病情况；是否接受过预防接种；有无传染病史；有无药物或其他物品的过敏史；做过何种手术，有无瘢痕形成等。个人史主要包括生活经历、饮食起居、精神情志、婚姻生育等。家族史主要询问与患者长期生活的父母、兄弟、姐妹、子女等人的健康和患病情况，必要时询问直系亲属的死亡原因。

明代张景岳写有《十问歌》，经历代医家修改补充为：“一问寒热二问汗，三问头身四问便，五问饮食六胸腹，七聋八渴俱当辨，九问旧病十问因，再兼服药参机变，妇女尤必问经期，迟速闭崩皆可见，再添片语告儿科，天花麻疹全占验。”其内容言简意赅，可作为现代临床问诊时的参考。

一、问寒热

问寒热是指询问患者有无发热或怕冷的感觉。是辨别病邪性质和机体阴阳盛衰的重要依据。寒指患者自觉怕冷的感觉，是机体阴盛或阳虚的表现。有恶风、恶寒和畏寒之分。患者遇风感觉寒冷，避之则能缓解的称为恶风；患者主观感觉怕冷，虽加衣被或近火取暖仍感寒冷者称为恶寒，多为外感寒邪；患者身寒怕冷，但加衣被或近火取暖而寒冷能缓解的称为畏寒，多为阳气虚弱。热指发热，包括患者体温高于正常的发热，或体温正常而患者自我感觉发热，是机体阳盛或阴虚的表现。有恶寒发热、寒热往来、但热不寒、但寒不热四型。

（一）恶寒发热

恶寒发热是指患者恶寒与发热同时出现，多为外邪袭表、正邪相争所致，见于外感病的初期，属表证。

（1）恶寒重发热轻，患者自觉怕冷明显，发热轻微，属于风寒表证。

（2）发热重恶寒轻，患者感觉发热较重，轻微怕冷的症状，属于风热表证。

（3）发热轻而恶风，患者感觉有轻微发热，遇风时感觉冷、避风后则缓的症状，属于伤风表证。

（二）寒热往来

寒热往来指患者自觉恶寒与发热交替出现，称为寒热往来。为邪正相争、互为进退的表现。若患者自觉时而发热时而怕冷，发无定时，兼有口苦、咽干、胸胁满闷、脉弦等，是邪在半表半里(少阳证)的特征；若患者发热恶寒交替发作，发作有定时，伴有头痛剧烈、口渴汗出等症，常见于疟疾。

（三）但热不寒

但热不寒指患者只发热不恶寒而反恶热，多因阳盛或阴虚，属里热证。

1. 壮热

即指患者高热持续不退，体温在39℃以上，不恶寒反恶热的症状。常伴有面赤、口渴、大汗、脉洪大等。多因里热炽盛、蒸腾于外，属里热实证。

2. 潮热

即指患者发热如潮汐有定时，或定时热甚。临床常见三种潮热类型。

（1）日晡潮热：指患者热势较高，经常在日晡(申时，即下午3~5时)热甚，称为日晡潮热。常伴有腹痛拒按、便秘、口渴、舌苔黄燥等症，见于阳明腑实证，又称为阳明潮热。

（2）阴虚潮热：指患者经常在午后或夜间出现低热，或骨蒸潮热，兼有颧红、盗汗、五心烦热、舌红少津等，多为阴虚火旺。

(3) 湿温潮热：指患者常出现身热不畅(肌肤初扪不觉热，扪之稍久即感灼手)，午后热甚，兼头身困重、胸闷泛恶、便溏、苔黄腻等，多因湿遏热伏，难以透达，见于湿温病。

3. 低热

即微热，指患者发热时间长，但热势仅高于正常体温的轻度发热，临床上常见于阴虚潮热、气虚发热或气郁化热等。

(四) 但寒不热

但寒不热是指患者只寒冷而不发热。多由于感受阴寒之邪，属里寒证。新病恶寒，伴有四肢不温，或呕吐泄泻，或脘腹冷痛，脉沉紧等症，多因感受寒邪，损伤阳气，属里实寒证。久病畏寒，伴有面色苍白、肢冷蜷卧等症，多因久病阳气虚衰，失于温煦，属于里虚寒证。

二、问汗

汗液是人体阳气蒸化津液出于体表而成，“阳加于阴谓之汗”。其与阳气盛衰、津液盈亏有关。汗出可调和营卫、调节体温、润泽皮肤。询问患者汗出，要注意询问患者汗的有无、汗量多少、出汗时间、部位及伴见症状等，以辨疾病的表里寒热虚实和转归。

(一) 表证辨汗

1. 无汗

表证无汗，恶寒重发热轻，脉浮紧，属风寒表实证。

2. 有汗

表证有汗，兼恶风，脉浮缓，属太阳中风证，或兼发热重恶寒轻，口干咽燥，脉浮数，属表热证。

(二) 里证辨汗

里证无汗，多由于津血亏虚、化汗乏源；里证有汗，多见于里热证。

1. 特殊出汗

(1) 自汗：指清醒时经常汗出，活动后出汗更多的症状。多见于气虚证及阳虚证。

(2) 盗汗：指人在熟睡时汗出，睡醒后汗止的症状。多见于阴虚证。

(3) 绝汗：指病情危重时，患者出现大汗不止的症状，又称脱汗。若高热烦渴、汗出如油、脉细数，属亡阴证；若身凉肢厥、冷汗淋漓、脉微欲绝，属亡阳证。

(4) 战汗：指在外感温热病过程中，患者先恶寒战栗，然后全身汗出的症状。属正邪相争、疾病发展的转折点。若汗出热退，身凉脉静，提示邪去正安，疾病向愈；若汗出而身热未退，烦躁不安，脉疾，则提示邪盛正衰，预后较差。

2. 局部汗出

(1) 头汗：指患者仅有头部或颈部汗出量多的症状。兼心虚、口渴、苔薄黄等，多为上焦热盛、迫津外泄；兼头身困重、脘腹满闷、身热不扬、苔黄腻，多为中焦湿热循经熏蒸头面；若危重患者头部汗出如油，多见于亡阴证。

(2) 半身汗：指患者仅一侧身体出汗，或为左侧，或为右侧，或见于上半身，或见于下半身。多为痰湿阻滞经络，气血运行不畅，多见于痿病、中风先兆、偏瘫的患者。

(3) 手足心汗：指仅有手心、足心出汗的症状。多为阴经郁热熏蒸所致，也见于小儿积滞。

三、问痛

主要询问疼痛的部位、性质和持续时间的长短等。新病疼痛，痛势剧烈，持续不解而拒按者为实证，其病机是不通则痛；久病疼痛，痛势较轻，时痛时止而喜按者为虚证，其病机为不荣则痛。按疼痛的性质常见以下几种：①胀痛，疼痛发作的同时有胀感者，是气滞疼痛的特点，常见于胸、胃脘、腹部；②刺痛，疼痛如针刺，固定不移，属瘀血疼痛的特点，常见于胸胁、少腹、胃脘部；③冷痛，疼痛有冷感，得温则减，属于寒邪阻滞，见于腰脊、脘腹、胃脘及四肢关节等；④灼痛，疼痛有灼热感，喜冷恶热，为火热或阴虚所致，见于脘腹、孔窍及肌肤等；⑤重痛，疼痛有沉重感，多为湿邪困阻气机所致，见于头部、四肢、腰部以及全身；⑥绞痛，疼痛剧烈如刀割，多为有形实邪阻闭气机所致，如“真心痛”、蛔虫上窜的疼痛；⑦空痛，疼痛有空虚感者，多属气血精血亏虚，脏腑经脉失养，多见于头部或小腹部；⑧隐痛，疼痛不剧烈，绵绵不休，多因精血亏虚，或阳气不足，机体失于濡养或温煦。

（一）问头痛

头痛指整个头部或头的某一部分疼痛。头为诸阳之会，手足三阳经均循于头面，厥阴经上行巅顶，五脏六腑之精气上注于头，故外感六淫、内伤疾病均可导致头痛。一般而言，痛在后脑属太阳头痛；痛在前额、眉棱骨属阳明头痛；痛在头的两侧属少阳头痛；痛在巅顶属厥阴头痛。

1. 外感头痛

（1）风寒头痛：突然头痛，连及项背，兼有发热恶风寒，苔薄白，脉浮紧等。

（2）风热头痛：头胀痛，甚则头痛如裂，兼有发热微恶风寒、面红目赤、口渴欲饮、尿黄赤、舌尖红、苔薄黄、脉浮数等。

（3）风湿头痛：头痛如裹，兼肢体困重、胸闷纳呆、舌淡白、苔白腻、脉濡等。

2. 内伤头痛

（1）气虚头痛：头痛头晕、绵绵作痛，劳累后加重，兼气促、神疲乏力、自汗、脉弱等。

（2）血虚头痛：隐隐而痛、绵绵不休、时轻时重，兼心悸失眠、面色无华、舌淡苔白、脉细无力等。

（3）肝阳头痛：头晕胀痛，兼面红目赤、心烦易怒、夜寐不安、舌红苔黄、脉弦或细数。

（4）痰浊头痛：头痛且胀，有沉重感，兼恶心、呕吐痰涎、胸脘满闷、苔白腻、脉滑。

（5）瘀血头痛：头痛如刺、痛处不移、夜间加重、经久不愈、舌有瘀斑、脉细涩等。

（二）问身痛

身痛是指周身疼痛。多因寒湿凝滞经络、经气不舒、气血不和，见于外感风寒、风湿之证，或因气血虚衰，经脉肌肉失于濡养，见于久病体弱者，或因感受湿邪，可伴有头身困重、纳呆便溏、脘闷苔腻等。

（三）问胸腹痛

1. 胸痛

胸为心肺所居，心肺的病变多导致胸部疼痛。胸痛伴有胸闷咳喘、痰白量多，属寒湿犯肺；胸闷气促、咳嗽无力，属肺气虚；胸前“虚里”部位憋闷，痛如针刺，属心脉瘀阻；胸胁作痛，痛如针刺，固定不移，入夜更甚，属瘀血停滞；胸痛喘促，兼发热咳嗽、鼻翼翕动，属肺热；胸胁胀痛走窜，善太息，易怒，属肝气郁结；胸痛，咳吐脓血腥臭，身热，脉数，属肺痈；胸痛咯血，潮热盗汗，属肺痨；胸痛憋闷、痛引肩背内臂，属胸阳不振、痰瘀阻滞的胸痹；胸前闷痛，胸痛彻背剧烈，伴面色青灰、心悸气促，甚则喘不得卧、冷汗淋漓、四肢厥逆，属胸痹重证，又称为真心痛。

2. 腹痛

腹部包括大腹、小腹、少腹。脐以上为大腹，属脾胃、肝胆；脐以下为小腹，属肾、膀胱、大小肠、胞宫；小腹两旁为少腹，系肝经循行部位。大腹隐痛，喜温喜按属脾胃虚寒；小腹胀痛，小便不利，属癃闭，由膀胱气化不利所致；妇女小腹胀痛或刺痛，随月经周期而发作，属胞宫气滞血瘀；少腹冷痛，牵引阴部，属寒滞肝脉；已婚妇女，停经月余，一侧少腹突然绞痛拒按，伴有尿频、肛门坠胀和排便感，应考虑宫外孕破裂。一般而言，凡腹痛喜温喜按属虚证；拒按属实证；得热痛减属寒证；灼热疼痛属热证；腹部胀痛、嗳腐吞酸，属食滞；脐周疼痛、时作时止，多为虫积。

四、问睡眠

睡眠与卫气的循行、气血的盛衰、阴阳的偏盛以及脏腑功能活动有着密切的关系。睡眠异常有不寐和嗜睡两种变化。

（一）不寐

不寐又称为失眠，是指入睡困难，或睡而易醒，不能复睡，或彻夜不眠，伴有多梦或噩梦纷纭，是阳不入阴、神不守舍的表现，临床有虚实之分。

1. 虚证

虚烦不眠、潮热盗汗、舌红少津、脉细数属阴虚内热；兼多梦易醒、心悸健忘、食欲减退、倦怠乏力属心脾两虚；兼心烦、头晕耳鸣，或腰酸梦遗、心悸健忘等属心肾不交；兼水肿、心悸、喘促、卧则加剧属心肾阳衰。

2. 实证

失眠兼脘闷嗳气，或脘腹胀闷、大便不爽属脾胃不和；兼惊悸不安、胆怯心烦、口苦恶心属胆郁痰扰；心烦不宁、多梦易醒、口舌生疮属心火亢盛。

（二）嗜睡

指患者不论昼夜，时时欲睡，又称为多眠。

1. 脾胃虚弱

食后嗜睡，伴食少纳呆、神疲倦怠，多因脾失健运、中气不足。

2. 心肾阳虚

嗜睡伴有精神萎靡、心悸、夜尿频多，多因阳虚阴寒内盛，见于重症患者。

3. 阳虚阴盛

久病，嗜睡倦怠、畏寒肢冷，为久病耗气、阳虚阴盛所致。

4. 脾虚湿盛

困倦嗜睡，伴有头目昏沉、身重脘闷，多因湿邪困脾、清阳不升。

5. 热入心包

昏睡谵语，伴有高热，或发斑疹、舌绛、脉数，多是温病，热入营血，邪陷心包。

五、问饮食口味

问诊时要注意询问口渴与饮水、食欲与食量、口中气味等变化情况。

（一）口渴与饮水

口渴与否，饮水多少，反映津液的盈亏和输布情况。

1. 口不渴

指口不渴，或不欲饮水的症状。提示津液未伤，多属寒证、湿证，或无明显燥热病证。

2. 口渴欲饮

指口渴欲冷饮，兼壮热面赤、烦躁多汗等。提示津液已伤，属实热证；口渴引饮，伴多尿、能食消瘦者，为消渴病，或伴汗、吐、下太过，耗伤津液所致。

3. 渴不多饮或不欲饮

提示津伤不重，或津液输布障碍。多见于瘀血内阻、痰饮内停，属湿热证。

（二）食欲与食量

食欲与食量的变化，还可测知脾胃功能的盛衰以及病情的轻重与预后。患者食欲渐复，食量渐加，提示胃气渐复，病情减轻；反之，提示胃气衰退，病情加重；重病患者，原不欲饮食，突然欲食或暴食，称为“除中”，是脾胃之气将绝的危象。

1. 食欲减退

指患者食欲减退、食量减少，见于脾胃病变。食欲减退，伴面黄肌瘦、倦怠乏力、腹胀便溏，属脾胃气虚；伴头身困重、胸闷、腹胀便溏、舌苔厚腻，属湿盛困脾；伴脘腹胀满、嗳腐吞酸，属食滞胃脘。

2. 厌食

指厌恶食物，甚至恶闻食味，又称为恶食。厌食伴有脘腹胀满、嗳气酸腐、舌苔厚腻者，属饮食内停；厌食油腻，伴两胁灼热胀痛、身目发黄、口苦、身热不扬者，属肝胆湿热；孕妇厌食、食入即吐，见于妊娠恶阻。

3. 谷善饥

指食欲过于旺盛、食量增加、食后不久即感饥饿，多因胃火亢盛、腐熟太过。若伴有多饮多尿、形体消瘦者，见于消渴病；若伴大便溏泄者，属胃强脾弱。

4. 饥不欲食

指虽有饥饿感，但不欲食或进食不多，多属胃阴不足、虚火内扰。

5. 偏嗜异物

小儿嗜食异物，如生米、泥土等，多为虫积。

（三）口味

指患者口中有异常的味觉，口味异常主要反映脾胃功能失常，或其他脏腑病变。口淡乏味，见于脾胃气虚；口苦见于热证，如肝胆火旺、胃热、外感发热等；口甜或黏腻属脾胃湿热；口中泛酸属肝胃不和、伤食；口咸提示肾病；口涩见于燥热伤津或脏腑阳热偏盛。

六、问二便

（一）大便

1. 便次异常

（1）便秘：指排便次数减少、大便燥结、排出困难，或排便次数正常，但便质干燥而排出困难，或便质并不坚硬但难以排出，多属肠道津亏、大肠传导失司。兼见口渴便秘、腹满尿赤、舌红苔黄燥、脉数，为热秘，多因热邪炽盛、肠燥津亏；兼见喜暖怕冷、面色苍白、舌淡苔白、脉迟，为冷秘，多因阴寒内结、腑气不通；兼见面色淡白、头晕眼花，或口燥咽干、形体消瘦、五心烦热、舌红少津，为虚秘，多见于妇女产后血虚，或老人血燥津枯，或气虚。

（2）泄泻：指便次增多、便质稀薄不成形或呈水样，多由脾失健运、传导失司所致。兼见纳呆、腹胀，或大便先干后溏，为脾虚泻；黎明前腹痛腹泻、泻后则安，伴有完谷不化、腰膝酸软，为肾虚泻，也称为五更泻；兼见脘闷嗳腐、腹痛腹泻、泻后痛减，为伤食泻；兼见肠鸣腹痛、痛则必泻、泻后痛减，为痛泻；兼见泻下清稀、腹部冷痛、苔白腻，为寒湿泻；大便黄褐、秽臭，肛门灼热，为湿热泻。一般而言，急性暴泻多属实证；久泻多属虚证，或虚实夹杂证。

2. 便质异常

（1）完谷不化：指大便中含有较多未消化的食物，多由脾阳虚、脾肾阳虚、伤食引起。

（2）溏结不调：指大便时干时稀，属肝郁乘脾；若大便先硬后溏，属脾虚。

（3）脓血便：指大便中脓血混杂，多属痢疾。

（4）便血：指大便带血，甚至全是血液。大便血呈柏油样，是远血，多见于上消化道出血；大便血色鲜红，是近血，多见于痔疮、肛裂、直肠息肉等。

3. 排便感异常

（1）肛门灼热：多因大肠湿热下注，或大肠郁热、下迫直肠。

（2）排便不爽：指排便不通畅，有滞涩难尽之感，多因肝郁乘脾或湿热蕴结大肠，肠道气滞，或伤食。

（3）里急后重：指便前腹痛、急迫欲便，便时窘迫不畅、肛门重坠，多见于痢疾。

（4）滑泄失禁：指久泻不愈、大便不能控制、滑出不禁，甚至大便泻出而不自知，多因脾肾阳虚、肛门失约。

（5）肛门气坠：指肛门有下坠感，甚至脱肛，多因脾虚、中气下陷。

（二）小便

1. 尿次异常

小便频数，伴尿急、尿痛者，见于湿热淋证；尿频而清、夜尿增多，见于肾阳虚或肾气不固；小便不畅，点滴而出为癃；小便不通，点滴不出为闭，合称癃闭。实证多因湿热蕴结膀胱，瘀血、结石、癥积阻塞、压迫尿道；虚证多由肾阳虚、气化无力所致。

2. 尿量异常

（1）尿量增多：伴有小便清长、畏寒喜暖，属虚寒证；口渴、多饮、多尿、消瘦，属消渴证，由肾阴亏虚所致。

（2）尿量减少：伴有小便短赤，为热盛伤津，或汗、吐、下后伤津所致；小便短少、水肿，多由气化不利、水湿内停所致。

3. 排尿感异常

（1）小便涩痛：多因湿热蕴结膀胱或心热下移小肠。

（2）余沥不尽：指排尿时尿液点滴不尽，多因肾气不固、膀胱失约。

（3）小便失禁：伴神清者，多由肾气不固、膀胱失约所致；伴神昏者，多由邪气阻闭心神、神失其主引起。

（4）遗尿：指睡眠中经常不自主地排尿，多因肾气不固、膀胱失约。

七、问经带

（一）月经

1. 经期异常

在正常情况下，月经周期一般为 28 天左右，持续时间为 3~7 天。

（1）月经先期：指月经周期提前 8~9 天以上者。伴月经量多、色红、质稠，为血热证；伴月经量多、色淡、质清稀，为气虚证。

（2）月经后期：指月经周期延后 8~9 天以上者。伴月经量少、色淡、质稀、小腹空痛，为血虚证；伴量少、小腹胀痛、乳房胀痛，为气滞证；伴经色暗红而量少、紫暗有块、小腹绞痛，为血瘀证；伴经色淡而量少、质清稀、腹痛绵绵，为虚寒证。

（3）月经先后不定期：月经或前或后 8~9 天以上者。伴经色紫红有块并量少、乳房胀痛、小腹胀痛等，为肝郁证；伴经色淡红质稀、小腹空痛、腰部酸痛，为肾虚证。

2. 经量异常

（1）月经量多：经量明显超过生理范围。经量多、色淡、神疲乏力、气促等为气虚证；经量多、色鲜红、身热饮冷为血热证。

（2）月经量少：经量明显少于生理范围，甚至点滴即净。经量少、色淡为血虚证；经量少、色鲜红，伴潮热盗汗、五心烦热为阴虚证；经量少、色紫暗有块、腹痛拒按为血瘀证。

3. 经行异常

正常月经一般每月 1 次，故称月经。超出正常范围，属异常月经，有生理性和病理性两种。生理性：2 个月一行的称并月；3 个月一行的称居经（季经）；1 年一行的称避年；终身不来月经而能受孕的称暗经；受孕早期仍能按月来经而不影响胎儿的称激经。病理性：月经异常又称月经病，除上述经期、经量异常外，还有经闭、崩漏、痛经等。

经闭：指女子发育成熟后月经未潮，或已行经又不因妊娠、哺乳期、更年期而月经停止 3 个月以上者。多由气虚血少，或血瘀不通，或寒凝血滞所致。

崩漏：是指不在行经期间，阴道内大量出血，或持续下血、淋漓不止者。色紫有块、腹痛者多为血瘀；色深红、质稠为热证；色淡、质稀、无痛无块者，多为气虚或肾虚。

痛经：在经期或行经前后，伴月经周期性出现小腹疼痛，痛引腰腹，甚则剧痛，又称为经行腹痛。经前或经期小腹胀痛、刺痛拒按，属气滞血瘀的实证；经后或经期小腹隐痛、喜按，伴有腰酸者，属血虚或肾虚；经行小腹冷痛、得热痛减者，属寒凝胞脉。

（二）带下

1. 生理性带下

妇女阴道内有少量乳白色、无臭的分泌物，有濡润阴道的作用。

2. 病理性带下

带下量多、淋漓不断，或色质味的改变，也称带下病。

（1）白带：带下色白量多、质清稀、无臭，或有腥味，属脾肾阳虚、寒湿下注。
（2）黄带：带下色黄、量多、质黏稠、臭秽，伴外阴瘙痒者，属湿热下注。
（3）赤白带：带下色红黏稠，或赤白相间、微臭，由肝经郁热所致。

第四节　切　诊

切诊是医生用手指或手掌对患者某些部位进行触、摸、按、压，以了解疾病的内在变化或体表反应，从而获得辨证资料的一种诊断方法。包括脉诊和按诊两部分内容。

一、脉诊

脉诊是医生用指腹的触觉切按患者身体某些特殊部位的动脉来探测脉象，以了解病情、辨别病证的诊察方法。

（一）脉诊的原理

脉象即脉动应指的形象。人体血脉贯通全身，内联脏腑，外达肌肤，所以脉象能够反映全身脏腑功能、气血、阴阳等整体情况。脉象的变化，与心脏的搏动、脉道的通利、气血的盈亏以及各脏腑功能协调相关，故查脉可以诊病。

（二）脉诊的部位

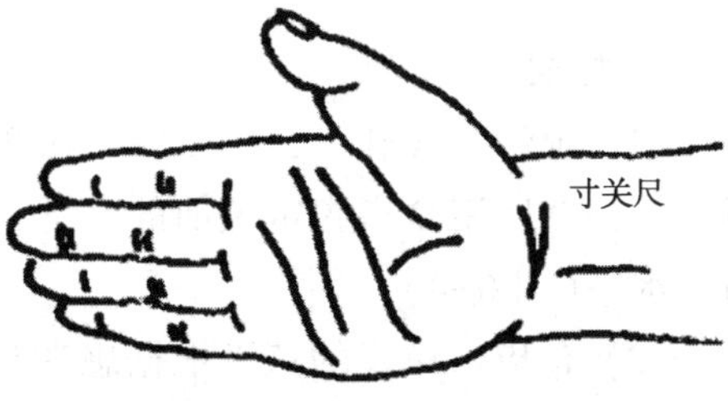

图 6-2　脉诊寸关尺部位图

1. 寸口脉诊法部位

脉诊部位不一，但常采用“寸口诊法”。即两手腕部桡动脉搏动明显处，分为寸、关、尺三部，正对腕后高骨（桡骨茎突）前凹陷处为关部，关前（腕端）为寸部，关后（肘端）为尺部（图 6-2）。其分候脏腑是：左寸候心，右寸候肺；左关候肝，右关候脾；左尺候肾，右尺候肾（命门）（图 6-3）。

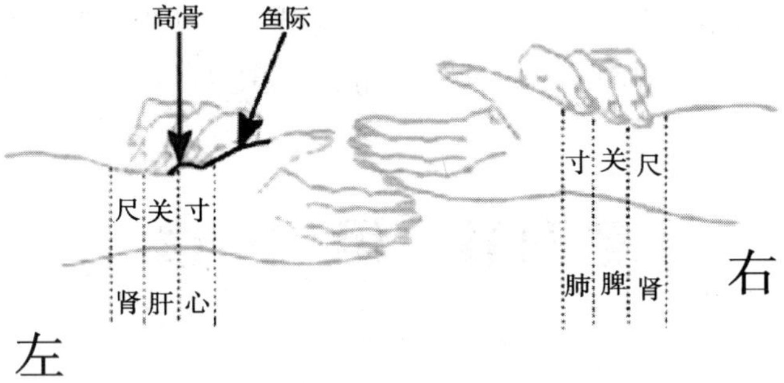

图 6-3 脉诊寸关尺部位分属脏腑

2. 寸口脉诊病的原理

寸口部位为脉之大会；寸口部位脉气最明显；可反映宗气的盛衰；寸口处部位固定且脉诊方便。

(三) 诊脉的方法

1. 时间

以清晨(平旦)未起床、未进食时最佳，但不必拘泥，要求患者稍休息，以使气血平和。诊脉时，每侧脉搏搏动不少于 50 次，即每手应不少于 1 分钟，两手以 3 分钟左右为宜。对某些难以辨认的脉象，应再延长时间，以便正确识别脉象。

2. 体位

坐位、仰卧位均可，手掌向上平放，与心脏同一水平，并垫脉枕，以便气血通畅。

3. 指法

(1) 定位：诊脉时，医生左手诊患者右手脉，右手诊患者左手脉，先用中指腹定关，然后用食指腹定关前的寸部，无名指按关后的尺部，三指呈弓形斜按在同一水平(图 6-4)。

(2) 布指：布指的疏密根据患者身材高矮和臂之长短来调整，身高者，布指宜疏；身矮臂短者，布指宜密。三指平布，同时切脉，称为总按法；单用一指切脉，称单按法。小儿寸口部位甚短，可用拇指一指定三关法；3 岁以下的小儿可用望食指络脉代替脉诊。

(3) 指力：诊脉时，运用三种不同的指力以体察脉象。用轻指力按在皮肤上为“举”，也称浮取或轻取；用中等指力按到肌肉为“寻”，也称中取；用重力按在筋骨间为“按”，也称沉取或重取。每部均有浮、中、沉三候，故称为“三部九候”。

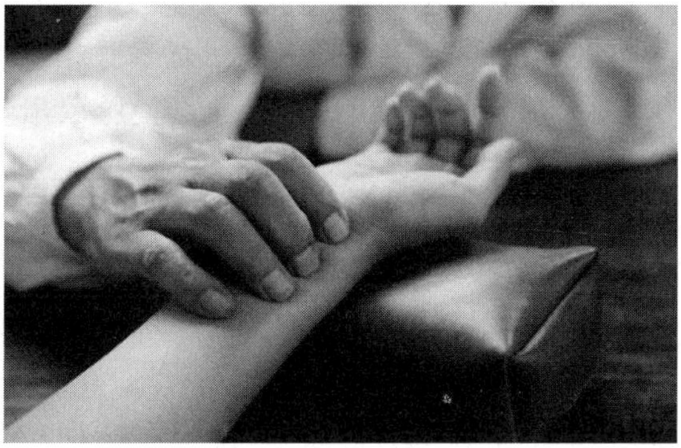

图 6-4 脉诊布指示意图

4. 平息

一呼一吸称为一息。平息一是为了诊脉时呼吸平静、调匀，便于以息或钟表计数；二是有利于医生思想集中，专注指下，辨识脉象。一息脉动 4~5 次为正常。

诊脉时，医生须全神贯注，仔细触按，反复细心体验，勿主观臆测或时间过短，注意内外因素对脉象的影响。注意异常脉位，如因桡动脉解剖位置的变异，脉不见于寸口部，而从尺部斜向手背，称为斜飞脉。或脉出现于寸口的背侧，称为反关脉。还应注意脉象的位、数、形、势等八大要素。脉位：脉搏跳动显现部位的深浅，如浮脉、沉脉；至数：脉搏的频率，如迟脉、数脉；脉长：脉动应指轴向范围的长短，如长脉、短脉；脉宽：脉动应指径向范围的大小(粗细)，如洪脉、细脉；流利度：脉搏来势的通畅程度，如滑脉、涩脉；紧张度：脉管的紧急或弛缓程度，如弦脉、紧脉、缓脉；脉力：脉搏的强弱，脉搏应指的力量，如虚脉、实脉；均匀度：指脉动节律和脉力是否均匀，如结脉、代脉、促脉。

(三) 正常脉象

1. 正常脉象特点

正常脉象又称为平脉或常脉，即寸、关、尺三部皆有脉，一息四至(相当于72~80 次/分)，不浮不沉，不大不小，从容和缓，柔和有力，节律均匀，沉取不绝，并随生理活动和气候环境不同而有相应的变化。

2. 脉象的生理变异

脉与内外环境关系密切，常因年龄、性别、体质、气候差异而不同：老年人脉搏较弱，青壮年脉搏有力，小儿脉搏偏快。瘦人脉搏稍浮，胖人脉搏稍沉；女性比男性脉搏细弱而略数；春季脉稍弦，夏季脉稍洪，秋季脉稍浮，冬季脉稍沉；酒后饭饱，运动或精神刺激等因素也会使脉象出现暂时性的变化。

（四）常见病脉

1. 浮脉

（1）脉象特点：轻按即得，重按稍减而不空，如水上浮木。脉搏显现部位表浅。

（2）主病：表证。浮而有力为表实证，浮而无力为表虚证，亦见于虚阳外越。

（3）分析：外邪侵袭，卫阳抗邪于表，脉气鼓动于外，故应指而浮。

2. 沉脉

（1）脉象特点：轻取不应，重按始得，如石沉水底。脉搏显现部位较深。

（2）主病：里证。沉而有力为里实证，沉而无力为里虚证。

（3）分析：邪气内郁，气血阻滞，阳气被遏，无法鼓动脉气于外，故脉沉而有力（里实）；阳气亏虚，无力推动气血运行，故脉沉而无力（里虚）。

3. 迟脉

（1）脉象特点：脉来迟缓，一息不足四至，脉搏60次/分以下。

（2）主病：寒证。迟而有力为实寒证，迟而无力为虚寒证。

（3）分析：感受寒邪，困遏阳气，气血运行不畅，故脉来迟慢。寒凝气滞，血行缓慢，故脉迟而有力；阳气虚弱，无力鼓动脉气，故脉迟而无力。也见于经常锻炼者。

4. 数脉

（1）脉象特点：一息脉来五至以上，脉搏90次/分以上。

（2）主病：热证。数而有力为实热证，数而无力为虚热证。

（3）分析：邪热亢盛，鼓动血脉，血行加速，故见脉数有力；久病阴液亏损，虚热内生，故见脉细数无力。

5. 虚脉

（1）脉象特点：三部脉举之无力，按之空虚，为无力脉的总称。

（2）主病：虚证。

（3）分析：气虚无力运血，搏动虚弱，故脉来无力，血虚不能充盈脉道，故按之空虚。

6. 实脉

（1）脉象特点：三部脉举按均有力，是有力脉的总称。

（2）主病：实证。

（3）分析：正盛邪实，邪正相搏，气血壅盛，脉道充盈，故脉来充实有力。

7. 滑脉

（1）脉象特点：往来流利，应指圆滑，如珠走盘。

（2）主病：痰饮、食滞、实热。

（3）分析：气盛血涌，血流加速，脉道充盈，鼓动脉气，故脉来圆滑流利。正常人脉滑柔和，是营卫充实之象。孕妇见滑脉，是血盛养胎之象，为常脉。也是青壮年的常脉。

8. 涩脉

（1）脉象特点：形细而行迟，脉来艰涩不畅，如轻刀刮竹。

（2）主病：气滞血瘀，挟食挟痰，精亏血少。

（3）分析：气滞、瘀血、食痰阻滞脉道，气血运行不畅，脉来艰涩有力；精血亏虚，不能濡养经脉，脉道空虚，脉来艰涩无力。

9. 洪脉

（1）脉象特点：脉体洪大，充实有力，状如波涛汹涌，来盛去衰。脉形宽大，且波动大。

（2）主病：热盛。

（3）分析：邪热亢盛，热盛血涌，脉管扩张，故见脉阔大且充实有力。

10. 细脉

（1）脉象特点：脉细如线，应指明显。脉道细，且波动小，但指感清晰明显，按之不绝。

（2）主病：气血两虚，诸虚劳损，湿证。

（3）分析：血虚不能充盈脉道，气虚无力鼓动血行，则脉来细软无力；湿阻脉道，气血不能充盈脉道，则见脉体细小。

11. 濡脉

（1）脉象特点：浮细无力而软，如棉在水中。

（2）主病：虚证、湿证。

（3）分析：精血亏虚，脉道不充而变细，气虚无力鼓动脉道而脉软，故脉细软无力；或湿邪困脾，阻遏阳气，脉气不振，故脉形细且应指乏力。

12. 弦脉

（1）脉象特点：端直以长，如按琴弦，脉硬度高。

（2）主病：肝胆病，诸痛证，痰饮，疟疾。

（3）分析：外邪、痰饮、情志不遂等，均使肝失疏泄，气机郁滞，脉道紧张度增高，则脉来弦而强硬。疼痛使脉道拘急而脉来弦，疟邪使少阳之气不利，则脉弦。

13. 紧脉

（1）脉象特点：脉来绷急有力，状如牵绳转索，按之左右弹指。脉搏动的张力大。

（2）主病：寒证、痛证、宿食。

（3）分析：寒性收引，侵袭机体，使脉管收缩紧束拘急，故脉来绷急，搏指有力；疼痛或食积使气机收引，脉道紧束，则脉紧。

14. 结脉

（1）脉象特点：脉来缓慢，时有一止，止无定数。脉搏慢呈无规律间隙。

（2）主病：阴盛气结，寒痰瘀血，癥瘕积聚，气血衰弱。

（3）分析：阴寒积聚，或气血痰湿凝滞脉道，使脉气不相接续，故脉来缓慢，偶有停顿；气血衰弱，心阳虚衰，血流不畅，脉气不续，故脉来缓慢且时有一止。

15. 代脉

（1）脉象特点：脉来一止，止有定数，良久复来。脉来缓弱呈有规律间隙。

（2）主病：脏气衰微、风证、痛证、惊恐、跌打损伤等证。

（3）分析：脏器衰微，元气不足，气血亏损，脉气难以接续，故脉来微弱而止有定数，且歇止时间长；或因疼痛、惊恐、跌打损伤等导致气结、血瘀、痰凝而阻遏脉道，血行涩滞，导致脉气不相接续，故脉来时有一止。

16. 促脉

（1）脉象特点：脉来急数，时有一止，止无定数。脉搏急促有力呈无规律间隙。

（2）主病：阳盛实热，气血痰食停滞，虚脱。

（3）分析：阳邪亢盛，热迫血行，故脉来急数；热灼阴津，津血衰少，脉气不相接续，故脉有歇止；痰食瘀血停滞，阻遏气血运行，故脉促而有力；脏气衰微，元阴亏损，阴血亏少，故脉促而无力。

二、按诊

按诊是医生用手对患者的肌肤、手足、脘腹及其他部位触摸和按压，以判断疾病部位、性质和病情轻重的一种诊察方法。

（一）按肌肤

按肌肤主要辨别肌肤的寒热、润燥、皮疹、疮疡、肿胀及疼痛等情况。正常肌肤温润而有光泽，富有弹性，无皮疹、疼痛、肿胀、疮疡、结节等。

1. 寒热

按肌肤寒热，以辨别疾病的性质。肌肤寒冷者属阴证、寒证；肌肤灼热属阳证、热证；手足心热，属阴虚发热。

2. 润燥

按肌肤润燥，可了解患者津液的盈亏。肌肤润滑，则津液未伤；肌肤枯燥，则津液已伤；肌肤甲错，多为瘀血。

3. 疼痛

按肌肤疼痛，以辨别疾病的病位和邪正盛衰。肌肤濡软而喜按者属虚证；患处硬痛拒按者属实证；按即痛者，病在表浅；重按方痛者，病在深部。

4. 肿胀

按肌肤肿胀，可辨别水肿和气肿。肌肤肿胀、按之凹陷、不能即起者为水肿；肌肤绷紧、按之随手即起、无凹陷者为气肿。

5. 疮疡

疮疡根平漫肿者属虚证；硬痛拒按者为实证。轻按即痛者病在浅表，重按方痛者病在深部。

（二）按手足

手足的寒热可探查机体阳气的盛衰。手足俱冷，属阳虚阴盛；手足俱热，属阳热炽盛：手足心热，潮热盗汗属阴虚；小儿手足心热，属乳积、食积；手背热盛多属外感风热。

（三）按脘腹

主要检查脘腹软硬、有无压痛和包块等情况。腹痛拒按属实证；喜按属虚证。腹胀满，叩之如鼓，小便自利者为气胀；按之如囊裹水，推之漉漉有声，小便不利者为水臌。腹内有肿块，按之柔软，聚散不定，痛无定处属瘕聚，多为气滞所致；按之坚硬，推之不移，痛有定处为癥积，多为瘀血所致。腹痛绕脐，左下腹按之有块状，兼便秘者，为燥屎内结；绕脐作痛，时聚时散，按之可移，多属虫积；右少腹作痛，重按后突然放手疼痛加剧者，属肠痈。

思考题

一、单项选择题

1. 神突出地表现于(　　)

A. 语言　B. 动态　C. 目光　D. 表情　E. 以上都不是

2. 下列哪项不属于失神的表现(　　)

A. 语言错乱　B. 突然能食　C. 两颧潮红　D. 神志昏迷　E. 以上都不是

3. 久病衰竭，突然精神兴奋、欲饮欲食的表现是(　　)

A. 有神　B. 失神　C. 假神　D. 少神　E. 以上都不是

4. 关于望神叙述错误的是(　　)

A. 观察病人的目光、精神及意识思维

B. 可以判断精气的盛衰

C. 可以判断病情的轻重

D. 可以判断疾病的预后

E. 可以诊断疾病

5. 以下所列项目不属于白色主病范围的是(　　)

A. 夺气　B. 脱血　C. 虚证　D. 寒证　E. 水饮

6. 下列哪项不属于青色主病范围(　　)

A. 痛证　B. 肝病　C. 寒证　D. 瘀血　E. 水饮

二、简答题

1. 简述望神的要点及意义。

2. 简述常见脉象及临床意义。

第七章 辨证

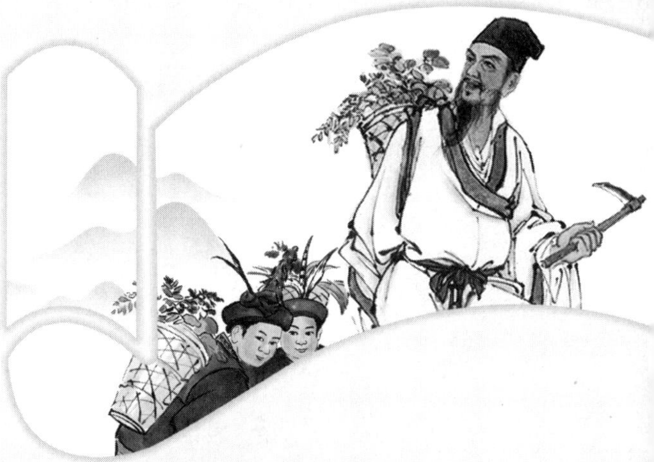

学习目标

1. 掌握八纲辨证概念及辨证要点。
2. 掌握八纲辨证常见证型的临床表现。
3. 熟悉脏腑辨证常见证型及临床表现。
4. 初步学会运用八纲辨证对临床典型病例进行分析。

辨证论治是中医的特色和精华。辨证是以整体观念为指导思想，运用四诊对病情资料进行收集整理，通过综合、分析、归纳，来判断疾病的病因、病位、病性、邪正盛衰及病情发展趋势等，以确定证候，明确诊断，为治疗提供依据。故辨证是中医认识和诊断疾病的方法。

中医的辨证方法很多，如八纲辨证、脏腑辨证、气血津液辨证、六经辨证、卫气营血辨证和三焦辨证等。其中，八纲辨证是各种辨证的总纲；脏腑辨证是各种辨证的基础。各辨证方法虽然有其各自的特点相互独立，但是又相互联系，在临诊时应综合运用。本章主要介绍八纲辨证和脏腑辨证。

第一节　八纲辨证

八纲，即阴、阳、表、里、寒、热、虚、实八个辨证纲领。八纲辨证是医生将四诊所收集的资料，运用八纲进行综合分析，将错综复杂的病证概括为阴证与阳证、表证与里证、寒证与热证、虚证与实证四对基本证候，从而找出疾病的本质，指导治疗和护理。

八纲辨证是中医学辨证分类方法中最基本的方法。疾病的表现虽复杂，但基本上可以用八纲概括。一般以阴阳辨别疾病的类别，以表里辨别疾病的部位深浅和病势趋向，以寒热辨别疾病的性质，以虚实辨别邪正的盛衰。其中，阴阳是八纲的总纲，它可以概括其他六纲，即表、热、实证属阳证；里、虚、寒证属阴证。八纲辨证是分析病证共性的辨证方法，在临床诊断中有提纲挈领的作用。

一、表里

表里是辨别病位内外深浅、病势趋向的一对纲领。一般来说，外邪侵犯人体，病在皮毛、肌腠、经络者为表证；病在脏腑、气血、骨髓者为里证。表证病浅而轻，里证病深而重。在外感疾病中，病邪由表入里为病进，病邪由里出表为病退。

（一）表证

表证，是指外感邪气经皮毛口鼻侵入机体，正气抗邪外出而表现出的证候，常见于外感病的初期阶段。具有起病急、病情轻、病程短、病位浅的特点。

临床表现：以恶寒或恶风、发热、舌苔薄白、脉浮为主要症状。可兼见鼻塞流涕、咽喉痒痛、咳嗽、头身疼痛、骨节酸痛等症状。

辨证要点：恶寒(或恶风)与发热并见，舌苔薄白，脉浮。

(二) 里证

里证，是指病变部位在内(脏腑、气血、骨髓)所出现的一类证候。多见于外感病中后期及内伤疾病。其成因有三：一是表邪不解内传入里，侵犯脏腑所致；二是外邪直接侵犯脏腑而成；三是情志内伤、饮食劳倦等因素，导致脏腑功能失调。一般来说，凡不属于表证(或半表半里证)的证候，都属于里证的范畴。里证具有病位深、病因复杂、病情重、病程长的特点。

临床表现：里证的病位广泛，病因复杂，症状繁多，涉及寒热虚实和脏腑功能，所以表现的证候也不同，很难用几个症状来全面概括。里证的基本特点是没有恶寒发热同时并见的表证表现，以脏腑症状为主要表现。本章的寒热虚实辨证和脏腑辨证都属于里证范畴。

辨证要点：无恶寒发热同时并见，以脏腑的证候为主，舌质、舌苔多有变化。

(三) 表证与里证鉴别要点(表 7-1)

表 7-1 表证与里证的鉴别要点

证型	寒热	症状	舌象	脉象
表证	恶寒发热	以肺卫症状为主，如头身疼痛、鼻塞流涕、咳嗽等	舌质、舌苔少有变化	浮
里证	但热不寒或但寒不热	以脏腑症状为主，如咳喘、心悸心痛、腹痛便秘等	舌苦有明显变化	沉

二、寒热辨证

寒热辨证是辨别疾病性质的一对纲领，也是机体阴阳偏盛偏衰的具体表现。寒证是阴盛或阳虚的表现，热证是阳盛或阴虚的表现，即所谓“阳盛则热，阴盛则寒，阳虚则寒，阴虚则热”。

（一）寒证

寒证是感受寒邪或阳虚阴盛，导致机体的机能活动抑制或衰退所表现的证候。

临床表现：恶寒或畏寒喜暖，面色苍白，口淡不渴或渴喜热饮，肢冷踡卧，痰、涎、涕清稀，小便清长，大便稀溏，舌淡苔白而润滑，脉迟或紧。

辨证要点：以冷、白、清、稀、迟为主要辨证依据。

（二）热证

热证是指感受热邪或阴虚阳盛，机体功能活动亢进所表现的证候。

临床表现：发热喜凉，面红目赤，口渴喜冷饮，烦躁不宁，痰、涕黄稠，小便短赤，大便秘结，舌红苔黄而干，脉数。

辨证要点：以热、赤、黄、干、稠、数为主要辨证依据。

（三）寒证与热证的鉴别要点(表7-2)

表7-2　寒证与热证的鉴别要点

证型	寒热	面色	四肢	口渴	痰涕	二便	舌象	脉象
寒证	恶寒喜暖	淡白	冷	口淡不渴	清稀	便溏溲清	舌淡苔白润	迟、紧
热证	恶热喜冷	红赤	热	渴喜冷饮	黄稠	便秘溲赤	舌红苔黄	数

三、虚实辨证

虚实辨证是辨别邪正盛衰的一对纲领，主要反映疾病过程中，人体正气和致病邪气的盛衰变化及力量对比。虚是指正气不足，实是指邪气亢盛有余。

（一）虚证

虚证是指由于人体正气虚弱，表现出不足、松弛、衰退之象的一系列证候。它是对机体阴阳、气血、津液、精髓亏虚，脏腑功能减退的各种证候概括。根据气血阴阳虚损程度的不同，可分为血虚、气虚、阴虚、阳虚四种证候。

1. 血虚证

面色苍白或萎黄无华，唇色淡白，头晕眼花，心悸失眠，手足麻木，妇女月经量少，甚至闭经，舌质淡，脉细无力。

2. 气虚证

面白无华，少气懒言，语声低微，神疲乏力，畏风自汗，动则诸症加重，舌质淡，脉虚无力。

3. 阴虚证

形体消瘦，午后潮热盗汗，两颧红赤，五心烦热，咽干口燥，小便短赤，大便秘结，舌红少苔，脉细数。

4. 阳虚证

形寒肢冷，面色苍白，神疲乏力，自汗，口淡不渴，小便清长，大便稀溏，舌淡苔白，脉沉迟无力。

辨证要点：病久体弱、病势缓、病程长、气血阴阳等虚损及脏腑功能减退。

（二）实证

实证是指邪气亢盛，正气未衰，邪正斗争激烈所表现出的亢盛、有余的一系列证候。由于病邪的性质及所在部位的不同，临床表现也有差异。

临床表现：壮热，面赤口渴，声高气粗，烦躁不安，甚至神昏谵语，痰涎壅盛，脘腹胀满，疼痛拒按，大便秘结或热痢暴泻，里急后重，小便短赤或淋漓涩痛，苔厚腻，脉实有力。

辨证要点：新病、暴病，病程短，邪气亢盛有余。有气滞、血瘀、痰饮、水湿、宿食、虫积等停聚体内。

（三）虚证与实证的鉴别要点(表7-3)

表7-3　虚证与实证的鉴别要点

证型	病程	体制	精神	声音	疼痛	大便	舌象	脉象
虚证	长	虚弱	萎靡	声音低微	喜按	便溏溲清	舌嫩苔少	无力
实证	短	壮实	兴奋	声音高粗	拒按	便秘溲赤	舌老苔厚	有力

四、阴阳辨证

阴阳是概括病证类别的一对纲领。阴阳是八纲的总纲，它概括了其他三对纲领，即表、实、热属阳；里、虚、寒属阴。

（一）阴证

阴证是体内阳气虚衰，或寒邪凝滞所表现的证候，人体机能多呈衰退之象，常以虚寒证为代表。

临床表现：面色苍白，精神萎靡，畏寒肢冷，语声低微，纳差，口淡不渴，小便清长，大便稀溏，舌淡胖嫩，苔白，脉迟弱。

辨证要点：以里证、虚证、寒证为主要辨证依据。

（二）阳证

阳证是体内热邪炽盛，或阳气亢盛所表现的证候。人体机能多呈亢盛之象，常以实热证为代表。

临床表现：面赤身热，精神烦躁，气粗声高，渴喜冷饮，小便短赤，大便秘结，舌红绛，苔黄燥，脉象浮数、洪大、滑实。

辨证要点：以表证、实证、热证为主要辨证依据。

（三）亡阴证与亡阳证

亡阴与亡阳是疾病发展过程中的危重阶段。一般在高热大汗或发汗太过，或剧烈吐泻，或失血过多等阴液或阳气迅速亡失的情况下出现。

1. 亡阴证

是指体内阴液严重亏耗，表现阴液欲竭的证候。

临床表现：大汗出，汗热而黏，肌肤热，手足温，烦躁不安，呼吸短促，渴喜冷饮，面色潮红，舌红而干，脉细数无力。

辨证要点：大汗出，身热肢温，烦躁不安，脉细数无力。

2. 亡阳证

指体内阳气极度衰微，而表现为阳气亡脱的证候。

临床表现：大汗淋漓，汗冷而清稀，肌肤凉，四肢厥冷，气息微弱，面色苍白，神志淡漠，口不渴或渴喜热饮，舌淡暗，脉微欲绝。

辨证要点：冷汗淋漓，四肢厥冷，神志淡漠，脉微欲绝。

第二节 脏腑辨证

脏腑辨证，是在认识脏腑的生理功能、病理变化的基础上，对疾病证候进行分析归纳，以判断疾病的部位、病因病机、病性、正邪盛衰，从而判断脏腑证型的一种辨证方法。

一、心与小肠病

心居胸中，心包络围护于外，为心主的宫城，其经脉下络小肠，两者相为表里。心主血脉，又主藏神，开窍于舌；小肠分清泌浊，具有化物的功能。

心的病证有虚实之分，虚证多为久病伤正，思虑劳神太过，或先天不足，脏气虚弱以致心血虚、心阴虚、心气虚、心阳虚、心阳暴脱证；实证多为寒凝、痰阻、火扰、气滞、血瘀等导致心火亢盛、心脉痹阻、痰迷心窍、痰火扰心等证。小肠病变主要表现为泌别清浊功能失常，本节主要介绍小肠实热证。

1. 心气虚证、心阳虚证、心阳暴脱证

心气虚证是心气不足、鼓动无力所表现的证候。气虚日久、温运无力、虚寒内生则见心阳虚。心阳衰极，则会导致心阳暴脱。

临床表现：心悸怔忡、气促自汗、活动后加重、脉细弱或结代，为其共有症状。若兼见面白无华、神疲乏力、舌淡苔白，则为心气虚；若兼见形寒肢冷、心胸憋闷、舌淡胖、苔白滑，则为心阳虚。若突然面色苍白或胸痛暴作、冷汗淋漓、四肢厥冷、呼吸微弱、口唇青紫、神志昏迷、脉微欲绝，则是心阳暴脱的危象。

辨证要点：心气虚证以心悸与气虚证并见为辨证依据；心阳虚证以心悸怔忡、胸闷或心痛与阳虚证并见为辨证依据；心阳暴脱证以胸痛暴作与亡阳虚脱证为辨证依据。

2. 心血虚证、心阴虚证

心血虚证是指心血亏虚、心失濡养所表现的证候；心阴虚证是心阴亏损、虚热内扰所表现的证候。

临床表现：心悸失眠、健忘多梦为其共有症状。若面白无华、眩晕、舌色淡、脉细，为心血虚证；若五心烦热、潮热盗汗、颧红口干、舌红少津、脉细数，为心阴虚证。

辨证要点：心血虚证以心悸、失眠与血虚证并见为辨证依据；心阴虚证以心悸、失眠与阴虚证并见为辨证依据。

3. 心火亢盛证

是心火炽盛、扰乱心神、迫血妄行所表现的实热证候。

临床表现：心烦失眠、面赤口渴、大便秘结、小便短赤、舌尖红绛、苔黄脉数。或口舌生疮、舌体糜烂疼痛，或吐血、衄血，甚或狂躁谵语、神志不清等。

辨证要点：以火热上炎、心神被扰、血热妄行并见为辨证依据。

4. 心脉瘀阻证

是指瘀血、痰浊、阴寒等痹阻心脉所表现的证候。

临床表现：心悸怔忡、心胸憋闷或刺痛、痛引肩背内臂、时发时止、舌紫暗或见瘀点瘀斑、脉细涩或结代。

辨证要点：以心胸憋闷疼痛、痛引肩背内臂、时发时止为辨证依据。

5. 痰蒙心神证

是指痰浊蒙蔽心神所表现的证候。

临床表现：面色晦滞、脘闷呕恶、意识模糊、语言不清、喉有痰鸣，甚则昏迷、苔白腻、脉滑，或精神抑郁、表情淡漠、神志痴呆、喃喃自语、举止失常。

辨证要点：以神志不清、胸闷痰多、苔白腻、脉滑为辨证依据。

6. 痰火扰心证

是指痰火侵扰心神所表现的证候。

临床表现：发热、面赤气粗、口苦、痰黄、喉间痰鸣、躁狂谵语、舌红苔黄腻、脉滑数，或失眠心烦、神志错乱、哭笑无常、躁狂妄动，甚则打人骂人。

辨证要点：本证外感内伤皆可见，外感热病以高热、痰盛、神志不清为辨证依据；内伤杂病中，轻者以失眠心烦，重者以神志狂乱为辨证依据。

7. 小肠实热证

是指小肠里热炽盛所表现的证候。

临床表现：心烦口渴、口舌生疮、小便赤涩、尿道灼痛或血尿、舌红苔黄，脉数。

辨证要点：以心火炽盛、小便赤涩灼痛为辨证依据。

二、肺与大肠病

肺的病证有虚有实，虚证多为气虚或阴虚；实证多因风、寒、燥、热等外邪侵袭或痰湿阻肺。大肠病证有湿热内侵、津液不足等。

1. 肺气虚证

是指肺气不足、卫表不固所表现的证候。

临床表现：咳喘无力、痰液清稀、动则气促或自汗出、声音低微、神疲倦怠、面白无华，或畏风自汗、易于感冒、面色淡白、舌淡苔白、脉弱。

辨证要点：以咳喘无力、咳痰清稀兼见气虚证为辨证依据。

2. 肺阴虚证

是指肺阴不足、虚热内生所表现的证候。

临床表现：干咳无痰，或痰少而黏，或痰中带血、口干咽燥、声音嘶哑、形体消瘦、午后潮热、五心烦热、颧红盗汗、舌红少津、脉细数。

辨证要点：以干咳、少痰甚则痰中带血兼见阴虚内热证为辨证依据。

3. 风寒犯肺证

是指感受风寒之邪、肺卫失宣所表现的证候。

临床表现：咳嗽、咳痰稀白、鼻塞流清涕，或恶寒发热、无汗、头身疼痛、舌苔薄白、脉浮紧。

辨证要点：以咳嗽、咳痰稀白兼见风寒表证为辨证依据。

4. 风热犯肺证

是指由风热之邪侵犯肺卫所表现的证候。

临床表现：咳嗽、咳痰黄稠、鼻塞流黄涕、身热、口渴咽痛、舌尖红苔薄黄、脉浮数。

辨证要点：以咳嗽、咳痰黄稠兼见风热表证为辨证依据。

5. 燥邪犯肺证

是指由燥邪侵犯肺卫所表现的证候。

临床表现：干咳无痰，或痰少而黏，不易咳出，唇、舌、咽、鼻干燥失润，或身热恶寒，或胸痛咯血、舌红苔薄黄，或舌干苔薄白、脉数、浮数或细数。

辨证要点：以干咳、少痰或无痰，鼻、咽、口干燥为辨证依据。

6. 痰热壅肺证

是指热邪夹痰内壅于肺所表现的实热证候。

临床表现：咳嗽、咳痰黄稠量多，或痰中带血，或咳吐有腥臭味的脓血痰，胸痛、躁动不安、小便短赤、大便秘结、舌红苔黄腻、脉滑数。

辨证要点：以咳喘、咳痰黄稠量多与里实热证并见为辨证依据。

7. 寒痰阻肺证

是指寒邪与湿邪交并，阻滞于肺，肺失宣降所表现的证候。

临床表现：咳嗽、痰多色白清稀、易于咯出、胸闷，或见气喘、喉中痰鸣、形寒肢冷、舌淡苔白腻、脉濡缓或滑。

辨证要点：以咳嗽、痰多色白、质稀易咯、苔白腻为辨证依据。

8. 大肠湿热证

是指湿热蕴结于大肠，以致大肠传导失司所表现的证候。

临床表现：腹痛、下痢脓血、里急后重，或泄下如注，伴肛门灼热，或发热口渴、舌红苔黄腻、脉滑数。

辨证要点：以腹痛、下痢脓血或泄下如注为辨证依据。

三、脾与胃病

脾的病变主要反映在运化功能失常和统摄血液功能障碍，以及水湿潴留、清阳不升等方面；胃的病变主要反映在食不消化、胃失和降、胃气上逆等方面。脾胃病证皆有寒热虚实之不同。脾病常见腹胀腹痛、泄泻便溏、浮肿、出血等症；胃病常见脘痛、呕吐、嗳气、呃逆等症。

1. 脾气虚证

是指脾气不足、脾失健运所表现的证候。

临床表现：面色萎黄、脘腹胀满、口淡无味、食少纳呆、大便溏泄、少气懒言、四肢倦怠乏力、形体消瘦、舌淡苔白、脉缓弱。

辨证要点：以腹胀、纳呆、便溏和气虚证并见为辨证依据。

2 脾阳虚证

是指脾阳虚衰、阴寒内盛所表现的证候。

临床表现：腹胀纳差、脘腹冷痛、喜温喜按、形寒肢冷、大便稀溏、口淡不渴，或肢体水肿，或白带清稀量多、舌质淡胖、苔白滑、脉沉迟无力。

辨证要点：以腹胀腹痛、纳呆、水肿与虚寒之象并见为辨证依据。

3. 脾不统血证

是指脾气虚不能统摄血液所表现的证候。

临床表现：便血、尿血、肌衄、鼻衄、齿衄，或妇女月经过多、崩漏等，伴有食少便溏、神疲乏力、少气懒言、面白无华、舌淡脉细弱。

辨证要点：以各种出血症兼见脾失健运的表现为辨证依据。

4. 中气下陷证

是指脾气虚、升举无力所表现的证候。

临床表现：脘腹有坠胀感、食后益甚，或便意频数、肛门坠重，或久痢不止，甚则脱肛，或子宫下垂，或小便混浊如米泔。伴见头晕目眩、气短乏力、肢体倦怠、食少便溏、舌淡苔白、脉虚弱。

辨证要点：以内脏下垂与脾气虚证并见为辨证依据。

5. 寒湿困脾证

是指寒湿内盛、脾阳受困所表现的证候。

临床表现：脘腹胀满、不思饮食、恶心呕吐、口黏不爽、腹痛泄泻、头身困重或水肿、舌淡胖苔白腻、脉濡缓。

辨证要点：以脘腹胀满、便溏、身重、水肿、苔白滑为辨证依据。

6. 湿热蕴脾证

是指湿热蕴结脾胃所表现的证候。

临床表现：脘腹胀满、恶心呕吐、肢体困重、大便溏泄不爽、小便短赤不利，或面目肌肤发黄如橘皮，或皮肤发痒、舌红苔黄腻、脉濡数。

辨证要点：以脘腹胀满、纳呆、发热、身重、舌苔黄腻为辨证依据。

7. 胃阴虚证

是指胃阴不足，胃失濡润、和降所表现的证候。

临床表现：胃脘隐痛、饥不欲食、咽干口燥、大便干结，或胃脘嘈杂、脘痞不舒，或干呕呃逆、舌红少苔、脉细数。

辨证要点：以胃脘隐痛、饥不欲食或胃脘嘈杂与虚热内扰并见为辨证依据。

8. 胃火炽盛证

是指胃中火热炽盛、胃失和降所表现的实热证。

临床表现：胃脘灼痛、吞酸嘈杂、渴喜冷饮、消谷善饥，或牙龈肿痛溃烂、齿衄、口臭、大便秘结、小便短赤、舌红苔黄、脉滑数。

辨证要点：以胃脘灼痛、消谷善饥、口臭等兼见火热炽盛为辨证依据。

9. 食滞胃脘证

是指食物停滞胃脘，腐熟不及所表现的证候。

临床表现：脘腹胀满疼痛、嗳腐吞酸或呕吐酸腐，吐后腹痛得减，或厌食、矢气酸臭、大便溏泄，泄下物酸腐臭秽，舌苔厚腻、脉滑。

辨证要点：以胃脘胀满疼痛、呕吐酸腐食物为辨证依据。

四、肝与胆病

肝病主要表现在疏泄失常、血不归藏、筋脉不利等方面。肝的病证有虚有实，虚证多见肝血不足、肝阴不足；实证多因气、火、寒、湿等侵犯肝脉，肝失疏泄。

1. 肝郁气滞证

是指肝失疏泄、气机郁滞所表现的证候。

临床表现：情志抑郁、善太息、胸胁或少腹胀痛，或咽部有异物感，或胁下痞块；妇女可见乳房胀痛、痛经、月经不调，甚则闭经；苔薄、脉弦。

辨证要点：以情志抑郁、胸胁或少腹胀痛、妇女月经不调为辨证依据。

2. 肝火上炎证

是指肝经火盛、气火上逆所表现的实热证候。

临床表现：头晕头痛、面红目赤、急躁易怒、口苦咽干、胁肋灼痛、耳鸣耳聋、小便短赤、大便秘结，或吐血、衄血、舌红苔黄、脉弦数。

辨证要点：以头晕头痛、耳鸣、急躁易怒为辨证依据。

3. 肝阳上亢证

是指肝肾阴虚、阴不制阳、肝阳上扰所表现的证候。

临床表现：头目胀痛、眩晕耳鸣、面红目赤、口苦咽干、急躁易怒、失眠多梦、腰膝酸软、头重脚轻、舌红少苔、脉弦细数。

辨证要点：以眩晕耳鸣、急躁易怒、腰膝酸软、头重脚轻为辨证依据。

4. 肝血虚证

是指因肝藏血不足，导致肝血亏虚所表现的证候。

临床表现：眩晕耳鸣、面白无华、爪甲不荣、两目干涩、视物模糊、夜盲、肢体麻木、手足震颤、筋脉拘挛、月经量少，或闭经、舌淡、脉细。

辨证要点：以眩晕、肢麻、视力减退、月经量少色淡为辨证依据。

5. 肝阴虚证

是指肝阴不足、虚热内扰所表现的证候。

临床表现：头晕耳鸣、胁肋隐痛、两目干涩、视物模糊、烦躁失眠、五心烦热、潮热盗汗、咽干口燥、舌红少津、脉弦细数。

辨证要点：以眩晕耳鸣、两目干涩及阴虚内热为辨证依据。

6. 肝风内动证

是以患者出现眩晕欲仆、震颤、抽搐等动摇不定症状为主要表现的证候。一般常见肝阳化风、热极生风与血虚生风三种证候。

(1) 肝阳化风证：是指肝阳亢逆无所制约而表现出的动风证候。

临床表现：眩晕欲仆、头痛而摇、项强肢麻、肢体震颤、语言謇涩、步履不稳，或突然昏倒、不省人事、口眼歪斜、半身不遂、舌强语謇、喉中痰鸣、舌红苔白、脉弦有力。

辨证要点：以素有眩晕、头痛、肢麻又突发动风症状为辨证依据。

（2）热极生风证：是指热邪亢盛引动肝风证候。

临床表现：高热烦渴、躁扰不宁、手足抽搐、项强、两目上视，甚则角弓反张、神志昏迷、舌红绛、苔黄燥、脉弦数。

辨证要点：以高热神昏、项强抽搐为辨证依据。

（3）血虚生风证：是指血虚筋脉失养所表现的动风证候。

临床表现：眩晕耳鸣、面色无华、手足震颤、肌肉瞤动、关节拘急不利、肢体麻木、爪甲不荣、舌质淡、苔白、脉细。

辨证要点：以眩晕震颤、肢麻不利为辨证依据。

7. 肝胆湿热证

是指湿热蕴结肝胆所表现的证候。

临床表现：胁肋胀痛、口苦呕恶、腹胀纳呆、大便不调、小便短赤、舌红苔黄腻、脉弦数，或身目俱黄，或阴囊湿疹、睾丸肿痛，或见带浊阴痒等。

辨证要点：以胁肋胀痛、腹胀纳呆、身目发黄、阴痒为辨证依据。

8. 寒凝肝脉证

是指寒邪凝滞肝脉所表现的证候。

临床表现：少腹牵引睾丸坠胀冷痛，或阴囊挛缩疼痛，遇寒加重，苔白滑、脉沉弦。

辨证要点：以少腹牵引阴部坠胀冷痛为辨证依据。

9. 胆郁痰扰证

是指痰热内扰、胆气不宁所表现的证候。

临床表现：惊悸失眠、胆怯易惊、烦躁不安、口苦呕恶、头目眩晕、胸胁胀闷、善太息、舌红苔黄腻、脉弦滑。

辨证要点：以惊悸失眠、胁胀口苦、苔黄腻晄白为辨证依据。

五、肾与膀胱病

肾藏精，主封藏，其病变多虚证，常由先天禀赋不足，或幼年精气未充，或老年精气亏损，或房事不节等损伤所致，以肾的阴、阳、精、气亏损最为常见。

1. 肾阳虚证

是指肾阳虚衰、机体失于温煦所表现的证候。

临床表现：腰膝酸软、形寒肢冷、下肢尤甚、面色㿠白、头晕耳鸣、神疲乏力，男子阳痿、精冷不育，女子宫寒不孕，或腹泻便溏、五更泄泻，或小便清长、夜尿频多、舌淡胖、脉沉弱。

辨证要点：以生殖机能减退、腰膝冷痛、腹泻便溏、尿清长为辨证依据。

2. 肾阴虚证

是指肾阴亏虚、虚热内扰所表现的证候。

临床表现：腰膝酸软、眩晕耳鸣、失眠多梦、咽干口燥、形体消瘦、五心烦热、潮热盗汗，男子遗精，女子经闭，或崩漏，舌红苔少而干，脉细数。

辨证要点：以腰膝酸软、眩晕耳鸣、男女生殖机能减退为辨证依据。

3. 肾不纳气证

是指肾气虚衰、气不归元所表现的证候。

临床表现：久病咳喘、呼多吸少、气不得续、动则喘息尤甚、神疲自汗、声音低怯、舌淡苔白、脉沉细无力。

辨证要点：以久病咳喘、呼多吸少、动则喘甚为辨证依据。

4. 肾气不固证

是指肾气亏虚、固摄无权所表现的证候。

临床表现：腰膝酸软、小便频数清长、夜尿多或遗尿、小便余沥不尽，男子滑精早泄，女子带下清稀、胎动易滑，舌淡苔白、脉沉弱。

辨证要点：以小便频数或失禁、滑精早泄、胎动易滑为辨证依据。

5. 肾虚水泛证

是指肾阳亏虚、气化失权、水湿泛滥所表现的证候。

临床表现：全身浮肿，腰以下尤甚，按之没指，腹胀满、尿少、腰膝酸软、形寒肢冷、舌淡胖、苔白滑、脉沉迟无力。

辨证要点：以水肿，腰以下尤甚，兼见腰膝酸软、畏寒肢冷等为辨证依据。

6. 肾精不足证

是指肾精不足、生长发育迟缓、生殖机能低下所表现的证候。

临床表现：男子精少不育，女子经闭不孕，性机能减退。小儿发育迟缓、身材矮小、智力和动作迟钝、囟门迟闭、骨骼痿软。成人则见早衰、发脱齿摇、耳鸣耳聋、健忘恍惚、足痿无力、舌淡、脉细弱。

辨证要点：以生长发育迟缓、生殖机能低下、早衰为辨证依据。

7. 膀胱湿热证

是指湿热蕴结膀胱引起小便异常所表现的证候。

临床表现：尿频、尿急、尿痛、小便短涩、有灼热感，或尿血，或尿有砂石。可伴有发热、腰痛、舌红苔黄腻、脉数。

辨证要点：以尿频、尿急、尿痛、小便短涩为辨证依据。

六、脏腑兼病

人体各脏腑之间，生理上相互联系，发生病变时也相互影响。凡两个或两个以上脏腑的病证并见者，称为脏腑兼病。

1. 心肺气虚证

心肺气虚证是指心气虚和肺气虚并见所表现的证候。

临床表现：心悸、胸闷气促，久咳不已，咳喘少气，动则尤甚，痰液清稀、声音低怯、神疲乏力、自汗、面白无华、舌淡苔白、脉细无力。

辨证要点：以咳喘、心悸、胸闷与气虚证并见为辨证依据。

2. 心脾两虚证

心脾两虚证是指心血不足、脾气亏虚所表现的证候。

临床表现：心悸怔忡、失眠多梦、健忘、食欲缺乏、腹胀便溏、倦怠乏力、面色萎黄，或皮下紫癜，女子月经量多色淡，或经少、经闭，舌淡、脉细弱。

辨证要点：以心悸失眠、食少腹胀、慢性出血与气血亏虚为辨证依据。

3. 心肝血虚证

心肝血虚证是心肝两脏血液亏虚所表现的证候。

临床表现：心悸、失眠多梦、健忘、眩晕耳鸣、面色无华、两目干涩、视物模糊、爪甲不荣、肢体麻木、震颤、女子月经量少色淡、舌淡苔白、脉细。

辨证要点：以神、目、筋、爪甲失养的症状与血虚证为辨证依据。

4. 心肾不交证

心肾不交证是指肾阴亏虚、心阳偏亢、水火既济失调所表现的证候。

临床表现：心烦失眠、心悸健忘、头晕耳鸣、腰膝酸软、潮热盗汗、咽干口燥、小便短赤、舌红少苔、脉细数。

辨证要点：以心烦失眠、腰膝酸软、遗精与阴虚证并见为辨证依据。

5. 肝脾不调证

肝脾不调证是指肝失疏泄、脾失健运所表现的证候。

临床表现：胁肋胀闷疼痛、善太息、情志抑郁或急躁易怒、食少腹胀、便溏，或腹痛欲泻、泻后痛减，苔白腻、脉弦。

辨证要点：以胸胁胀满、腹痛肠鸣、食少便溏为辨证依据。

6. 肝胃不和证

肝胃不和证是指肝失疏泄、胃失和降所表现的证候。

临床表现：胸胁、胃脘胀满疼痛，呃逆嗳气、吞酸嘈杂、郁闷或烦躁易怒、苔薄黄、脉弦。

辨证要点：以脘胁胀痛、嗳气吞酸与肝失疏泄并见为辨证依据。

7. 肝肾阴虚证

肝肾阴虚证是指肝肾两脏阴液亏损、虚热内扰所表现的证候。

临床表现：头晕目眩、耳鸣、两目干涩、胁痛、腰膝酸软、咽干、颧红盗汗、五心烦热、男子遗精、女子月经不调、舌红少苔、脉细数。

辨证要点：以眩晕耳鸣、胁肋灼痛、腰膝酸软与阴虚内热并见为辨证依据。

8. 肺脾气虚证

肺脾气虚证是指肺脾两脏气虚所表现的证候。

临床表现：食欲不振、腹胀便溏、气促而喘、痰多稀白，甚则面部虚浮、舌淡苔白、脉细弱。

辨证要点：以咳喘气短、腹胀便溏与气虚证并见为辨证依据。

9. 脾肾阳虚证

脾肾阳虚证是指脾肾阳气亏虚所表现的证候。

临床表现：形寒肢冷、面色苍白、腰膝或下腹冷痛、下利清谷，或五更泄泻，或全身水肿、小便不利，甚则出现腹胀如鼓、舌淡胖大、脉沉迟无力。

辨证要点：以腰膝冷痛、五更泄泻、水肿与虚寒证并见为辨证依据。

思考题

一、单项选择题

1. 阳偏胜所致证候是(　　)

A. 实热证　　B. 虚热证　　C. 实寒证　　D. 虚寒证　　E. 寒热错杂

2. 某患者表现为“头痛，发热，四肢无力”，判断表现是(　　)

A. 证　　B. 症状　　C. 病　　D. 标　　E. 本

3. 中医诊治疾病，在辨病辨证和对症治疗中，主要着眼于(　　)

A. 证　　B. 症　　C. 病　　D. 病因　　E. 体征

4. 关于辨证的描述，错误的是(　　)

A. 通过四诊收集症状、体征等资料

B. 分析疾病的原因、性质、部位

C. 分析邪正之间的关系

D. 概括、判断为某种性质的证

E. 仅分析疾病的原因病机

5. 听声音可以判断疾病的寒热虚实，属阳、属热者，常表现为(　　)

A. 语声低微，少言沉静　　B. 语声洪亮而高亢，多言躁动

C. 喘息气短，呼吸不相接连　　D. 呃逆，低怯无力，断续不接

6. 寒证、痛证、淤血或惊风，面色常表现为(　　)

A. 面色灰暗　　B. 面色发黄　　C. 面色发青　　D. 面色恍白

7. 若患者形体肥胖，肤白无华，伴精神不振，常为(　　)

A. 阴精亏虚　　B. 阳气不足　　C. 肾精不足　　D. 浮阳上越

8. 中医学的“证”不包括下列哪项(　　)

A. 病因　　B. 病性　　C. 病位　　D. 病的表现　　E. 邪正关系

二、简答题

1. 简述八纲辨证的辨证要点。

2. 简述脏腑辨证的辨证要点。

第八章 中医养生与调护

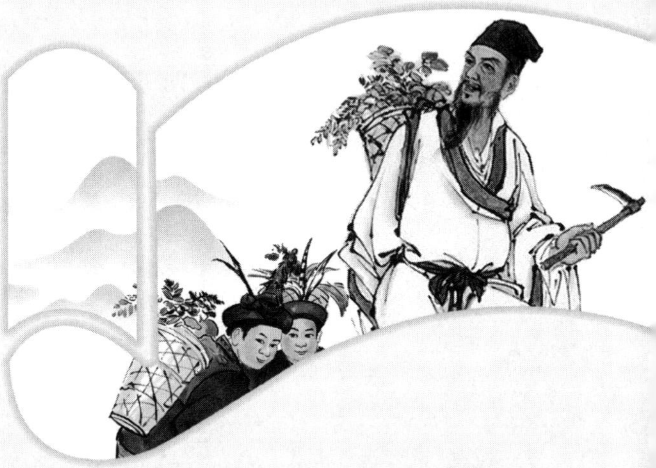

学习目标

1. 掌握中医养生的基本原则、常用方法。

2. 能运用中医养生的基本知识指导他人进行养生防病。

第一节　养　　生

养生又名摄生、保生、道生、卫生、寿世等。养，即保养、调养、补养；生，即生命、生存、生长。养生指的是根据人的生命发展规律，运用多种方法进行身心养护，以起到增强体质、健康精神、预防疾病、延年益寿的目的。

一、养生的基本原则

（一）顺应自然

“人以天地之气生，四时之法成。”自然界的各种变化都会直接或间接影响人体，产生相应的生理病理变化，即《灵枢·岁露论》谓：“人与天地相参也，与日月相应也。”顺应自然就是人的生命活动必须遵循自然界的客观规律，顺乎自然界的运动变化，与天地阴阳协调统一，使人体内外环境保持和谐平衡的状态！

（二）形神共养

形，即人的形体；神，即人的意识、精神和思维活动。所谓形神共养，是指不仅要注意形体的保养，还要注意精神的调养，使形体健壮、精力充沛，二者相辅相成，达到形与神俱、形神共养、形神合一，才能颐养天年。

（三）动静相合

中医养生主张的动静合一是强调“养静为摄生首务”，静以养神，是提倡“养生莫善于习动”，动以养形。

动，包括劳动和运动。“生命在于运动”“流水不腐，户枢不蠹”。运动可以促进气机通畅，经络通达，气血调和，九窍和利，增强抵御病邪的能力。动以养形，诸如散步、导引、打拳、舞蹈、游泳、按摩、气功等，应从实际出发，避免过度疲劳和过量运动。

静，包括精神清净和形体活动的相对安静。心神为身之统领，任诸物而理万机，易动而难静，故养静多指清静养神。静以养神，诸如四气调神、习练静功、少私寡欲、养性怡情等。

静以养神，动以养形，动静兼修，刚柔相济，以动静适宜为度，才能形神共俱，动静互涵，使生命力旺盛。

（四）调养脾胃

脾胃为“后天之本”“气血生化之源”。饮食物中的精微物质必须有赖于脾的运化才能转化为气血。脾胃功能健旺，则气血充沛，体健神旺。中医养生护理非常重视调养、顾护脾胃，常采用饮食、运动、精神、药物、针灸按摩等手段进行调摄，其中饮食调节是调养脾胃的关键，寒热适中，饥饱有度，干净卫生，营养全面，方能健运脾胃，调养后天。

（五）保养肾精

肾为“先天之本”，藏精，主生殖发育。肾储藏先天之精和后天之精，形成肾中精气，是人体生长发育和生殖的本源物质。古人云：“肾者，精神之舍，性命之根”“人之有肾，犹树之有根”。中医保养肾精常采用节欲固精、食疗、药物、导引、针灸按摩等方法，其中，节欲是关键，房事有节，不妄作劳，则肾精充盈，气足神旺，身心健康。

（六）顾护正气，防邪侵害

正气是对维护人体健康和抵抗病邪能力的综合概括。人体疾病的发生和机体早衰的根本原因，就在于机体正气的衰弱。正气旺盛，则人体阴阳协调、气血充盈、脏腑经络功能正常、卫外固密。

邪气是引起疾病发生的致病因素，日常生活中要有良好的行为习惯，讲究卫生，尽量避免环境和饮食物污染，防止六淫、疫气、虫兽等的侵害。

二、养生的常用方法

（一）四时调养

顺四时之气调养，即在养生防病中，要顺应四时气候变化的规律，“春夏养阳，秋冬养阴”，以与自然环境保持协调统一，使精神内守，形体强健。在气候变化剧烈或急骤时，要“虚邪贼风，避之有时”，防止病邪侵犯人体而发病。

（二）精神调养

亦即精神养生，是通过怡养心神、调摄情志、调剂生活等方法，加强人的心理健康，达到形神的高度统一，从而实现预防疾病、延缓衰老的养生方法。神是生命活动的主宰，保持神清气宁、安定清净的状态，不贪欲妄想，不为私念耗神伤正，同时精神愉悦，心情舒畅，方使五脏安和。反之，过度的情绪表达会诱发各种身心疾患。

（三）运动调养

又称运动养生，即用传统运动养生功法进行摄生锻炼，以舒筋活血、调节气息、调理脏腑，最终达到强身健体、益寿延年的养生方法。中国传统运动养生项目既有像五禽戏、八段锦、太极拳、易筋经、六字诀、气功等成套功法拳种，也有诸如踩高跷、跑旱船、赛龙舟等民俗项目。

（四）饮食调养

又称饮食养生，是以中医理论为基础，调节饮食，注意饮食宜忌，合理摄取食物，以调整脏腑阴阳的偏性，调养精气，从而增进健康，延缓衰老，延年益寿的调养方法。中医养生理论认为，饮食要干净卫生、有节制，还要重视五味调和等，否则，会因营养失衡、体质偏颇、五脏六腑功能失调而致病。

（五）药物调养

亦称药物养生，即选用具有抗衰老作用的中药或与食物搭配成药膳，来达到延缓衰老、强身保健目的的方法。用药物调养，是取药物本身之偏性纠正机体气血阴阳的偏差，调和气血，调节脏腑功能。

使用药物调养，还需顾护脾胃，注意用量及忌口，选择适宜的剂型，注意药物的储存和煎服等，以达到理想的效果。

（六）针灸、推拿调养

《素问·刺法论》中明确提出了针刺有保全精神、调养真气、维护机体自然状态的养生作用，并非专为治病而设。早在春秋战国时期就有用针灸防病保健、抗老延寿的记载了。

推拿又称按跷、跷引、案机等，是通过一定的手法作用于人体的经络、腧穴或一定部位，从而起到舒筋活络、调和气血、促进机体新陈代谢的作用。

第二节 调 护

一、护(治)病求本

(一) 护(治)标与护(治)本

标即现象、表象，本即本质。标与本是互相对立的两个方面，标的含义是复杂的、多方面的，如以正邪分，正气为本，邪气为标；以疾病分，因为本，症状为标；以病位分，内脏为本，体表为标；以发病先后或疾病新旧分，病(先病)为本，新病(后病)为标。标本关系并不是一成不变的，在治疗时须分清疾病的标本主次和轻重缓急，或先治其标，或先治其本，或标本同治。

1. 急则护(治)其标

标病危急，若不及时护治标病，会危及患者生命，或影响本病的护治，因而采用暂时性的急救措施。如大出血、腹胀满、剧痛、高热等病，宜先止血、除胀、止痛、退热，待病情稳定后，再护治本病。对标的护治，正是为了更好地护治疾病的根本。

2. 缓则护(治)其本

标病不急，主要针对病因、病证进行治疗，以解除疾病的根本，适用于慢性病或急性病的稳定期。如脾肾阳虚之泄泻，泄泻是标，脾肾阳虚是本，在泄泻不甚的情况下，采用温补脾肾之阳治其本，则泄泻自愈。

3. 标本同护(治)

在标病本病俱急或并重之时，采取标本兼顾、标本同治之法。如肾不纳气之咳喘，肾虚为本，肺失肃降为标，宜采取益肾纳气和肃肺平喘并举的护治措施。

（二）正护（治）与反护（治）

1. 正护（治）

逆疾病证候性质而实施的护治方法，又称为逆护。适用于疾病的临床表现与其本质相一致的病证，采用的护治方法与疾病的征象相反。临床常采用的包括“寒者热之”“热者寒之”“虚者补之”“实者泻之”，如胃寒而痛者，用温胃散寒法护理。

2. 反护（治）

顺从疾病假象而实施的护治方法，又称为从护。适用于疾病的临床表现与其本质不一致的病证。

（1）寒因寒用：以寒治寒，对真热假寒证用寒凉药物进行护治。如里热极重的热厥证，出现四肢厥冷的假象，而依其假象用寒凉药物进行护治。

（2）热因热用：以热治热，对真寒假热证用热性药物进行护治。如阴寒内盛，格阳于外，反见热象，而依其假象用热性药物进行护治。

（3）塞因塞用：以补开塞，如用补益法治疗因虚闭塞的胀满等真虚假实之证。

（4）通因通用：以通治通，用通利泻下之法治疗通泄症状的实证，如用通泻之法治疗内有积滞或瘀结导致的腹泻或漏血者。

二、扶正祛邪

疾病发生的过程，实质是邪正斗争的过程，正胜则病退，邪胜则病进。因此，扶正祛邪，改变邪正双方的力量对比。有利于疾病早日向好转、痊愈的方向转化。

（一）扶正

正，即正气，指机体正常的生理功能及抵御疾病的能力。《内经》“正气存内，邪不可干”“邪之所凑，其气必虚”，指出扶正适用于正气虚为主的疾病。根据《内经》“虚则补之”的原则，临床上灵活选用益气、养血、滋阴、壮阳等不同的方法。如玉屏风散固护卫气治疗气虚感冒，六味地黄丸滋补肾阴。

（二）祛邪

邪，即邪气，指致使疾病发生的各种因素。祛邪，就是消除病邪，达到邪去正复的目的。适用于以邪实为主的病证。根据《内经》“实则泻之”的原则，临床上灵活选用发汗、攻下、涌吐、清解、活血、利湿、消导等不同方法。如出现大便不通、脘腹痞满、腹痛拒按、按之坚硬等实证，需用泻下消导之法。

临床应用扶正祛邪原则时，须分清虚实轻重缓急，以决定扶正祛邪的主次、先后。扶正用于正虚无邪者；祛邪用于邪盛正虚不明显者。若属虚实错杂之证，则应扶正祛邪并用，根据邪正盛衰的关系和机体病证的特点，或先攻后补，或先补后攻，或攻补兼施。但应以“扶正不致留邪，祛邪不致伤正”为度。

三、调整阴阳

《素问·生气通天论》记载：“阴平阳秘，精神乃治，阴阳离决，精气乃绝。”疾病发生的根本原因乃是阴阳之间协调平衡遭到破坏，调整阴阳，即针对机体阴阳偏衰的变化，损其有余、补其不足，使阴阳恢复平衡状态。

（一）损其有余

对于阴阳偏盛，即阴或阳其中一方偏盛有余的病证采用“损其有余”的方法进行护理与治疗，即“实则泻之”。临床上应针对阴（寒）盛、阳（热）盛之别，分别采用散寒和清热的护治原则。如阳热亢盛的实热证，应用“热者寒之”的护理方法，以泻其阳热；阴寒内盛的实寒证，应用“寒者热之”的护理方法，以损其阴盛。

（二）补其不足

对于阴阳偏衰，即阴或阳的一方或双方虚损不足病证采取“补其不足”的方法进行护理与治疗，即“虚则补之”。临床上针对阴虚、阳虚、阴阳两虚，分别采用滋阴、补阳、阴阳双补的护治原则。阴虚不能制阳导致的虚热证，护理中应滋阴降火以制阳亢；因阳虚不能制阴导致的虚寒证，护理中应补阳以制阴寒。

四、因时、因地、因人制宜

因时、因地、因人制宜又称为三因制宜，是因时、因地、因人采用不同的护治措施。

（一）因时制宜

根据四时不同季节气候特点确定养生、用药、护理的原则，称为因时制宜。如春夏时节人体腠理疏松而多汗，即使感受风寒之邪，也不宜过用辛温发散之品，以防开泄太过，损伤津气；秋冬时节人体阳气内敛，宜少用苦寒伤阳之药。

（二）因地制宜

根据地域环境的不同，制订适宜的护理和治疗原则，称为因地制宜。如西北地区，地势高而寒冷，多病寒燥，在护理上应偏用辛热温润之品，慎用寒凉之剂；东南地区，地势低而温热潮湿，多病湿热，治宜苦寒。

（三）因人制宜

1. 年龄

根据患者年龄、性别、体质、生活习惯、性格特点等制订适宜的护治原则。如老人气血亏虚，病多虚证，或虚中夹实，应注意保护正气，多用补虚或攻补兼施之法护理；小儿生机蓬勃，但脏腑娇嫩，气血未充，易病伤食或寒温不调，用药宜轻，勿投峻剂和补剂。

2. 性别

妇人有经、带、胎、产等情况，护理用药也当有别，如妊娠期、月经期禁用或慎用峻下、破血、滑利、走窜及有毒之物；产后护理应兼顾恶露不尽和气血亏虚。

3. 体质

素体阳虚者，宜用滋补温热之品，慎用寒凉之物；素体阴虚内热者，宜用清补滋阴生津之品，慎用温补之物。

思考题

一、单项选择题

1.“热者寒之，寒者热之”的护理方法，属于(　　)

A. 正护法　　B. 反护法　　C. 热因热用　D. 寒因寒用　E. 塞因塞用

2.“圣人不治已病治未病，不治已乱治未乱”的观点，强调的是(　　)

A. 扶正祛邪的护理原则　　B. 治病求本的护理原则

C. 标本缓急的护理原则　　D. 三因制宜的护理原则

E. 预防为主的护理原则

3. 一病人原患水肿，又复感风寒，出现恶寒无汗，咳嗽胸满，腰痛尿少，全身浮肿时，需采取(　　)

A. 正护法　　B. 反护法

C. 急则护其标法　　D. 缓则护其本法

E. 标本同护法

4. 针对冲任亏损之闭经采取补益气血的方法进行治护，这种方法属(　　)

A. 热因热用　　B. 寒因寒用

C. 塞因塞用　　D. 通因通用

E. 反佐法

5. 顺从疾病假象进行护理的方法，属于(　　)

A. 正护法　　B. 反护法

C. 扶正法　　D. 祛邪法

E. 标本同护法

二、简答题

1. 简述主要的养生方法。

第九章 中药的应用与护理

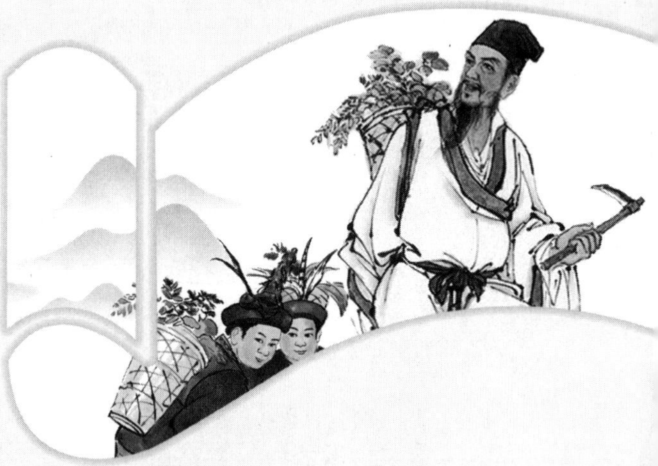

学习目标

1. 掌握中药性能的含义及主要内容。
2. 掌握常用中药的主要功效、适应证及使用注意事项。
3. 熟悉中药的组方原则及变化规律。
4. 能运用中医药理论指导患者正确选择、使用、煎煮中药。

第一节 中药方剂基本知识

中药，是在中医理论指导下，具有预防、治疗疾病作用的天然药物及其简单加工品。按其主要来源可分为植物药、动物药、矿物药三类。其中以植物类药材居多(占90%)，且应用广泛，故人们常把中药称为草药，历代医家把记载中药的专著称为本草。

方剂，又称为药方，是在辨证审因、确定治法的基础上，选择适当的药物按照一定的组方原则搭配，并规定剂量、剂型和用法等。

中药和方剂是中医药学的重要组成部分，也是中医运用中医药理论防治疾病的重要形式。因此，护理人员应该掌握相应的中药方剂基本知识。

一、中药基本知识

中药的性能，是对中药作用的基本性质和特征的高度概括。人们将药物与疗效有关的性质和性能统称为药性；将研究药性形成的机制及其临床运用规律的理论，称为药性理论。中药的作用繁多，将其多种多样的性质与功能概括起来，主要有四气、五味、升降浮沉、归经、毒性等。

（一）四气

四气，是指药物具有寒、热、温、凉四种不同的药性，又称为四性。四气主要反映药物作用于人体影响其阴阳盛衰、寒热变化的性质。

温热与寒凉是两种不同的属性，温热属阳，寒凉属阴。而温与热，寒与凉既存在共同性质，又有程度上的差异。药物寒热偏性不太明显，药性平和，作用缓和，称为平性药。

药性的寒热温凉，是从药物作用于机体所发生的不同反应概括出来的，是与所治疾病的寒热性质相对而言的。故凡能消除或减轻热证的药物，一般属于寒性或凉性，如黄芩、黄连；反之，凡能消除或减轻寒证的药物，一般属于热性或温性，如附子、干姜、肉桂。

一般而言，温热药多具有温中、散寒、补气(火)助阳等功效，主要用于阴证、寒证、虚证；寒凉药多具有清热泻火、凉血解毒、泻下通便、平肝等功效，主要用于阳证、热证、实证。

（二）五味

五味，即酸、苦、甘、辛、咸。实际上药味不止五种，还有淡味和涩味，因淡味与甘味相似，涩味与酸味作用相近，故仍称为五味。其中，酸、苦、咸、涩属阴，辛、甘、淡属阳。

药味的产生最初是依据药物的真实滋味通过口尝而得，如酸味乌梅、五味子，苦味黄连、黄柏，甜味甘草、饴糖，咸味海藻、昆布等。随着用药实践的发展，人们逐渐认识到以作用推断其“味”的方法，如葛根无辛味，但具有解表散邪的功效，磁石不咸，但能入肾经纳气平喘、聪耳明目。故中药的五味主要是用于反映该药的作用特征，与实际口尝滋味并无必然联系。药物的味不同，作用就不同；味相同，作用就相似。

1. 辛

能散、能行，是指辛味药物具有发散、行气、活血、化湿、开窍等作用。常用于表证、气滞、血瘀、湿阻、窍闭等证。

2. 甘

能补、能缓、能和，是指甘味药物具有补虚、缓急止痛、调和药性、和中解毒等作用。常用于虚证、脾胃不和、拘急疼痛等证。

3. 酸

能收、能涩，是指酸味药物具有收敛固涩作用，涩与酸味作用相似，酸还有生津作用。常用于体虚多汗、久泻、遗精、滑精、尿频、遗尿等证。

4. 苦

能泄、能燥、能坚阴，是指苦味药物具有清热泻火、降肺止咳、通泄大便、燥湿祛湿、泻火存阴等作用。常用于实热证，热结便秘、湿痹等证。

5. 咸

能软、能下，是指咸味药物具有软坚散结和泻下通便的作用。常用于瘰疬、瘿瘤、痰核、热结便秘等证。

6. 淡

能渗、能利，是指淡味药物具有渗湿、利水等作用。常用于水肿、小便不利等证。

上述五味的作用，只是药性理论的一个方面，必须结合其他特性，才能全面认识和掌握药物的作用。

（三）升降浮沉

升降浮沉是指药物对机体的作用趋向，表现为向上、向下、向外、向内四种。

“升”是上升、升提，“降”是下降、降逆，“浮”是上浮、发散，“沉”是沉降、下行。升浮药大多具有发表、祛风、升阳、涌吐等功效；沉降药大多具有清热泻下、止咳平喘、息风潜阳、利水消肿、重镇安神等功效。

有些药物可同时具有升浮和沉降的“双向性”，如麻黄既具有宣肺平喘的向上和向外的作用趋向，又具有利水消肿的向下向内的作用趋向。

药物升降浮沉的作用趋向与药物的性味、质地和炮制方法有着密切的关系。一般来讲，性属温热，味属辛、甘、淡的药物大多升浮；花、叶、皮、枝等质地较轻的药物大多升浮。性属寒凉，味属酸、苦、咸的药物大多沉降；种子、果实、矿物、贝壳等质地较重的药物大多沉降。另外，炮制加工等方法也可以改变药物升降浮沉性能，如酒制则升，姜炒则散，盐炒下行。

（四）归经

归经表示药物的作用部位或适用范围，是指药物对于机体的选择性作用。一种药物通常主要对某一经或某几经发生明显的作用，而对其他经则作用较小，甚至没有作用。如羌活善治太阳经头痛，白芷善治阳明经头痛，柴胡善治少阳经头痛。中药的归经是以中医藏象学说和经络学说为理论基础，把药物的功效与人体脏腑经络密切联系，从而为临床辨证论治提供依据。

（五）毒性

对中药毒性的认识古今不同，西汉以前把所有药物称为“毒药”，此时的“毒”，是指药物的偏性。目前，人们对中药毒的认识主要是指药物对机体产生的有害性反应。中药毒性的大小没有统一的标准，目前采用的是《中华人民共和国药典》（一部）记载的大毒、有毒、小毒三级分类法。掌握药物毒性的大小，就可认识其作用的峻急和缓，以便根据体质强弱、病情的轻重，恰当地选择药物并确定用量，做到中病即止，以防止过量或蓄积中毒，确保用药安全。

产生中药中毒的原因，除药物本身的毒性外，还与剂量过大、服用时间过长、炮制不当、配伍失度、剂型失宜、煎服法错误、误服伪品、药不对症、个体差异等多种因素有关。

二、方剂基本知识

方剂，又称为药方，是在中医临床辨证的基础上，按照组方原则，选择合适的药物，酌定剂量、剂型、用法配伍而成的具有特定疗效的药物组合。方剂是中医运用中医药理论防治疾病的主要形式。

（一）方剂的组成原则

方剂的组成要遵循严格的组方原则，即由“君、臣、佐、使”四个部分组成，这是方剂理论的核心内容，以此说明方剂中药物配伍的主次地位及从属关系。一个疗效精确的药方，必须组方严谨、方义明确、重点突出、针对性强、少而精悍。

1. 君药

是针对主病或主证起主要治疗作用的药物。君药一般药味少，药量较大，效力较强，起主导作用，是方剂中不可缺少的主药。

2. 臣药

有两种含义：一是辅助君药加强治疗主病或主证的药物；二是针对兼病或兼证起主要治疗作用的药物。

3. 佐药

有三种含义：一是协助君、臣药增强疗效或直接治疗次要兼证的药物，称为佐助药；二是用于消除或降低君、臣药毒性或烈性的药物，称为佐制药；三是根据病情的需要，运用与君药性味相反而又能在治疗中起相成作用的药物，称为反佐药。佐药药量少于臣药，佐助药、佐制药使用较多，反佐药使用较少。

4. 使药

有两种含义：一是能引方中诸药直达病所，称为引经药；二是调和方中诸药或协调药性，称为调和药。使药一般药力小、药量较轻。

方剂中的“君、臣、佐、使”是以所治疾病和所选药物在方中所起的作用为依据确立的。君药是方中唯一不可缺少的药物，其他成分不一定都具备，需视病情的需要而定，复杂的方剂君药可有两味或两味以上。

（二）方剂的组成变化

方剂的组成既有严格的原则性，又有极大的灵活性。临证组方在遵循君、臣、佐、使配伍原则的同时，还需根据病情轻重缓急、体质强弱、年龄大小、四时气候以及地域差异等因素，予以灵活加减变化。方剂的变化形式主要有以下三种。

1. 药味加减的变化

即在君药不变的前提下，对臣药或佐使药进行加减。适用于主证不变，随次要兼证的不同进行加减的情况。佐使药加减变化一般不会引起方剂功效的根本改变，而臣药的加减可能会使方剂的功效发生根本性的改变。在对成方加减时，不可减去君药，否则就不能说是某方加减，而是另组新方了。

2. 药量增减的变化

药物的用量直接决定药力的大小，有时用量的变化还会改变方剂的配伍关系，从而引起方剂功效、主治的改变。

3. 剂型配制的变化

同个方剂，用药量相同，剂型不同，作用也会有所差别。这种差别主要表现在药力大小和缓峻的区别，如病情轻而较缓者可用丸散剂以缓治，病情重而较急者可用汤剂以速治。临床还可根据疾病的不同，酌情选用丹剂、膏剂、酒剂等其他剂型。

（三）常用剂型

所谓剂型，是将处方按照医疗需要或药物特点制成一定大小和不同规格的制剂。不同的剂型具有不同的用药特点及其适应证。以下主要介绍汤剂、散剂、丸剂、膏剂、酒剂、颗粒剂。

1. 汤剂

是将药物配齐用水或酒等浸泡后，煎煮一定时间，去渣取汁制成的液体剂型。特点：吸收快、药效发挥迅速、便于随证加减，适用于病证较重或病情不稳定的患者。

2. 散剂

是将药物研碎，均匀混合制成干燥粉末状制剂。特点：制作简便、吸收较快、节省药材、不易变质、便于服用及携带。

3. 丸剂

是将药物研成细末或药材提取物，用蜜、水或米糊、面糊、酒、药汁等作为赋形剂制成球形的固体剂型。特点：丸剂与汤剂相比，吸收缓慢、药力持久、便于服用、便于携带及储存。适用于慢性、虚弱性疾病。但也有丸剂药性较为峻猛，如安宫牛黄丸。临床常用的丸剂有蜜丸、水丸、浓缩丸等。

4. 膏剂

是将药物用水或植物油煎熬浓缩去渣制成的剂型，有内服和外用两种。内服膏剂有流浸膏、浸膏、煎膏三种；外用膏剂分为软膏和硬膏两种。

5. 酒剂

是以酒为溶媒，将药物放入白酒或黄酒中浸泡，或加温隔水炖煮，去渣取液制成的剂型。可供内服或外用。酒剂的特点是活血通络、易于发散、增强药效，故常在祛风通络和补益剂中使用，如枸杞酒、桑葚酒、五加皮酒、肉苁蓉酒等。外用酒剂可祛风活血、消肿止痛。

6. 颗粒剂

是将药材提取物加适量赋形剂或部分药物细粉制成的干燥颗粒状或块状制剂，用时以开水冲服。特点是作用迅速、味道可口、体积较小、服用方便等，常用的有感冒退热颗粒、杏苏止咳颗粒、板蓝根颗粒等。

此外，还有茶剂、露剂、锭剂、线剂、糖浆剂、片剂、胶囊剂、注射剂、灸剂、灌肠剂、搽剂、气雾剂等，临床中亦广泛使用，而且还在不断研制新剂型，以适应临床复杂疾病的需要。

第二节　常用中药与方剂

一、常用中药

（一）解表药

以发散表邪、解除表证为主要作用的药物，称为解表药。解表药多味辛质轻，主入肺、膀胱经，偏行肌表，能促进机体发汗，从而祛除表邪。温性药物多主治风寒表证，寒凉性药物多主治风热表证。部分药物兼有利水、透疹、祛风湿等功效。常用解表药见表 9-1。

表 9-1　常用解表药

发散风寒药			
药名	性味与归经	功效	临床应用
麻黄	辛、微苦、温 肺、膀胱	发汗解表，宣肺平喘，利水消肿	1. 用于风寒表实证；2. 用于咳喘实证；3. 用于风水水肿
桂枝	辛、甘、温 肺、心、膀胱	发汗解肌，温经通脉，通阳化气	1. 用于外感风寒表证；2. 用于寒凝血滞的痹证，脘腹冷痛、痛经、经闭等证；3. 用于胸痹、痰饮、水肿及心动悸、脉结代
紫苏	辛、温 肺、脾	发汗解表，行气宽中，解鱼蟹毒	1. 用于外感风寒证；2. 用于脾胃气滞证；3. 用于食鱼蟹中毒
生姜	辛、微温 肺、脾	发汗解表，温中止呕，温肺止咳	1. 用于外感风寒表证；2. 用于多种呕吐证；3. 用于风寒咳嗽
香薷	辛、微温 肺、胃、脾	发汗解表，化湿和中，利水消肿	1. 用于阴暑证；2. 用于水肿
荆芥	辛、微温 肺、肝	祛风解表，透疹止痒，止血	1. 用于外感表证；2. 用于麻疹透发不畅，风疹瘙痒；3. 用于疮疡初起兼有表证；4. 用于吐衄下血
防风	辛、甘、微温 膀胱、肝、脾	祛风解表，胜湿止痛，止痉	1. 用于外感表证；2. 用于风寒湿痹证；3. 用于破伤风
羌活	辛、苦、温 膀胱、肾	发散风寒，胜湿止痛	1. 用于外感风寒表证；2. 用于风寒湿痹证
白芷	辛、温 肺、胃	祛风散寒，通窍止痛，消肿排脓，燥湿止带	1. 用于风寒感冒、头痛、牙痛；2. 用于鼻塞、鼻渊；3. 用于疮疡肿毒；4. 用于寒湿带下
细辛	辛、温、有小毒 肺、肾、心	祛风解表，散寒止痛，温肺化饮，通窍	1. 用于外感风寒及阳虚外感证；2. 用于头痛、痹痛、牙痛等痛证；3. 用于寒饮咳喘
苍耳子	辛、苦、温、有小毒 肺	祛风解表，宣通鼻窍，除湿止痛	1. 用于风寒表证及鼻渊；2. 用于痹证

续表

发散风热药			
药名	性味与归经	功效	临床应用
薄荷	辛、凉 肺、肝	发散风热，清利咽喉，透疹解毒，疏肝解郁	1. 用于外感风热及温病初起的发热、微恶风寒、头痛者；2. 用于风热上攻所致头痛目赤、咽喉肿痛；3. 用于麻疹初起透发不畅，或风疹瘙痒；4. 用于肝气郁滞，证见胸闷、痛等
牛蒡子	辛、苦、寒 肺、胃	发散风热，宣肺透疹，利咽散结，解毒消肿	1. 用于外感风热，证见咳嗽、吐痰不利等；2. 用于麻疹初起，透发不畅及风热发疹等证；3. 用于风热或热毒上攻的咽喉肿痛；4. 用于热毒疮疡及痄腮
桑叶	甘、苦、寒 肺、肝	发散风热，润肺止咳，平肝明目	1. 用于外感风热，温病，证见发热头痛、咽喉肿痛等；2. 用于肺热或燥热伤肺，证见咳嗽痰少、鼻咽干燥等；3. 用于肝阳眩晕、目赤昏花
菊花	辛、甘、苦、微寒 肺、肝	发散风热，清肝明目，平抑肝阳，清热解毒	1. 用于外感风热及温病初起、发热头痛；2. 用于目疾；3. 用于肝阳上亢、头痛眩晕；4. 用于疔疮中毒
柴胡	苦、辛、微寒 肝、胆	疏散退热，疏肝解郁，升举阳气，清胆截疟	1. 用于少阳证、外感发热；2. 用于肝郁气滞、胸胁疼痛、月经不调；3. 用于气虚下陷，久泻脱肛，胃、子宫下垂；4. 用于疟疾
葛根	甘、辛、凉 脾、胃	解肌退热，透发麻疹，生津止渴，升阳举陷	1. 用于外感发热、头痛项强；2. 用于麻疹透发不畅；3. 用于热病烦渴、内热消渴；4. 用于热泄热痢、脾虚久泻

（二）清热药

清热药是以清解里热为主要功效，用以治疗里热证的药物。清热药药性寒凉，具有清热泻火、清热解毒、清热燥湿、清热凉血或清虚热等功效。按“热者寒之”的治则，主要用于治疗温热性疾病、痈肿疮毒、湿热泻痢，以及阴虚发热等里热证。常用清热药见表 9-2。

表 9-2　常用清热药

药名	性味与归经	功效	临床应用
清热泻火药			
石膏	辛、甘、大寒 肺、胃	清热泻火，除烦止渴，收敛生肌	1. 用于气分实热证；2. 用于肺热咳喘；3. 用于胃火牙痛；4. 用于疮疡溃后不敛、湿疹、水火烫伤
知母	苦、甘、寒 肺、胃、肾	清热泻火，滋阴润燥	1. 用于气分实热证；2. 用于肺热咳嗽、阴虚燥咳；3. 用于阴虚消渴；4. 用于骨蒸潮热
栀子	苦、寒 心、肝、肺、胃、三焦	泻火除烦，清热利湿，凉血解毒	1. 用于热病烦闷；2. 用于湿热黄疸；3. 用于血热出血；4. 用于热毒疮疡
夏枯草	辛、苦、寒 肝、胆	清肝明目，消肿散结	1. 用于目赤肿痛、头痛眩晕、目珠疼痛；2. 用于瘰疬、瘿瘤
决明子	甘、苦、咸、微寒 肝、肾、大肠	清肝明目，润肠通便	1. 用于目赤肿痛、目暗不明；2. 用于头痛眩晕；3. 用于肠燥便秘
清热燥湿药			
黄芩	苦、寒 肺、胃、胆、大肠	清热燥湿，泻火解毒，止血，安胎	1. 用于湿温暑湿、黄疸泻痢、热淋涩痛；2. 用于肺热咳嗽；3. 用于热病烦渴、寒热往来；4. 用于咽喉肿痛、痈肿疮毒；5. 用于血热出血证；6. 用于胎动不安
黄连	苦、寒 心、肝、胃、大肠	清热燥湿，泻火解毒	1. 用于湿热中阻、脘痞呕恶、泻痢腹痛；2. 用于热病高热；3. 用于心烦失眠、胃热呕吐；4. 用于痈肿疮毒；5. 用于血热出血证
黄柏	苦、寒 肾、膀胱、大肠	清热燥湿，泻火解毒	1. 用于湿热带下、热淋、足膝肿痛、泻痢、黄疸；2. 用于疮疡肿毒、湿疹湿疮；3. 用于阴虚发热、遗精盗汗
清热解毒药			
金银花	甘、寒 肺、心、胃	清热解毒，疏散风热	1. 疮痈疔肿；2. 外感风热、温病初起；3. 热毒血痢
连翘	苦、微寒 肺、心、胆	清热解毒，消痈散结，疏散风热	1. 痈肿疮毒、瘰疬结核；2. 外感风热、温病初起
板蓝根	苦、寒 心、胃	清热解毒，凉血利咽	1. 温病发热、头痛、喉痛或身发斑疹；2. 大头瘟疫、丹毒、痄腮
蒲公英	苦、甘、寒 肝、胃	清热解毒，利湿	1. 疮痈、乳痈、内痈；2. 热淋、黄疸

续表

清热解毒药			
药名	性味与归经	功效	临床应用
鱼腥草	辛、微寒 肺	清热解毒，消痈排脓，利尿通淋	1. 肺痈、肺热咳嗽；2. 热毒疮痈；3. 热淋
败酱草	辛、苦、微寒 肝、胃、大肠	清热解毒，消痈排脓，祛瘀止痛	1. 用于肠痈、肺痈、疮痈；2. 用于产后瘀阻腹痛
土茯苓	甘、淡、平 肝、胃	解毒利咽，通利关节	1. 用于梅毒；2. 用于热淋、带下、湿疹
白头翁	苦、寒 大肠	清热解毒，凉血止痢	3. 用于热毒血痢
清热凉血药			
生地	甘、苦、寒 心、肝、肾	清热凉血，养阴生津	1. 用于热入营血证；2. 用于吐血衄血、便血崩漏、热毒斑疹；3. 用于热病口渴、内伤消渴、肠燥便秘
玄参	甘、苦、咸、寒 肺、胃、肾	清热凉血，滋阴解毒	1. 用于热入营血证；2. 用于咽喉肿痛、瘰疬痰核、脱疽；3. 用于劳嗽咳血、阴虚发热、消渴便秘
牡丹皮	苦、辛、微寒 心、肝、肾	清热凉血，活血散瘀	1. 用于血热斑疹吐衄；2. 用于虚热证；3. 用于经闭痛经、癥瘕积聚、跌打损伤；4. 用于疮痈、肠痈
赤芍	苦、微寒 肝	清热凉血，祛瘀止痛	1. 用于血热之斑疹、吐衄；2. 用于经闭痛经、癥瘕积聚、跌打损伤，疮痈肿痛；3. 用于目赤肿痛
清虚热药			
青蒿	苦、辛、寒 肝、胆、肾	清虚热，凉血，解暑，截疟	1. 用于热病伤阴、夜热早凉；2. 用于阴虚发热；3. 用于暑热外感；4. 用于疟疾
地骨皮	甘、寒 胃、肝、肾	清虚热，清热凉血，清肺降火	1. 用于阴虚发热；2. 用于血热出血；3. 用于肺热；4. 用于咯血、衄血；5. 用于内热消渴；6. 用于骨蒸盗汗

（三）祛湿药

凡以祛风除湿、健脾利湿、利水消肿、利尿通淋、祛湿退黄为主要治疗作用，用于治疗风湿痹阻、湿邪中阻、水肿、下焦湿热及黄胆的药物，称为祛湿药。根据临床治疗作用不同，又分为祛风湿药、化湿药、利水消肿药、利尿通淋药和祛湿退黄药五类常见祛湿药。常用祛湿药见表 9-3。

表 9–3　常用祛湿药

药名	性味与归经	功效	临床应用
祛风湿药			
独活	辛、苦、温 肾、膀胱	祛风湿，止痹痛，解表	1. 风寒湿痹痛；2. 头风头痛、风寒表证及表证夹湿
防己	苦、辛、寒 膀胱、肾、脾	祛风湿止痛，利水消肿	1. 用于风湿痹证；2. 用于水肿、小便不利、脚气肿痛
川乌	辛、苦、热， 有大毒 心、脾、肝、肾	祛风除湿，散寒止痛	1. 用于风寒湿痹、拘急止痛；2. 用于寒湿诸痛
威灵仙	辛、咸、温 膀胱	祛风湿，通经络，消痰水，治骨鲠	1. 用于风湿痹痛、拘挛麻木、瘫痪；2. 用于痰饮积聚；3. 用于诸骨鲠喉
木瓜	酸、温 肝、脾	舒筋活络，除湿和胃	1. 风湿痹痛、筋脉拘挛、脚气肿痛；2. 吐泻转筋
五加皮	辛、苦、温 肝、肾	祛风湿，强筋骨，利尿	1. 用于风湿痹痛；2. 用于腰膝软弱、小儿行迟；3. 用于水肿、脚气浮肿
桑寄生	苦、甘、平 肝、肾	祛风湿，益肝肾，强筋骨，安胎	1. 用于风湿痹痛、腰膝酸软等；2. 用于胎漏下血、胎动不安
化湿药			
广藿香	辛、微温 脾、胃、肺	化湿，解暑，止呕	1. 用于湿滞中焦证；2. 用于暑湿证及湿温初起；3. 用于呕吐
佩兰	辛、平 脾、胃、肺	化湿，解暑	1. 用于湿滞中焦证；2. 用于外感暑湿或湿温初起
苍术	辛、苦、温 脾、胃	燥湿健脾，祛风湿，发表	1. 用于湿滞中焦证；2. 用于风湿痹痛；3. 外感表证夹湿之证
厚朴	苦、辛、温 脾、胃、肺、大肠	燥湿，行气，消积，平喘	1. 用于湿阻中焦证；2. 用于肠胃积滞；3. 用于痰饮喘咳
砂仁	辛、温 脾、胃	化湿开胃，温脾止泻，理气安胎	1. 用于湿阻中焦、脾胃气滞证；2. 用于脾胃虚寒吐泻；3. 用于妊娠气滞恶阻及胎动不安
利水消肿药			
茯苓	甘、淡、平 心、脾、胃	利水渗湿，健脾安神	1. 水肿、小便不利；2. 脾虚诸证；3. 心悸、失眠
猪苓	甘、淡、平 肾、膀胱	利水渗湿	水肿、小便不利，泄泻，淋浊，带下
泽泻	甘、淡、寒 肾、膀胱	利水渗湿，泻热	1. 水肿、小便不利、痰饮、泄泻；2. 湿热带下、淋浊

续表

利水消肿药			
药名	性味与归经	功效	临床应用
薏苡仁	甘、淡、微寒 脾、胃、肺	利水渗湿，健脾止泻，清热排脓，除痹	1. 水肿、小便不利；2. 脾虚泄泻；3. 肺痈、肠痈；4. 湿痹筋脉拘挛
利尿通淋药			
车前子	甘、寒 肾、肝、肺	利尿通淋，渗湿止泻，清肝明目，清肺化痰	1. 用于热淋、水肿、小便不利；2. 用于暑湿泄泻；3. 用于目赤肿痛、目暗昏花；4. 用于热痰咳嗽
海金沙	甘、寒 膀胱、小肠	利尿通淋	用于各种淋证
粉萆薢	苦、平 脾、胃、膀胱	利湿浊，祛风湿	1. 用于膏淋、白浊；2. 用于风湿痹证
祛湿退黄药			
茵陈	苦、寒 脾、胃、肝、胆	清利湿热，利胆退黄	1. 用于黄疸；2. 用于湿温、湿疮、湿疹
金钱草	甘、淡、微寒 肝、胆、肾、膀胱	除湿退黄，利尿通淋，解毒消肿	1. 用于湿热黄疸；2. 用于石淋、热淋；3. 用于痈、恶疮肿毒、毒蛇咬伤；4. 用于烧伤、烫伤

（四）理气药

凡以疏理气机为主要作用，用于治疗气滞或气逆证的药物，称为理气药，又称为行气药，本类药物多辛香苦温，主归肝、脾、肺经。主要用于治疗气机不畅的气滞及气逆证。部分药物兼有破气、燥湿、化痰等作用。常用理气药见表 9-4。

表 9-4　常用理气药

理气药			
药名	性味与归经	功效	临床应用
陈皮	辛、苦、温 脾、肺	理气健脾，燥湿化痰	1. 用于脾胃气滞证；2. 用于痰湿壅滞证
青皮	苦、辛、温 肝、胆、胃	疏肝破气，消积化滞	1. 肝气郁结诸证；2. 食积气滞证；3. 气滞血瘀证
枳实	苦、辛、微寒 脾、胃、大肠	破气消积，化痰除痞	1. 食积气滞、脘腹痞满证；2. 痰浊阻滞、胸脘痞满证
木香	辛、苦、温 脾、胃、大肠、胆	行气，调中，止痛	1. 脾胃气滞诸证；2. 大肠气滞、泻下后重；3. 肝胆气滞证

续表

理气药			
药名	性味与归经	功效	临床应用
香附	辛、微苦、微甘 肝、三焦	疏肝理气，调经止痛	1. 肝郁气滞诸痛证；2. 月经不调诸证
沉香	辛、苦、温 脾、胃、肾	行气止痛，降逆止呕，温肾纳气	1. 寒凝气滞之胸腹胀痛证；2. 胃寒呕吐；3. 用于虚喘
川楝子	苦、寒，有小毒 肝、胃、小肠、膀胱	行气止痛，疏肝泻热，杀虫疗癣	1. 肝郁化火、胁肋胀痛之证；2. 虫积腹痛
薤白	辛、苦、温 肺、心、胃、大肠	通阳散结，行气导滞	1. 胸痹证；2. 肠胃气滞、泻痢后重

（五）理血药

凡能调理血分，以制止体内外出血或以通畅血行、消散瘀血为主要治疗作用，用于治疗血分病证的药物，称为理血药。理血药可分为止血药和活血化瘀药两类。止血药多苦涩或甘，主归心、肝二经，适用于咳血、咯血、吐血、衄血、便血、尿血、崩漏、紫癜及外伤出血等各种出血病证；活血化瘀药多辛、苦，性多偏温，主归心经、肝经，适用于治疗刺痛、痛处固定不移、肿块、舌紫暗等为主要症状的瘀血证。常用理血药见表 9-5。

表 9-5　常用理血药

止血药			
药名	性味与归经	功效	临床应用
大蓟	苦、甘、凉 心、肝	凉血止血，散瘀解毒消痈	1. 用于血热出血证；2. 用于热毒疮痈；3. 降血压、利胆退黄
小蓟	苦、甘、凉 心、肝	凉血止血，散瘀解毒消肿	1. 用于血热妄行出血证；2. 用于热毒疮痈
地榆	苦、酸、微寒 肝、胃、大肠	凉血止血，解毒敛疮	1. 用于各种血热出血证；2. 用于痈疽肿毒；3. 用于水火烫伤、湿疹、皮肤溃烂
槐花	苦、微寒 肝、大肠	凉血止血，清肝明目	1. 用于血热出血证；2. 用于肝火上炎之目赤头痛
侧柏叶	苦、涩、微寒 肺、肝、大肠	凉血止血，祛痰止咳	1. 用于各种出血证；2. 用于咳嗽痰多证；3. 外敷可治丹毒、痄腮等
白茅根	甘、寒 肺、胃、大肠	凉血止血，清热利尿	1. 用于血热出血证；2. 用于热淋、水肿、小便不利及湿热黄疸

续表

止血药			
药名	性味与归经	功效	临床应用
三七	甘、微苦、温 肝、胃	化瘀止血，消肿定痛	1. 用于体内外各种出血证；2. 用于跌仆瘀肿疼痛
蒲黄	甘、微辛、平 肝、心	化瘀，止血，利尿	1. 用于各种内外出血证；2. 用于瘀滞心腹疼痛；3. 用于血淋
白及	苦、甘、涩、微寒 肺、胃、肝	收敛止血，消肿生肌	1. 用于体内外诸出血证；2. 用于疮疡肿毒、烫伤及肛裂、手足皲裂等
艾叶	辛、苦、温 肝、脾、肾	温经止血，散寒止痛，调经安胎，祛湿止痒	1. 用于虚寒性出血证，尤适于崩漏；2. 用于虚寒性腹痛；3. 用于虚寒性的月经不调及胎动不安；4. 用于泻痢霍乱、妇女带下及湿疹、疥癣
炮姜	苦、涩、温 脾、肝	温经止血，温中止痛，温中止泻	1. 用于虚寒性吐血、便血、崩漏等；2. 用于虚寒腹痛、腹泻等
活血祛瘀药			
川芎	辛、温 肝、胆、心包	活血行气，祛风止痛	1. 用于血瘀气滞证；2. 用于头痛；3. 用于风湿痹痛、肢体麻木
延胡索	辛、苦、温 心、肝、脾	活血，行气，止痛	用于血瘀气滞诸痛
郁金	辛、苦、寒 肝、心、胆	活血止痛，行气解郁，凉血清心，利胆退黄	1. 用于血瘀气滞之胸胁腹痛；2. 用于热病神昏、癫痫等证；3. 用于肝胆湿热证；4. 用于肝郁化火、气火上逆、破血妄行之吐血、衄血及妇女倒经等
乳香	辛、苦、温 心、肝、脾	活血止痛，消肿生肌	1. 用于血瘀诸痛证；2. 用于疮疡痈肿、瘰疬
没药	苦、辛、平 心、肝、脾	活血止痛，消肿生肌	用于瘀血阻滞之证
丹参	苦、微寒 心、肝	活血调经，凉血消痈，清心安神	1. 用于血瘀经闭、通经、月经不调、产后瘀滞腹痛等证；2. 用于血瘀之心腹疼痛、癥瘕积聚等证；3. 用于疮疡痈肿；4. 用于温热病热入营血、烦躁不安及心悸失眠等证
红花	辛、温 心、肝	活血通经，祛瘀止痛	1. 用于血瘀通经、经闭、产后瘀滞腹痛等证；2. 用于癥瘕积聚、跌打损伤、心腹损伤、心腹瘀阻疼痛等证；3. 用于血热瘀滞、斑疹紫暗
桃仁	苦、甘、平，有小毒 心、肝、大肠	活血祛瘀，润肠通便，止咳平喘	1. 用于多种血瘀证；2. 用于肺痈、肠痈；3. 用于肠燥便秘；4. 止咳平喘
益母草	苦、辛、微寒 肝、心、膀胱	活血祛瘀，利水消肿，清热解毒	1. 用于妇人经产诸证；2. 用于水肿、小便不利；3. 用于痈肿疮毒、皮肤瘙痒

续表

活血祛瘀药			
药名	性味与归经	功效	临床应用
牛膝	苦、酸、甘、平 肝、脾	活血通经，补肝肾，强筋骨，引火（血）下行，利尿通淋	1. 用于血瘀之痛经、经闭、产后腹痛、胞衣不下等证；2. 用于肝肾不足、腰膝酸软无力；3. 用于上部火热证；4. 用于淋证、水肿、小便不利
鸡血藤	苦、甘、温 肝	活血补血，舒筋活络	1. 用于血瘀或血虚之月经不调、痛经、经闭等证；2. 用于痹痛、肢体麻木、半身不遂
莪术	辛、苦、温 肝、脾	破血行气，消积止痛	1. 用于血瘀气滞所致的癥瘕积聚；2. 用于食积气滞、脘腹胀痛
三棱	苦、辛、平 肝、脾	破血行气，消积止痛	1. 用于血瘀气滞所致的经闭腹痛、癥瘕积聚；2. 用于食积气滞、脘腹胀痛

（六）补虚药

凡能补益正气、增强体质、提高抗病能力、治疗虚证为主的药物，称为补虚药。本类药物大多味甘，药性有寒、温、润、燥、平。具有补气、补阳、补血、补阴的作用，适用于人体气血阴阳亏损而致的虚弱诸证。常用补虚药见表 9–6。

表 9–6　常用补虚药

补气药			
药名	性味与归经	功效	临床应用
人参	甘、微苦、微温 心、肺、脾	大补元气，补脾益肺，生津止渴，安神益智	1. 用于气虚欲脱、脉微欲绝的危重证候；2. 用于肺气虚弱的短气喘促、懒言声微、脉虚自汗等证；3. 用于脾气不足的倦怠乏力、食少便溏等证；4. 用于热病气津两伤之身热口渴及消渴等证；5. 用于气血亏虚的心悸、失眠、健忘等证
党参	甘、平 脾、肺	补中益气，生津，养血	1. 用于中气不足的食少便溏、四肢倦怠等证；2. 用于肺气亏虚的气短咳喘、言语无力、声音低弱等证；3. 用于热伤气津、气短口渴之证；4. 用于气血两亏的面色萎黄、头晕心悸等证
黄芪	甘、微温 脾、肺	补气升阳，益卫固表，利水消肿，托疮生肌	1. 用于脾胃气虚及中气下陷诸证；2. 用于肺气虚弱及表虚自汗、气虚外感诸证；3. 用于气虚水湿失运的浮肿、小便不利；4. 用于气血不足、疮疡内陷的脓成不溃或溃久不敛；5. 用于气虚血亏的面色萎黄、神倦脉虚等；6. 用于气虚不能摄血的便血、崩漏等；7. 用于气虚血滞不行的关节痹痛、肢体麻木或半身不遂等；8. 用于气虚津亏的消渴证

续表

药名	性味与归经	功效	临床应用
补气药			
白术	苦、甘、温 脾、胃	补气健脾，燥湿利水，固表止汗，安胎	1. 用于脾胃气虚、运化无力的食少便溏、脘腹胀满、肢软神疲等证；2. 用于脾虚失运、水湿内停之痰饮、水肿、小便不利等；3. 用于脾虚气弱、肌表不固而自汗；4. 用于脾虚气弱、胎动不安之证
山药	甘、平 脾、肺、肾	益气养阴，补脾肺肾，固精止遗	1. 用于脾胃虚弱证；2. 用于肺肾虚弱证；3. 用于阴虚内热、口渴多饮、小便频数的消渴证
甘草	甘、平 心、肺、脾、胃	益气补中，清热解毒，祛痰止咳，缓急止痛，调和药性	1. 用于心气不足的心动悸、脉结代，与脾气虚弱的倦怠乏力、食少便溏等；2. 用于痰多咳嗽；3. 用于脘腹及四肢挛急作痛；4. 用于药性峻猛的方剂中；5. 用于热毒疮疡、咽喉肿痛及药物、食物中毒等
补阳药			
鹿茸	甘、咸、温 肾、肝	壮肾阳，益精血，强筋骨，调冲任，固带脉，托疮毒	1. 用于肾阳不足、精血亏虚的阳痿早泄、宫寒不孕、尿频不禁、头晕耳鸣、腰膝酸痛，肢冷神疲等证；2. 用于肝肾不足的筋骨痿软、小儿发育不良、囟门过期不合、齿迟、行迟等；3. 用于冲任虚寒、带脉不固的崩漏不止、带下过多；4. 用于疮疡久溃不敛、脓出清稀或阴疽内陷不起
巴戟天	甘、辛、微温 肾、肝	壮肾阳，益精血，强筋骨，祛风湿	1. 用于肾阳虚弱的阳痿、不孕、月经不调、少腹冷痛等证；2. 用于肝肾不足的筋骨痿软、腰膝疼痛或风湿久痹、步履艰难
淫羊藿	辛、甘、温 肝、肾	温肾壮阳，强筋骨，祛风湿	1. 用于肾阳虚的阳痿、不孕及尿频等证；2. 用于肝肾不足的筋骨痹痛、风湿拘挛麻木等证
补骨脂	辛、苦、温 肾、脾	补肾助阳，固精缩尿，暖脾止泻，纳气平喘	1. 用于肾阳不足、命门火衰之腰膝冷痛、阳痿、遗精、尿频等证；2. 用于脾肾阳虚泄泻；3. 用于肾不纳气的虚喘
益智	辛、温 肾、脾	补肾助阳，固精缩尿，温脾止泻，开胃摄唾	1. 用于肾气虚寒之遗精滑精、遗尿尿频等；2. 用于脾寒泄泻、腹中冷痛、口多涎唾等
肉苁蓉	甘、咸、温 肾、大肠	补肾阳，益精血，润肠通便	1. 用于肾阳不足、精血亏虚的阳痿、不孕、腰膝酸软、筋骨无力；2. 用于肠燥便秘
菟丝子	甘、温 肝、肾、脾	补肾固精，养肝明目，止泻，安胎	1. 用于肾虚腰痛、阳痿遗精、尿频、带下等证；2. 用于肝肾不足、目失所养而致目昏目暗、视力减退之证；3. 用于脾肾虚泄；4. 用于肝肾不足的胎动不安

续表

补阳药			
药名	性味与归经	功效	临床应用
沙苑子	甘、温 肝、肾	补肾固精，养肝明目	1. 用于肾虚阳痿、遗精早泄、小便遗沥、白带过多及腰痛等；2. 用于肝肾不足的眩晕目昏
杜仲	甘、温 肝、肾	补肝肾，强筋骨，安胎	1. 用于肝肾不足的腰膝酸痛、下肢痿软及阳痿、尿频等证；2. 用于肝肾亏虚、下元虚冷的妊娠下血、胎动不安或习惯性流产等
续断	苦、甘、辛、微温 肝、肾	补肝肾，强筋骨，止血安胎，疗伤续折	1. 用于肝肾不足、腰痛脚弱、风湿痹痛及跌打损伤、骨折、肿痛等证；2. 用于肝肾虚弱、冲任失调的胎动欲坠或崩漏经多等
补血药			
当归	甘、辛、温 肝、心、脾	补血，活血，调经，止痛，润肠	1. 用于血虚诸证；2. 用于血虚或血虚而兼有瘀滞的月经不调、痛经、经闭等证；3. 用于血虚、血滞或寒滞，以及跌打损伤、风湿痹阻的疼痛证；4. 用于痈疽疮疡；5. 用于血虚肠燥便秘
熟地	甘、微温 肝、肾	补血滋阴，益精填髓	1. 用于血虚萎黄、眩晕、心悸失眠、月经不调、崩漏等证；2. 用于肾阴不足的潮热骨蒸、盗汗、遗精、消渴等；3. 用于肝肾精血亏虚的腰膝酸软、眩晕耳鸣、须发早白等
白芍	苦、酸、甘、微寒 肝、脾	养血调经，平肝止痛，敛阴止汗	1. 用于血虚或阴虚有热的月经不调、崩漏等证；2. 用于肝阴不足、肝气不舒或肝阳偏亢的头痛、眩晕、胁肋疼痛、脘腹四肢拘挛作痛等证；3. 用于阴虚盗汗及营卫不和的表虚自汗证
何首乌	苦、甘、涩、微温 肝、肾	补益精血，固肾乌须；生用：截疟，解毒，润肠通便	1. 用于血虚而见头晕目眩、心悸失眠、萎黄乏力，以及肝肾精血亏虚的眩晕耳鸣、腰膝酸软、遗精崩带、须发早白等证；2. 用于体虚久疟、肠燥便秘及痈疽瘰疬等证
阿胶	甘，平 肺、肝、肾	补血，止血，滋阴润燥	1. 用于血虚萎黄、眩晕、心悸等；2. 用于多种出血证；3. 用于阴虚证及燥证
补阴药			
麦冬	甘、微苦、微寒 心、肺、胃	养阴润肺，益胃生津，清心除烦	1. 用于肺阴不足而有燥热的干咳痰黏、劳嗽咯血等；2. 用于胃阴虚或热伤胃阴、口渴咽干、大便燥结等；3. 用于心阴虚、温病热邪扰及心营、心烦不眠、舌绛而干等
石斛	甘、微寒 胃、肾	养阴清热，益胃生津	1. 用于热病伤津之低热烦渴、阴虚内热不退等证；2. 用于胃阴不足等证

续表

补阴药			
药名	性味与归经	功效	临床应用
枸杞子	甘、平 肝、肾	补肝肾，明目，润肺	1. 用于肝肾不足的腰酸遗精及头晕目眩、视力减退、内障目昏、消渴等；2. 用于阴虚劳嗽
龟甲	甘、咸、寒 肝、肾、心	滋阴潜阳，益肾健骨，固经止血，养血补心	1. 用于阴虚内热、阴虚阳亢及热病阴虚风动等证；2. 用于肾虚骨痿、小儿囟门不合等证；3. 用于阴虚血热、冲任不固的崩漏、月经过多等；4. 用于心虚惊悸、失眠、健忘
鳖甲	咸、寒 肝、肾	滋阴潜阳，软坚散结	1. 用于阴虚发热、阴虚阳亢、阴虚风动等证；2. 用于癥瘕积聚、疟疾等

二、常用方剂(中成药)

(一) 解表剂

凡以解表药为主组成，具有发汗、解肌、宣肺透疹等作用，治疗表证的方剂，称为解表剂。临床症状以恶寒、发热、头痛、身痛、无汗或有汗、苔薄白、脉浮为主，或水肿、麻疹、疮疡初起等疾病兼见表证者。常用解表剂见表 9-7。

表 9-7 常用解表剂

辛温解表剂			
方名	主治	功用	组方
麻黄汤	外感风寒表实证：证见恶寒发热，头痛身疼，无汗而喘，舌苔薄白，脉浮紧	发汗解表，宣肺平喘	麻黄、桂枝、杏仁、炙甘草
桂枝汤	外感风寒表虚证：头痛发热，汗出恶风	解肌发表，调和营卫	桂枝、白芍、生姜、大枣、甘草(温服、温覆)
九味羌活汤/九味羌活丸	外感风寒湿邪，内有蕴热证：肢体酸楚疼痛，口苦而渴	发汗祛湿，兼清里热	羌活、防风、苍术、细辛、川芎、白芷、生地、黄芩、甘草
小青龙汤/小青龙颗粒	风寒客表，水饮内停证：恶寒发热，无汗，喘咳，痰多而稀，或痰饮咳喘，不得平卧，舌苔白滑，脉浮	解表散寒，温肺化饮	麻黄、芍药、细辛、干姜、炙甘草、桂枝、半夏、五味子

续表

辛温解表剂			
方名	主治	功用	组方
香苏散	外感风寒，气郁不舒证：恶寒身热，头痛无汗，胸脘痞闷，纳呆，舌苔薄白，脉浮	疏散风寒，理气和中	香附子、紫苏叶、陈皮、炙甘草
止嗽散	风邪犯肺证：咳嗽咽痒(风邪为主)	宣肺利气，疏风止咳	桔梗、荆芥、紫菀、百部、白前、甘草、陈皮
辛凉解表剂			
桑菊饮/桑菊颗粒	风温初起，但咳，身热不甚	疏风清热，宣肺止咳	桑叶、菊花、连翘、薄荷、杏仁、桔梗、生甘草、苇根
银翘解毒丸	温病初起，发热无汗或汗不畅，口渴，咳嗽咽痛	辛凉透表，清热解毒	连翘、金银花、桔梗、薄荷、牛蒡子、竹叶、生甘草、荆芥穗、淡豆豉、鲜苇根
麻杏甘石汤	外感风邪，邪热壅肺证：身热汗出，喘咳气急，热重，苔薄黄，脉滑数	辛凉宣泄，清肺平喘	麻黄、杏仁、甘草、石膏
柴葛解肌汤	感冒风寒，郁而化热证：寒轻，热盛，目疼鼻干，眼眶痛	解肌清热	柴胡、葛根、羌活、白芷、芍药、桔梗、生姜、大枣、甘草、黄芩、石膏
升麻葛根汤	麻疹初起，疹发不出，目赤流泪	解肌透疹	升麻、葛根、芍药、甘草
扶正解表剂			
败毒散	气虚外感风寒湿表证：憎寒壮热，肢体酸痛，胸膈痞满，脉浮而重取无力	散寒祛湿，益气解表	柴胡、前胡、川芎、枳壳、羌活、独活、桔梗、茯苓、人参、甘草、生姜、薄荷
参苏饮	气虚外感风寒，内有痰湿证：恶寒发热，咳嗽痰多，胸脘满闷，倦怠无力，舌苔白，脉弱	益气解表，理气化痰	人参、紫苏叶、葛根、橘红、半夏、前胡、茯苓、桔梗、枳壳、木香、甘草
加减葳蕤汤	阴虚外感证：身热，微恶风寒，心烦口渴，舌红，脉数	滋阴解表	生葳蕤、生葱白、淡豆豉、薄荷、桔梗、白薇、炙甘草、红枣
麻黄细辛附子汤	素体阳虚，外感风寒证：恶寒甚，神疲欲寐，舌淡苔白，脉沉无力	助阳解表	麻黄、细辛、附子

（二）清热剂

凡以清热药为主组成，具有清热、泻火、凉血、解毒等作用，用以治疗里热证的方剂，统称为清热方。它是根据“热者寒之”“温者清之”的原则立法组方，属于“八法”中的“清法”。常用清热剂见表 9-8。

表 9-8 常用清热剂

方名	主治	功用	组方
清气分热			
白虎汤	气分热盛证：壮热面赤，烦渴引饮，汗出恶热，脉洪大有力或滑数	清热生津	石膏、知母、炙甘草、粳米
竹叶石膏汤	伤寒、温热、暑病后期余热未清、气津两伤证：身热多汗，气逆欲呕，舌红苔少，脉虚数。	清热生津，益气和胃	竹叶、石膏、半夏、麦冬、人参、甘草、粳米(半夏：麦冬=1：2)
白虎加人参汤	热盛而津气两伤证：汗多而脉洪大无力，背微恶寒	益气清热生津	白虎汤+人参
清营分热			
清营汤	热入营分证：身热夜甚，神烦少寐，时有谵语，斑疹隐隐，舌绛而干	清营解毒，透热养阴	生地、麦冬、元参、黄连、金银花、连翘、竹叶心、丹参
犀角地黄汤	热入血分证： 1. 热扰心神，昏狂谵语，舌绛起刺； 2. 热伤血络，斑色紫黑，舌红绛； 3. 蓄血瘀热，善忘如狂，漱水不欲咽，大便色黑易解	清热解毒，凉血散瘀	犀角(今用水牛角)、生地、芍药、牡丹皮
清热解毒			
黄连解毒汤	一切实热火毒、三焦热盛证：大热烦躁，错语不眠。亦治身热下利，湿热黄疸，外科疮疡肿毒等	泻火解毒	黄连、黄芩、黄柏、栀子
凉膈散	上中二焦邪郁生热证：胸膈烦热，口舌生疮，便秘溲赤	泻火通便，清上泻下	川大黄、朴硝、甘草、山栀子仁、薄荷叶、黄芩、连翘
普济消毒饮	大头瘟：恶寒发热，头面红肿焮痛，咽喉不利	清热解毒，疏风散邪	黄芩、黄连、连翘、牛蒡子、薄荷、僵蚕、板蓝根、马勃、玄参、升麻、柴胡、陈皮、桔梗、甘草

续表

清热解毒			
方名	主治	功用	组方
仙方活命饮	痈肿疮疡初起：痈疡红肿热痛	清热解毒，消肿溃坚	金银花、防风、白芷、赤芍、生归尾、天花粉、贝母、乳香、没药、皂角刺、穿山甲　陈皮(酒)、甘草
清瘟败毒饮	瘟疫热毒、气血两燔：气分证、血分证并见	清热解毒，凉血泻火	生石膏、生地、犀角(今用水牛角)、川连、栀子、桔梗、黄芩、知母、赤芍、玄参、连翘、甘草、丹皮、鲜竹叶
防风通圣散	风热壅盛、表里俱实：恶寒壮热无汗，目赤睛痛，口苦舌干，咽喉不利，大便秘结，舌苔黄腻	疏风解表，泻热通便	防风、荆芥、连翘、麻黄、薄荷、川芎、当归、白芍、白术、山栀、大黄、芒硝、石膏、黄芩、桔梗、甘草、滑石(解表攻里)
清脏腑热			
导赤散	心经火热证：心胸烦热，口舌生疮，或溲赤涩痛	清心养阴，利水通淋	生地、木通、生甘草、竹叶
龙胆泻肝汤	肝胆实火、湿热证： 1. 目赤，胁痛口苦，脉弦数有力； 2. 阴肿阴痒，妇女带下，苔黄腻、小便淋浊	泻肝胆实火，清下焦湿热	龙胆草、黄芩、栀子、泽泻、木通、车前子、当归、生地、柴胡、生甘草
左金丸	肝火犯胃证：胁肋胀痛，嘈杂吞酸，呕吐口苦，脘痞嗳气	清肝泻火，降逆止呕	黄连、吴茱萸 6∶1
苇茎汤	肺痈(热毒壅滞，痰瘀互结证)：咳嗽，咳吐腥臭痰	清肺化痰，逐瘀排脓	苇茎、薏苡仁、瓜瓣(冬瓜子代)、桃仁
泻白散	肺热喘咳证：肺热喘咳，皮肤蒸热(肺经伏热)	清泻肺热，止咳平喘	地骨皮、桑白皮、甘草、粳米
清胃散	胃有积热证：牙痛，牙龈溃疡，牙宣出血，或口气热臭	清胃凉血	生地、黄连、当归身、牡丹皮、升麻
玉女煎	胃热阴虚证：牙齿松动(少阴不足，阳明有余)	清胃滋阴	石膏、熟地、麦冬、知母、牛膝
白头翁汤	热毒痢疾：下痢，赤多白少，里急后重，脉弦数	清热解毒，凉血止痢	白头翁、黄柏、黄连、秦皮
芍药汤	湿热痢：下痢脓血，赤白相兼，里急后重，舌苔黄腻	清热燥湿，调和气血	芍药、当归、黄连、黄芩、槟榔、木香、甘草、大黄、官桂

续表

清脏腑热			
方名	主治	功用	组方
葛根黄芩黄连汤	协热下利：身热下利，胸脘烦热，舌红苔黄、脉数或促	解表清里	葛根、黄芩、黄连
清虚热			
青蒿鳖甲汤	温病后期，阴液耗伤，邪伏阴分：夜热早凉，热退无汗，脉细数	养阴透热	青蒿、鳖甲、生地、知母、丹皮
当归六黄汤	阴虚火旺之盗汗：发热盗汗，面赤，心烦	滋阴泻火，固表止汗	当归、生地、熟地、黄芩、黄柏、黄连、黄芪
清骨散	肝肾阴虚，虚火内扰证：骨蒸潮热，唇红颧赤	清虚热，退骨蒸	银柴胡、胡黄连、地骨皮、秦艽、青蒿、鳖甲、知母、甘草

（三）温里剂

凡以温热药物为主组成，具有温中散寒、回阳救逆、温经散寒作用，能祛除脏腑经络寒邪，治疗脾胃虚寒、经脉寒凝及亡阳欲脱等里寒证的一类方剂，称为温里方，属于“八法”中的“温法”。常用温里剂见表9-9。

表9-9　常用温里剂

温中散寒			
方名	主治	功用	组方
理中丸	1. 脾胃虚寒证； 2. 阳虚失血证	温中祛寒，补气健脾	人参、干姜、白术、炙甘草（无茯苓）
小建中汤	中焦虚寒，肝脾不和证	温中补虚，和里缓急	芍药、桂枝、炙甘草、生姜、大枣、饴糖（桂枝汤倍芍药+饴糖）
大建中汤	中阳衰弱，阴寒内盛证	温中补虚，降逆止痛	蜀椒、干姜、人参、胶饴
吴茱萸汤	1. 阳明寒呕； 2. 厥阴头痛； 3. 少阴吐利	温中补虚，降逆止呕	吴茱萸、人参、大枣、生姜（生姜用量最大）

续表

回阳救逆			
方名	主治	功用	组方
四逆汤	心肾阳衰寒厥证	回阳救逆	生附子、干姜、炙甘草
回阳救急汤	寒邪直中三阴，真阳衰微，阴寒极盛证	回阳固脱，益气生脉	熟附子、干姜、肉桂、人参、白术、茯苓、陈皮、甘草、五味子、半夏、麝香
温经散寒			
当归四逆汤	血虚寒厥证	温经散寒，养血通脉	当归、桂枝、芍药、细辛、炙甘草、木通、大枣
黄芪桂枝五物汤	血痹	益气温经，和血通痹	黄芪、桂枝、芍药、生姜、大枣
阳和汤	阴疽	温阳补血，散寒通滞	熟地、鹿角胶、肉桂、麻黄、白芥子、姜炭、生甘草

（四）补益剂

凡以补益药为主，具有补养人体气、血、阴、阳之不足的作用，治疗各种虚证的方剂，统称补益剂，属于“八法”中的补法。

适用于各种虚证：气虚、血虚、气血两虚、阴虚、阳虚、阴阳两虚等。根据虚证类别不同，归纳起来有：补气、补血、气血双补、补阴、补阳及阴阳并补六种。常用补益剂见表 9-10。

表 9-10　常用补益剂

补气			
方名	主治	功用	组方
四君子汤	脾胃气虚证	益气健脾	人参、白术、茯苓、炙甘草
参苓白术散	脾虚湿盛证	益气健脾，渗湿止泻	莲子肉、山药、薏苡仁、扁豆、人参、甘草、白术、茯苓、砂仁、桔梗(大枣)
补中益气汤	中气不足证	补中益气，升阳举陷	黄芪、人参、白术、当归、橘皮、炙甘草、升麻、柴胡(无茯苓)
生脉散	气阴两虚证	益气生津，敛阴止汗	人参、麦冬、五味子
玉屏风散	表虚自汗	益气固表止汗	黄芪、防风、白术、大枣

续表

补气			
方名	主治	功用	组方
完带汤	脾虚肝郁，湿浊带下	补脾疏肝，化湿止带	炒白术、山药、人参、苍术、车前子、白芍、柴胡、黑芥穗、陈皮、甘草
补血			
四物汤	营血虚滞证	补血调血	当归、川芎、白芍、熟地
当归补血汤	血虚阳浮发热证	补气生血	黄芪、当归(5∶1)【补阳还五汤：黄芪20∶当归1】
归脾汤	1. 心脾两虚证； 2. 脾不统血证	益气补血，健脾养心	黄芪、人参、白术、茯苓、炙甘草、龙眼肉、酸枣仁、当归、木香、远志、生姜、大枣
补阴			
六味地黄丸	肝肾阴虚证	滋补肝肾	熟地、山茱萸、山药、泽泻、茯苓、丹皮
左归丸	真阴不足证	滋阴补肾，填精益髓	熟地、山药、枸杞、山茱萸肉、川牛膝、菟丝子、鹿角胶、龟胶
大补阴丸	阴虚火旺证	滋阴降火	熟地、龟板、猪脊髓、黄柏、知母、蜂蜜(培本清源)
一贯煎	阴虚肝郁证	滋阴疏肝	沙参、麦冬、当归身、生地、枸杞子、川楝子
百合固金汤	肺肾阴虚虚火上炎证	滋养肺肾，止咳化痰	熟地、生地、归身、白芍、甘草、桔梗、玄参、贝母、麦冬、百合
补阳			
肾气丸	肾阳不足证	补肾助阳	干地黄、山药、山茱萸、泽泻、茯苓、丹皮、桂枝、炮附子
右归丸	肾阳不足，命门火衰证	温补肾阳，填精益髓	熟地、附子、肉桂、山药、山茱萸、菟丝子、鹿角胶、枸杞子、当归、杜仲
气血、阴阳双补			
八珍汤 (气血双补)	气血两虚	益气补血	人参、白术、茯苓、当归、川芎、白芍、熟地、炙甘草(生姜、大枣)
炙甘草汤 (气血双补)	1. 阴血阳气虚弱，心脉失养证； 2. 虚劳肺痿	益气滋阴，通阳复脉	炙甘草、生姜、人参、生地、桂枝、阿胶、麦冬、麻仁、大枣(清酒)(又称复脉汤)

续表

气血、阴阳双补			
方名	主治	功用	组方
地黄饮子（阴阳双补）	下元虚衰，痰浊上泛之喑痱证	滋肾阴，补肾阳，开窍化痰	熟干地黄、山茱萸、石斛、麦冬、五味子、巴戟天、肉苁蓉、炮附子、官桂、茯苓、菖蒲、远志、生姜、大枣
龟鹿二仙胶	真元虚损，精血不足证	滋阴填精，益气壮阳	鹿角、龟板、人参、枸杞子
七宝美髯丹	肝肾不足证	补益肝肾，乌发壮骨	

第三节　中药煎服法与护理

一、中药煎煮法

中药煎煮法是将药材加水煎煮去渣取汁成汤剂的方法，也称为水煮法或水提法。汤剂是我国应用最早和最广泛的中药剂型，其煎煮质量直接影响中药药效的发挥，因此我们必须掌握正确的中药煎煮方法。

（一）煎煮前准备

1. 煎药

用具以砂锅、瓦罐、陶瓷罐为好，因为此类用具材质稳定，不易与煎煮的药材发生化学反应，并且传热慢、受热均匀，是首选容器。搪瓷、不锈钢、玻璃器皿次之，但其传热快，散热也快。忌用铜、铁、锡、铝等容器煎煮中药，以免发生化学反应，轻者影响疗效，重者产生毒素。

2. 煎药用水

以洁净、矿物质少为原则，如纯净水、井水、泉水等，另外，须用凉水，忌用开水煎药。

3. 煎前浸泡

药材煎前浸泡是煎煮法的重要环节。不仅可以缩短煎煮时间，还有利于有效成分的充分溶出。因为植物类中药多为干品，浸泡以后可使药材变软，细胞膨胀，其中的有效成分得以从细胞膜透出。一般以质地较轻的药材为主的方剂，如花、叶、草类，需浸泡 20~30 分钟；以质地较重的药材为主的方剂，如果实、种子类，需浸泡 40~60 分钟。浸泡用水以常温为宜，忌用开水浸泡，用水量以高出药面 2~3 厘米为度。夏天浸泡时间可稍短，冬天可稍长。

4. 煎药火候

有文火和武火之分，文火是指小火慢煎，武火又称为急火，指大火、急煎。一般以“先武后文”为原则，即先用武火煎至水沸后再改用文火，使其保持在微沸状态，可防止药物溢出且有利于有效成分煎出。

（二）一般煎煮法

一般中药煎煮两次，第一煎和第二煎 70%~80%的药效已析出，但质地重或补益药可煎煮三次或更多。因药渣中有效成分更多，所以每次滤出药液时应滤渣取汁，一般复方药，第一煎煮沸后再文火煎 20~30 分钟，将药液滤出，再加水至淹没药面，第二煎煮沸后再煎 10~15 分钟。解表、芳香类药物，第一煎当用武火迅速煮沸几分钟后再用文火煮 15~20 分钟，第二煎煮沸后再煎 10~15 分钟。滋补类药物，第一煎煮沸后再煎 40~60 分钟，第二煎煮沸后再煎 30~40 分钟，使有效成分充分溶出。有毒性的药物，需煎 60~90 分钟。

（三）特殊煎煮法

1. 先煎

适用于难溶于水的药，如甲、骨、角类药物，应打碎后先煎 30 分钟再下其他药，如牡蛎、寒水石、水牛角、穿山甲等；有毒的药物，如附子、乌头等先煎 60~90 分钟，可降低毒性，安全用药；泥沙多及质轻量大的药物，如灶心土、玉米须等应先煎，去渣后取药汁代水再煎其他药。

2. 后下

后下多用于含易挥发性成分或不耐煎煮的药物，如薄荷、青蒿、砂仁等，须在其他药煎煮将成时投入，再煎煮 3~5 分钟即可。此外，有些药物虽不属芳香类药，但久煎也能破坏其有效成分，如钩藤、大黄、番泻叶等亦需后下。

3. 包煎

是将药物装进纱布内再与其他药物同煎的方法。质地较轻容易浮在液面上或易成糊状的药物，如蒲黄、海金沙等；含淀粉黏液质多，易黏锅煳化的药物，如车前子、葶苈子等；带毛的入口对咽喉有刺激，易引起恶心、呕吐的药物，如砂仁、辛夷、旋覆花等都需要包煎。

4. 另煎(另炖)

为了防止某些贵重药材有效成分被药渣吸附造成浪费，需单独煎服，如人参、西洋参、鹿茸等。

5. 烊化(溶化)

一些胶质类药物易黏附于其他药渣及锅底，可用水将其加热溶化后，再以其他药液兑服，也可将其放入其他煎好的药液中加热烊化后服用，如阿胶、龟甲胶等。

6. 冲服

某些贵重的药物或易于挥发的药物，需将其研成粉末，再用开水或煎好的药液调匀后服用，如三七、琥珀、羚羊角等。

7. 泡服(焗服)

某些挥发性强、不宜煎煮、易出味的药物，需用沸水泡 10~15 分钟后服用，如番泻叶、胖大海、西红花等。

二、中药服药规则

(一) 服药时间

给药时间应与人体内部活动规律一致，选择最佳时间，提高疗效。中药的给药时间规则如下。

1. 饭前服用

饭前胃中空虚，可避免药物与胃中食物混合，迅速进入肠中，有利于药物的消化吸收。滋补药、健胃药、制酸药宜饭前服用。

2. 饭后服用

对胃肠道有刺激的药物应饭后服用，因饭后胃中存有食物，可起到保护胃肠道的作用。抗风湿类药、发散药、消食药宜饭后服用。无论饭前或饭后服药，服药应与进食间隔 1 小时左右，既可使食物消化，又可使药物充分吸收。

3. 特定时间服用

安神药、润肠药宜睡前服用；平喘药、截疟药应在发作前 2 小时服用；止泻药应及时给予，按时再服、中病即止；涩精止遗药应早、晚各服一次。

（二）服药量

一般汤剂每日一剂，分 2～4 次服药，间隔 4～6 小时为宜，每次服药 150～200 毫升；病情急者，每隔 4 小时服药 1 次，使药力持续；病缓者，可每日早、晚各服药 1 次；呕吐患者应小量频服；服用药力较强的药物，如发汗、泻下、催吐药，应中病即止，以免损伤正气。

（三）服药冷热

1. 温服

将煎好的汤剂凉凉至 40℃左右时服用，或将药物用温开水或温的酒、药汁等液体送服。中药汤剂一般温服。凉者属阴，阴盛损阳，当患者脾胃之气虚弱时服用冷汤，会损伤脾胃阳气，对病情不利。另外，温服还可减轻某些药物的不良反应，如温服瓜蒌、没药等对胃肠道有刺激作用的药物，可减轻恶心、呕吐等不良反应。

2. 热服

将煎好的药剂趁热服下称为热服。一般理气、活血化瘀、解表、补益药应热服，可提高药物疗效。

3. 凉服

将煎好的药剂放凉后服下称为凉服。一般止血、清热解毒、收敛、祛暑药应凉服。

（四）其他服药方法

根据患者的情况及中药的剂型采取不同的给药方法。

一般丸剂、片剂、胶囊、滴丸等用温开水送服；散剂、粉剂可用蜂蜜调和后或装入胶囊中吞服，避免直接吞服刺激咽喉；膏剂宜用开水冲服，避免直接吞服，黏喉引起恶心呕吐；颗粒剂宜开水冲服；糖浆剂可直接吞服。呕吐的患者在服药前可先服少量姜汁，或少量频服；对于神志不清、破伤风、张口困难等症状的患者，可鼻饲给药；婴幼儿、危重患者，可将药物调化后喂服。祛寒药可用姜汤送服，祛风药可用黄酒送服，以助药力。

三、药物内服法的护理

（一）解表类药物服法与护理

解表类药是以解散表邪、治疗表证为主要作用的药物。

1. 煎服方法

解表药多属轻清辛散之品，不宜久煎，煎煮时间长则有效成分容易丢失，降低药效。解表药适宜饭后服用，饭前服用会受食物影响而下趋，不利于走表。宜温服，若凉服，寒主凝滞，妨碍发散。解表药是散邪之品，不可用药过量，过则伤正。此外，解表药具有发汗解表之功效，气虚自汗、阴虚盗汗者慎服。

2. 服药后护理

服药后让患者静卧，必要时加衣被取汗，以微微发汗为宜，不可太过，防止汗出太多耗伤津液和正气。汗出后注意保暖，防止汗后腠理打开，导致复感。饮食宜清淡、细软、易消化的半流食或软食，多饮温开水，资助汗源。不宜进食辛辣、油腻、黏腻之品，忌酸性、鱼蟹类、狗肉等食物。风寒证，宜多食温热之品；风热证，多食清热之品。注意观察病情，如发热恶寒的程度、有汗无汗、伴随症状等，按时测量记录生命体征，对老幼和重症患者应加强护理。

（二）泻下类药物服法与护理

泻下类药是指能引起腹泻、滑润大肠、促使排便的药物。

1. 煎服方法

泻下类药多作汤剂，如大黄、番泻叶等，煎煮时宜后下或泡服代茶饮；芒硝用药液或开水化服即可，无须煎煮；芦荟味苦，汤剂内服易引起呕恶，宜入丸散服。泻下药应睡前服用，每次服药量多而服药次数少。峻下逐水药宜清晨空腹，间断服用。泻下药以通便除邪为度，且易伤脾胃，应得泻即止，不可过剂，过易伤阴。

2. 服药后护理

服药后饮食应以熟、烂、鲜的半流质或软食为主，多食润肠通便的食物，忌硬固、油腻、辛辣之品。泻下药易伤胃气，特别是腹泻较重者应以米粥调理一二日，恢复胃气。服泻下药后要及时询问患者排便量和排便次数，观察脉象、血压、神志、腹痛等变化。服药后有轻微腹痛属于正常现象，一般便后即止，如出现腹痛剧烈、腹泻不止、大汗淋漓等情况，应及时报告医生进行处理。

（三）清热类药物服法与护理

清热类药是指具有清泄里热作用的药物。

1. 煎服方法

清热之药，视药物不同，煎煮应酌情而定。清上焦热邪宜轻煎，饭后温服；清下焦热邪宜久煎，饭前凉服。服用清热药，中病即止，不可久服，以免损伤脾胃。清热药多苦寒，脾胃虚弱、阳虚及寒证忌用。食少便溏、阴虚患者慎用。

2. 服药后护理

服药后若患者汗出较多，及时更换衣被。宜食用清淡饮食，可多饮清凉饮料、果汁等；中暑及高热汗出较多者，宜多饮含盐饮料。服药后不宜食用辛辣、油腻、煎炸之品，以免妨碍药性。发热患者，应密切监测其体温、汗出情况、神志、有无出血、舌象等，必要时配合物理、药物、针灸降温，给药采用频服法。

（四）祛湿类药物服法与护理

祛湿类药物是祛除湿邪，用于治疗湿性病证的药物。

1. 煎服方法

祛湿药气味芳香，富含挥发油，不宜久煎，以免有效成分挥发，影响药效，入汤剂应后下，但某些药，如蕲蛇、乌头等毒性较大者宜先煎。祛湿药当温服、饭后服，且每次服药量不宜大，以150毫升左右为宜。其药性燥，易损伤津液，阴虚津亏的患者不宜服用。

2. 服药后护理

服药后凡是能引起寒湿内阻的食物应当慎食，如生冷瓜果、油腻之品。宜进食易消化、富含营养的食物。服用淡渗利湿的药物时，清淡饮食。避免在潮湿环境和水中作业，以防外湿内入，加重病情。服药后注意观察小便是否通畅、尿量情况、水肿消退情况等。

（五）温里类药物服法与护理

温里类药物是指具有温里祛寒、治疗里寒证的药物。

1. 煎服方法

温里药肉桂含挥发油，宜后下；附子、川乌、草乌宜先煎、久煎，取汁温服。其药性温燥，容易损伤津液，凡实热证、阴虚火旺、津血亏虚者慎用或忌用，孕妇慎用。

2. 服药后护理

服用温里药同时要注意保暖，以防风寒侵袭。饮食方面宜采用易消化、富营养、半流质温补膳食，进热饮以加强药效，忌生冷瓜果等。运用回阳救逆法时，要注意汗出、神志、面色、二便、脉搏等变化，如出现大汗不止、厥逆加重、烦躁不安、脉细无根等情况时，应及时报告医生。

（六）理气类药物服法与护理

理气类药是以疏通气机、治疗气滞证或气逆证为主要作用的药物。

1. 煎服方法

理气药香气显著，宜做丸、散剂，若入汤剂应后下。此类药物多辛香燥烈，走窜通行，易耗血、动血，虚证患者、孕妇应慎用或禁用。

2. 服药后护理

饮食宜温通，以助药力，忌生冷瓜果、油腻之品。

（七）消导类药物服法与护理

消导类药物是以消积导滞、促进消化、治疗食积证为主要作用的药物。

1. 煎服方法

消导药，气味清淡，取其气者，煎煮时间宜稍短；药味厚重，取其质者，时间宜稍久。消导药宜饭后服用，药物可以帮助脾胃消化摄入的食物。

2. 服药后护理

服药后应进食易消化的食物，忌食生冷、硬物、肥甘厚味之品，患者应定时定量、少食多餐，以利于脾胃运化功能的恢复。餐后、药后适当活动，促使食物消化吸收。

（八）止血类药物服法与护理

凡以制止体内外出血，治疗出血证为主要作用的药物称为止血类药物。

1. 煎服方法

止血药用量、用法各不相同，应随药性应用。凉血止血药、收敛止血药长时间服用会导致邪恋留瘀，使病情复杂化，应中病即止。

2. 服药后护理

服用止血药后，应注意休息，静养安卧，大出血患者应绝对卧床休息，减少说话和活动，以免耗气动血。饮食宜清淡，忌辛辣食物，禁烟酒。呕血患者应禁食 8~24 小时。注意解除患者紧张情绪和恐惧心理，避免气机逆乱，血随气逆而妄行。如有出血，要注意观察出血部位、颜色、量、次数，定时监测生命体征，如有异常及时报告。

（九）活血化瘀类药物服法与护理

活血化瘀类药物是以通畅血行、消散瘀血、治疗瘀血证为主要作用的药物。

1. 煎服方法

活血化瘀类药物，宜酒或醋制以增强活血止痛的功效。部分活血化瘀药用作散剂，散瘀效果更好，如穿山甲入散剂，既节省药材又能保证药效发挥。此类药物宜饭后服用、温服，因血得热而行，有助于药物活血之功效。活血化瘀药能促进血液运行，孕妇及月经期、月经过多、出血患者均应慎用。

2. 服药后护理

饮食宜清淡易消化，忌腥膻发物及辛辣刺激之品。服药后注意观察疼痛的程度、肿块的大小及软硬度的变化。

（十）化痰止咳平喘类药物服法与护理

以化痰或祛痰、治疗痰证为主要作用的药物称为化痰药；以制止或减轻咳嗽喘息为主要作用的药物称为止咳平喘药。

1. 煎服方法

化痰药如半夏、天南星、白附子、白芥子、皂荚等大多有毒，一般生品不内服，内服需经过炮制，剂量不宜过大。祛痰药多与健脾药配伍使用，注意不合理的配伍要避开，如半夏、瓜蒌、川贝母、浙贝母不应与乌头、附子类药同服，海藻不可与甘草共进等。外感咳喘初起或痰盛咳喘者，不宜用敛肺止咳药。

2. 服药后护理

服药后鼓励患者多饮水，饮食宜清淡、易消化，忌辛辣、油炸、过咸、过甜、油腻等食物，戒烟酒。服药后还要注意咳喘的变化以及痰液的质、量、色、味，如咳痰不顺畅者，可给予翻身拍背，必要时吸痰。

（十一）平肝息风类药物服法与护理

平肝息风类药物是指以平肝潜阳、息风止痉为主要作用，主治肝阳上亢、肝风内动证的药物。

1. 煎服方法

平肝息风药中贝壳类药、矿物类药如牡蛎、石决明、赭石等入汤剂宜先煎，促使其有效成分溶出。钩藤因其有效成分不耐高温，不宜久煎，入汤剂应后下。羚羊角一般入丸剂服用，虫类药物宜研末冲服。此类药物宜饭后服用，惊厥患者不能服药时，可鼻饲给药。

2. 服药后护理

服药后患者需要避免情绪激动，必要时静卧调养，保证充足的睡眠。饮食宜清淡，以易消化为主，忌油腻。服用过程中，注意观察生命体征，出现异常立即报告医生。

（十二）开窍类药物服法与护理

开窍类药物是指以开窍醒神、主治闭证昏迷为主要作用的药物。

1. 煎服方法

开窍类药物性味辛香，有效成分易挥发，内服只入丸散剂，不宜久服。其中麝香、冰片孕妇禁用。昏迷虚脱者忌用。

2. 服药后护理

服药后给予营养丰富、易消化流食、半流食饮食。密切观察患者生命体征、面色、汗出、舌色等变化。

（十三）安神类药物服法与护理

安神类药物是指有安定神志、治疗神志失常病证作用的药物。

1. 煎服方法

安神药在煎煮时，如磁石、龙骨，入汤宜先煎；琥珀不溶于水，宜入丸散剂服用。安神药内服，神安则止，不必长期服用。此类药宜睡前半小时服用，不宜清晨服用。

2. 服药后护理

服药后饮食宜清淡、少刺激，晚餐不宜过饱，避免辛辣、浓茶、咖啡、烈酒等。帮助患者消除紧张情绪，使其心平气和，以利于睡眠。注意观察用药后睡眠情况。

（十四）补益类药物服法与护理

凡能补益正气、增强体质，以提高抗病能力的药物称为补益药物。

1. 煎服方法

本类药物大多质重味厚，宜多加水，浸透、煎透，一般煮沸后再文火煎煮30~40分钟，趁热过滤，取汁频服。阿胶、鹿角胶宜烊化，人参、西洋参、冬虫夏草需另炖、久煎。外感期间不宜使用补益类药物。此类药物宜饭前或空腹服用，且需长期服用才能见效，应鼓励患者坚持服药。

2. 服药后护理

服补益药时，要注意不可大量峻补，否则会导致阴阳失调，骤生他病。服药期间忌食辛辣、油腻、生冷之品，注意避免参加重体力劳动，保持充足的睡眠和休息，节制房事等。

（十五）收涩类药物服法与护理

凡以收敛固涩为主要作用的药物称为收涩类药物。

1. 煎服方法

本类药多用于汤剂，若因邪实引起的泻痢、咳喘、崩漏、带下、自汗、尿频等，均非收涩药所宜，以免酸涩固敛，闭门留寇，加重病情。

2. 服药后护理

服药后饮食应富营养、易消化，忌生冷寒凉之品。

四、药物外治法的护理

（一）膏药疗法的护理

膏药疗法是利用中药制成的膏药、敷药、药粉、膏剂等贴敷于人体外表一定部位或穴位以达到治疗疾病目的的一种疗法。

1. 适用范围

膏药是我国中药制剂中的一种传统剂型，古称薄贴，用植物油或动物油加药熬成胶状物质，摊在布、纸或皮的一面。膏药疗法具有疏通经络、消肿止痛、活血化瘀、软坚散结、祛风除湿、祛腐生新等作用。用于外科病证初起、已成、溃后各个阶段。

2. 操作及护理方法

使用前先将膏药四角剪去，清洁皮肤，剃去毛发，将膏药放在热源上烘烤加温，使药膏软化后再敷贴患处，并加以适当固定。

3. 注意事项

加温时注意不宜过热，以免烫伤皮肤。使用后，注意观察皮肤情况，如局部出现丘疹、水疱、红肿或瘙痒等不适，应随即取下膏药，取下后局部可涂松节油擦拭干净。

（二）熏蒸疗法的护理

熏蒸疗法是借助中药药力和热力通过皮肤作用于机体的一种治疗方法。分为全身熏蒸法和局部熏蒸法。

1. 适用范围

熏蒸疗法具有疏通经络、消肿止痛、活血化瘀、祛风除湿、杀虫止痒等作用。可用于跌打损伤、各种水肿、腹胀、女性月经不调、风疹等各类疾病。

2. 操作及护理方法

（1）全身熏蒸法：按照病证配制处方，煎煮后将药液倒入准备好的容器中，如浴盆或浴池，容器里放置一木板让患者坐于其上，外罩塑料薄膜，露出头部，进行熏蒸治疗。熏蒸时间和次数视病情而定，一般为 20～40 分钟，每日 1～2 次。

（2）局部熏蒸法：将中药加热煮沸，倒入相应容器中，药液占容器体积 1/2 以上。让患者患处置于容器上方，以感觉皮肤温热舒适为宜。熏蒸时间和次数视病情而定，一般为 15～30 分钟，每日 2～3 次。

3. 注意事项

（1）汤药温度应适宜，一般全身熏蒸在 37～45℃，局部熏蒸在 50～55℃。

（2）熏蒸前注意禁忌证，观察皮肤；熏蒸操作时，注意保暖，温度要适宜。以免烫伤皮肤；熏蒸后及时擦干身体，避免汗出当风，引起感冒。

（3）急性传染病、严重心脏病、严重高血压等，均忌用全身熏蒸。

（4）熏蒸药禁止内服。

（5）熏蒸浴具要消毒。

（三）熨敷疗法的护理

熨敷疗法是用药物、药液直接加温，或煎汤敷于局部特定部位或穴位，利用温热和药物的作用，达到治疗疾病目的的方法。

1. 适用范围

具有温通经络、散寒止痛、祛瘀消肿的作用。可用于寒性脘腹痛、跌打损伤、寒湿痹痛、泄泻等疾病。

2. 操作及护理方法

按照医嘱备好所需物品，如热水袋、热熨袋或将药物加热装入袋中等，温度要适宜，一般不超过70℃，时间为30~60分钟，温度不足时可加温复用。

3. 注意事项

（1）熨敷期间要注意听取患者的感受，观察局部皮肤有无烫伤，必要时停止热敷；（2）阳热实证患者、急性高热患者及意识障碍者不宜使用该法。

（四）掺药疗法的护理

掺药疗法是将药物制成极细粉末掺布于膏药或油膏上，或直接撒布于病变部位，使药物直达病位发挥功效的一种外治法。

1. 适用范围

可用于疮疡创面、皮肤溃烂或湿疹、口腔黏膜炎症或溃疡等。

2. 操作及护理方法

清洁消毒创面后，将药粉均匀撒布于创面上，用消毒纱布或油膏纱布覆盖，一般1~2天换一次药。

3. 注意事项

要注意清创和消毒；某些药物会刺激伤口引起疼痛，应提前告知患者予以配合。

（五）洗浴疗法的护理

洗浴疗法是用药物煎汤洗浴全身或局部的一种治疗方法。

1. 适用范围

洗浴时浴水的温热之力加之药物的功效，使周身腠理疏通、毛窍开放，起到发汗退热、祛风除湿、温经散寒、调和气血、祛瘀生新的作用。适用于伤风感冒、痹症、咳喘、中风偏瘫及各类皮肤疾病。

2. 操作及护理方法

将配制好的药液倒进指定的浴盆中，药液的温度一般以40~45℃为宜，温度不可过高，每次洗浴30~40分钟。

3. 注意事项

（1）饱食、饥饿、醉酒，以及过度疲劳时，饭前饭后30分钟内，均不宜洗浴；（2）女性月经期间，禁止坐浴。

（六）灌肠疗法的护理

灌肠疗法是指将中药药液自肛门灌入直肠至结肠，通过肠黏膜吸收，以达到治疗目的的一种外治法。

1. 适用范围

具有通腑润燥止泻、清热泻火排毒的作用，适用于慢性结肠炎、慢性痢疾、慢性盆腔炎、高热不退等疾病。

2. 操作及护理方法

灌肠前准备好用物，嘱患者先排便，根据病情选择不同的体位（左侧卧位或者右侧卧位），垫小垫枕，使臀部抬高约10厘米。润滑肛管前段，排气后轻轻插入肛门15~20厘米，缓慢注入药液，药液温度为39~40℃，每次注入量不超过200毫升。药液注入完毕，再注入温开水5~10毫升，抬高肛管尾端，使药液全部注完，拔出肛管。嘱患者保留药液1小时以上，使药液充分吸收。

3. 注意事项

（1）保留灌肠时间以晚上睡眠前为宜，药液易于保留吸收；（2）肛门、直肠、结肠等手术后患者，排便失禁者均不宜灌肠；（3）灌肠后注意观察大便次数、颜色、量，如有特殊臭味或夹有脓液、血液等，应留取标本送检。

思考题

一、单项选择题

1. 下列关于煎药的操作中，哪项是正确的（　　）

A. 煎药前用清水冲洗一遍

B. 用温水泡药30~60分钟

C. 以花、叶、草类为主的汤剂，冷水浸泡20~30分钟

D. 煎药过程中若药液过少，可适当添加少量的水，以免将药煮煳

E. 药液煮煳后，可加水重煎

2. 除外腐蚀性药物中毒，清除胃内残留毒物最有效的方法是(　　)
A. 催吐　B. 导泻　C. 洗胃　D. 灌肠　E. 应用解毒剂
3. 祛风除湿药服用时宜选用下列何种液体送服(　　)
A. 米汤　B. 米酒　C. 泉水　D. 姜汤　E. 温开水
4. 在煎煮青黛时，应选用下列哪种煎煮法(　　)
A. 先煎　B. 后下　C. 另炖　D. 包煎　E. 溶化
5. 使用中药时，下列哪项属于配伍禁忌(　　)
A. 相须　B. 相使　C. 相畏　D. 相杀　E. 相反
6. 服用祛风除湿药时，宜选用下列何种液体送服(　　)
A. 米汤　B. 米酒　C. 泉水　D. 姜汤　E. 温开水
7. 服用治疗脾胃虚弱的药时，宜选用下列何种液体送服(　　)
A. 泉水　B. 温开水　C. 米汤　D. 米酒　E. 黄酒
8. 下列哪种器具不适宜煎药(　　)
A. 砂锅　B. 陶瓷罐
C. 瓦罐　D. 不锈钢容器
E. 搪瓷类容器
9. 下列宜空腹服用的药物是　(　　)
A. 消导药　B. 安神药　C. 滋补药　D. 平喘药　E. 解暑药

二、简答题

1. 简述中药性能四气与五味的含义。
2. 简述中药常用的剂型及代表药。

第十章 常用中医护理技术

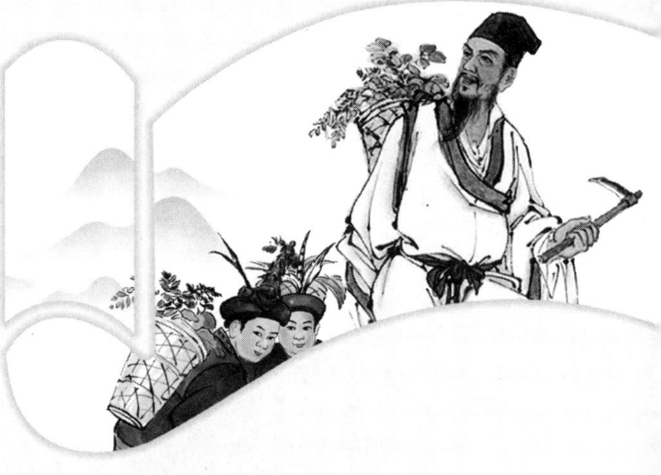

学习目标

1. 掌握毫针刺法、灸法、推拿疗法、拔罐疗法、刮痧疗法的主要作用。
2. 掌握毫针刺法、灸法、推拿疗法、拔罐疗法、刮痧疗法的操作技术。
3. 掌握操作中出现的异常情况及处理方法。
4. 熟悉毫针刺法、灸法、推拿疗法、拔罐疗法、刮痧疗法的操作注意事项。
5. 了解毫针刺法、灸法、推拿疗法、拔罐疗法、刮痧疗法的作用机理。

第一节　毫针刺法及护理

毫针刺法，是在中医基本理论指导下、运用经络学说理论，利用金属制成的各种不同形状、型号的针具，采用一定手法对人体腧穴进行刺激，激发经络之气、调整脏腑功能，以起到疏通经络、行气活血、调和阴阳、扶正祛邪等功效的传统中医疗法。常用的针法有毫针刺法、皮肤针法、皮内针法、水针法、电针法、耳针法等，本节主要介绍毫针刺法。

一、毫针刺法

毫针因其针体微细，故又称为微针、小针。毫针刺法是针灸临床进行预防和治疗疾病的最常用的一种针刺方法。

（一）针具

毫针多用金、银或合金制作而成，其中不锈钢毫针具有较高的强度和韧性，针体挺直滑利，能耐高温、防锈、不易被化学物品腐蚀，因此在临床上使用最为广泛。

毫针由针尖、针身、针根、针柄、针尾五个部分构成(图 10-1)。针身的尖端锋利部分称为针尖，又称针芒，是刺入穴位的关键部位；针尖与针柄间的主体部分称为针身，又称为针体，是刺入穴内的主要部分；针身的长度因针刺深度的不同而有多种规格；针身与针柄连接的部分称为针根，为测量针身长度的极限，也是刺入深度与提插幅度的标志；针身与针柄连接的部分，用金属或铜丝缠绕，呈螺旋或圆筒状称为针柄，是持针、运针、温针的部位，也是温针灸装置艾绒之处；针柄的末端部分称为针尾，又名针顶，可作捻转角度的标志。

毫针的规格是以针体的直径和长度予以区分的(表 10-1、表 10-2)。

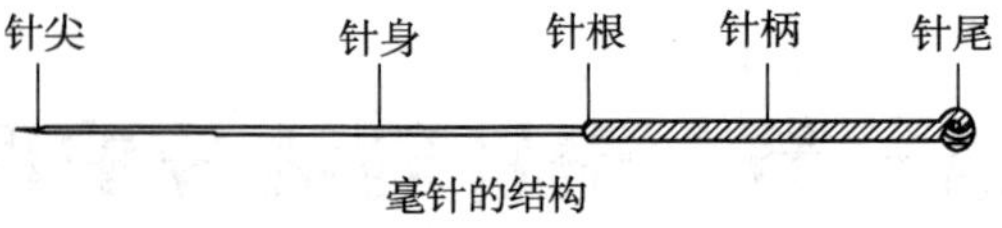

图 10-1　毫针的构造

表 10-1　毫针直径规格表

规格(号)	26	27	28	29	30	31	32	33
直径(毫米)	0.45	0.42	0.38	0.34	0.32	0.30	0.28	0.26

表 10-2　毫针长度规格表

规格(寸)	0.5	1	1.5	2	2.5	3	4	5
直径(毫米)	13	25	40	50	60	75	100	125

临床上使用的毫针，以直径 28～30 号(0.32～0.38 毫米)和长度为 1～3 寸(25～75 毫米)最为常见。短针主要用于皮肉浅薄部位的腧穴或耳穴施以浅刺，长针多用于肌肉丰厚部位施以深刺或透刺。

(二) 针刺练习

针刺练习主要是对指力、手法的锻炼以及手感练习。良好的指力是施行针刺手法的基础，熟练的手法是针刺治疗的保证。通过反复练习使指力足、手法娴熟，可以在进针时快而不痛，行针时各种手法运用自如。反之，会进针困难，痛感明显，影响治疗效果。常用的针刺练习方法包括纸垫练针法和棉团练针法。

1. 纸垫练针

用松软的纸张折叠成长约 8 厘米、宽约 5 厘米、厚约 3 厘米的纸垫，用线呈“井”字形扎紧做成纸垫，刺手拇指、食指或拇指、食指、中指三指持针，使针身垂直于纸垫，然后捻动针柄并逐渐加力，将针刺入纸垫内。待针穿透纸垫后再捻转退针，反复练习。练习初期可选用 1～1.5 寸、24～30 号的毫针，练习到有一定指力后再选用其他型号针具练习(图 10-2)。

2. 棉团练针

将棉花塞入白色布袋用棉线封口，做成直径大约 6cm 的圆球即可，练习的手法包括提插、捻转、进针、出针等，持针手法见图 10-3。做提插练习时将毫针刺入棉团，在原处做上提下插动作，要求深浅适宜、幅度均匀、针身垂直、动作连贯。动作熟练后可将捻转动作配合练习，要求提插幅度上下一致、捻转角度来回一致、操作频率快慢一致，逐步达到动作协调、运用自如的程度。

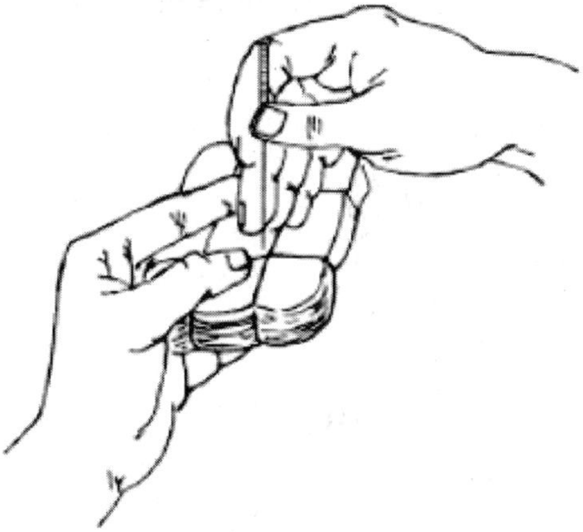

图 10-2　纸垫练针

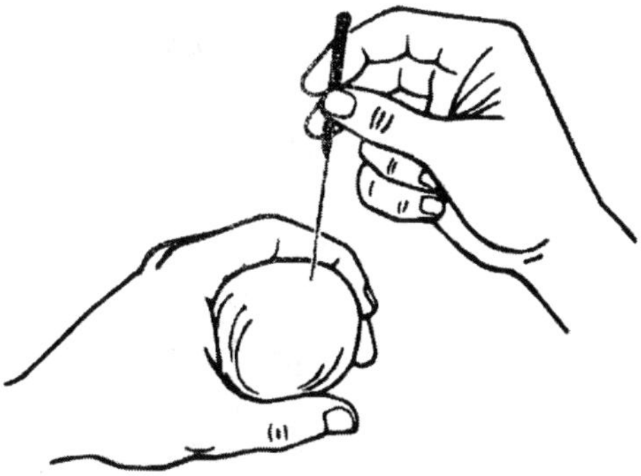

图 10-3　棉团练针

通过反复练习，待有一定指力后进行自身试针和学生之间相互试针。达到动作协调、运用娴熟后方能在患者身上进行操作。

（三）针前准备

1. 护士准备

衣帽整洁，修剪指甲，洗手，戴口罩。

2. 用具准备

（1）一般用具：治疗盘、一次性毫针、皮肤消毒液、无菌棉签、无菌干棉球、镊子、弯盘等，必要时备毛毯、屏风。

（2）针刺用具：针刺用具的规格应根据患者的年龄、性别、体质的强弱、形体的胖瘦、病情的虚实以及所选取腧穴部位的深浅等因素进行选择。一般头面部、肩颈部等肌肉浅薄处的腧穴和体质瘦弱的患者多选择细针、短针；臀部、后背、四肢等肌肉丰厚处的腧穴和体质壮硕的患者多选择粗针、长针。

3. 患者准备

（1）体位选择：针刺治疗前，应根据患者的病情及所选施针腧穴的定位来选择合适的体位，既可以让患者感觉舒适，又可以保证方便操作和较长时间留针。临床常用体位有卧位和坐位。卧位又可分为仰卧位、俯卧位、侧卧位；坐位又可分为仰靠坐位、俯伏坐位、侧伏坐位，见图 10-4。

（2）施术前准备：对初次接受针刺治疗的患者要做好解释，告知患者在针刺过程中局部会出现酸、麻、胀、痛或轻微的触电感，都属于正常针感，如出现头晕、恶心、出冷汗的情况要及时通知护士。帮助患者了解操作过程和注意事项，提高患者配合能力，消除患者的紧张情绪。

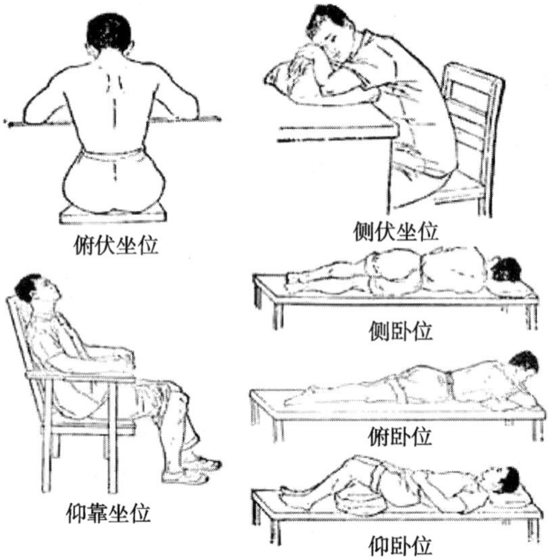

图 10-4　常用针刺体位

4. 消毒

针刺在临床中提倡“一针一穴一棉球”，以减少反复使用可能造成的感染。临床上最好使用一次性无菌针。针刺应严格无菌操作，切实做好针具及器械、医者双手及针刺部位的消毒。针具及与针接触的盘子、镊子等器械可采用高压蒸汽消毒 30 分钟以上，或 75%乙醇浸泡 30 分钟，或煮沸消毒 20 分钟左右，以高压蒸汽消毒最佳。医者双手应用肥皂洗刷干净，再用 75%的乙醇棉球擦拭后施术。针刺部位可用 75%乙醇棉球或棉签擦拭消毒，也可先用 2%碘酊涂搽，再用 75%乙醇棉球或棉签擦拭脱碘。

（四）针刺操作

在临床上进行针刺操作时一般双手协同操作。右手多用于持针，称为“刺手”，即用右手拇、食、中三指夹持针柄，无名指抵住针身，指腹紧靠针身下端，其状如持笔(图 10-5)。左手多用于切按腧穴局部、辅助进针，称为“押手”。进针法主要包括单手进针法和双手进针法。

1. 单手进针法

用刺手的拇指、食指持针，中指指端紧靠穴位，中指指腹抵住针身下段，当拇指、食指向下用力按压时，中指随势屈曲将针刺入，直刺至所要求的深度(图10-6)。此法用于短针进针。

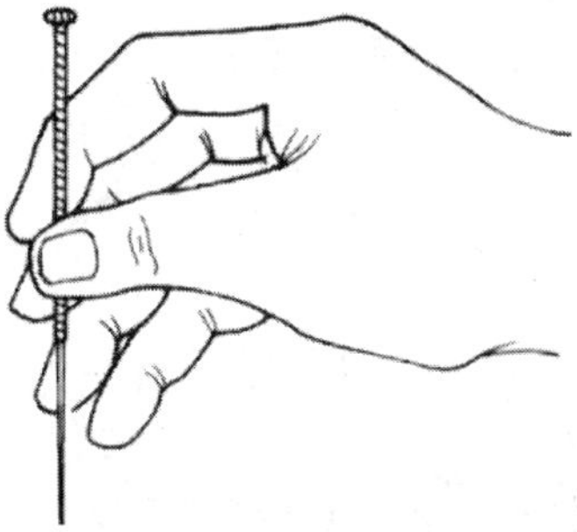

图 10-5　常用持针姿势

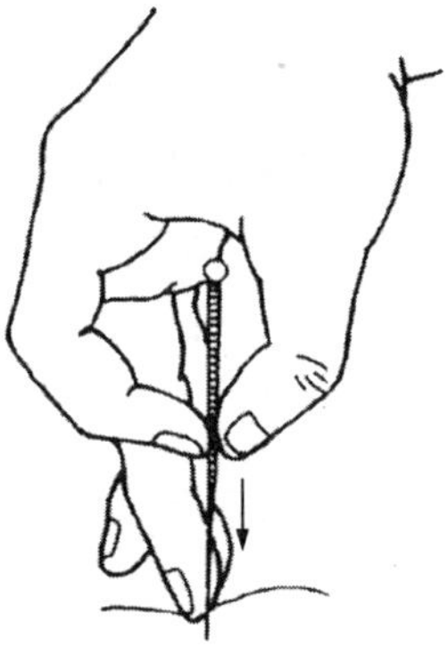

图 10-6　单手进针法

2. 双手进针法

刺手与押手相互配合，将针刺入穴位。常用的双手进针法有以下几种。

(1) 指切进针法：用押手拇指指端切按在腧穴位置的旁边，刺手持针，紧靠在押手拇指指甲面，将针刺入腧穴(图 10-7)。此法适用于短针进针。

(2) 夹持进针法：押手拇指、食指夹持消毒干棉球，夹在针身下端，漏出针尖 1~2 毫米，将针尖固定于针刺穴位的皮肤表面，刺手持针柄，使针身垂直，在刺手指力下压时，押手拇指、食指同时用力，两手协同刺入皮肤(图 10-8)。此法适用于肌肉丰满部位及长针的进针。

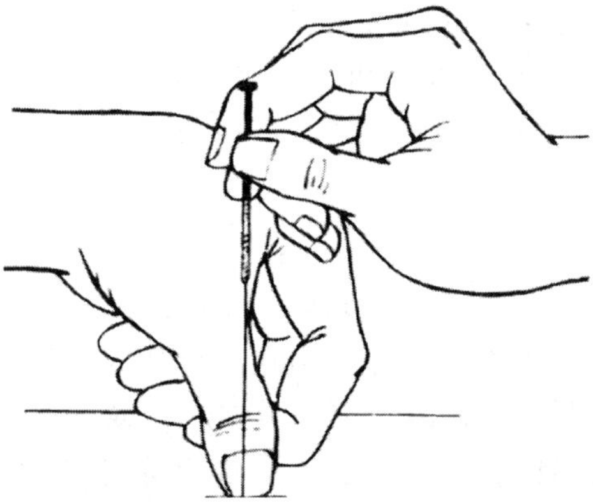

图 10-7　指切进针法

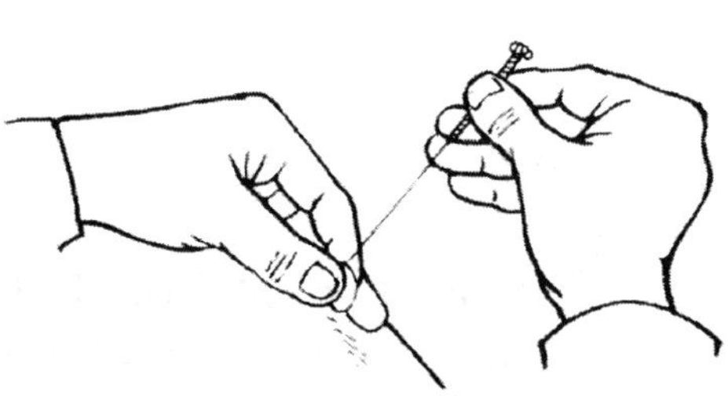

图 10-8　夹持进针法

（3）舒张进针法：用押手拇指、食指将所刺腧穴部位的皮肤向两侧撑开，使皮肤绷紧，刺手持针，使针从押手中间刺入（图 10-9）。此法适用于皮肤松弛部位的腧穴。

（4）提捏进针法：用押手拇指、食指将所刺腧穴部位的皮肤捏起，右手持针，从捏起的上端将针刺入（图 10-10）。此法主要适用于皮肉浅薄处的腧穴。

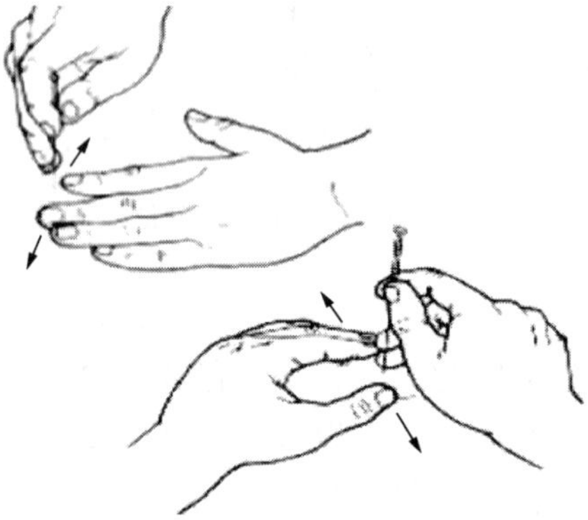

图 10-9　舒张进针法

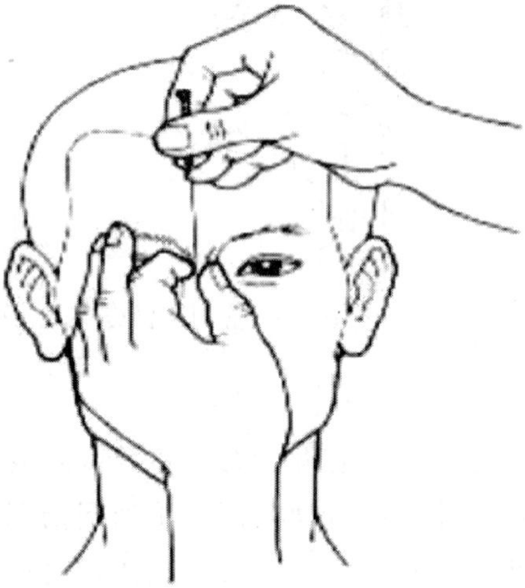

图 10-10　提捏进针法

（五）进针角度与深度

在针刺操作过程中，掌握正确的针刺角度和深度，既是确保腧穴深层次定位正确性的基础，也是增强针感、提高疗效、防止意外的关键。同一腧穴，由于针刺角度、深度的不同，所产生针感的强弱、感传方向和治疗效果常有明显差异。针刺的角度和深度，应根据针刺腧穴所在位置、患者体质、病情需要和针刺手法等实际灵活运用。

1. 进针角度

是指进针时针身与皮肤表面所呈的夹角，有直刺、斜刺和平刺。直刺是针身与皮肤表面呈 90°左右垂直刺入，此法适用于人体大部分腧穴；斜刺是针身与皮肤表面呈 45°左右倾斜刺入，此法适用于肌肉浅薄处、内有重要脏器或不宜于直刺、深刺的腧穴；平刺即横刺或沿皮刺，针身与皮肤表面呈 15°左右沿皮刺入，此法适用于皮薄肉少部位的腧穴。

2. 针刺深度

是指针身刺入人体内的深浅程度。一般根据患者体质、年龄、病情及针刺部位而定。身体瘦弱宜浅刺；身强体肥宜深刺。头面和胸背及皮薄肉少处的腧穴，宜浅刺；四肢、臀、腹及肌肉丰满处的腧穴，宜直刺。此外，不同季节对针刺深浅的要求也不同，一般“春夏宜浅刺，秋冬宜深刺”。

3. 行针手法

又称为运针手法，是指毫针刺入穴位后，为使患者产生针刺感应，或进一步调整针感的强弱，以及使针感向某一方向扩散、传导而采取的操作方法。行针手法包括基本手法和辅助手法两类。

（1）基本手法：包括提插法和捻转法两种。提插法：是将针刺入腧穴后，使针在穴内进行上下进退的操作方法。反复上下提插，可加大刺激量。操作时应注意幅度相同，指力均匀。捻转法，是将针刺入腧穴后，以刺手拇指和食指、中指持住针柄进行一前一后的来回旋转，捻动的前后角度应一致，避免单向捻转。

（2）辅助手法：循法，指用手指在所刺腧穴的四周或沿经脉循行部位进行徐和的循按的方法。此法有激发经气的作用。刮柄法，指将针刺入腧穴后，拇指或食指的指腹抵住针尾，用食指或中指的指甲，由下而上地频频刮动针柄。此法有促使得气和增强针感的作用。弹柄法，指以右手的拇指和食指轻轻叩弹针柄，用小幅度、快频率的提插捻转动作，使针身产生轻微的震颤，以促使得气和增强扶正祛邪的作用。

4. 补泻手法

针刺补泻是根据《黄帝内经》中“盛则泻之、虚则补之、热则疾之、寒则留之、陷下则灸之”这一基本原则确立的两种方法。即通过刺激腧穴，采用适当的手法激发经气以补益正气、疏泄病邪，调节脏腑经络功能，促使阴阳平衡，恢复健康。

（1）补法：进针慢而浅，提插、捻转幅度小，频率慢，用力轻，留针后不捻转，出针后多揉按针孔。多用于虚证。

（2）泻法：进针快而深，提插、捻转幅度大，频率快，用力重，留针时间长，并反复捻转，出针后不按揉针孔。多用于实证。

（3）平补平泻：进针深浅适中，采用均匀地提插、捻转，幅度、频率中等，进针、出针用力均匀。适用于一般患者。

5. 留针与出针

（1）留针：是指进针后将针留置在穴内一定时间，以便于继续施行手法和加强针刺的功能。一般病证可在针下得气后留针 20~30 分钟；对一些慢性、顽固性、疼痛性、痉挛性等疾病，可延长留针时间，甚至长达数小时。

（2）出针：以左手捏消毒干棉球压住针孔周围皮肤，右手持针轻微捻转，先将针退至皮下，然后迅速将针起出，以防出血。最后检查针数，防止漏针。

（六）针刺异常情况的处理和预防

1. 晕针

是指在针刺过程中患者发生晕厥的现象。

（1）原因：患者体质虚弱、精神紧张，或疲劳、饥饿、大汗、大泻、大出血之后，或体位不当，或医者在针刺时手法过重，均可能引起晕针。

（2）症状：患者突然出现精神疲倦、头晕目眩、面色苍白、恶心欲吐、多汗、心悸、四肢发冷、血压下降等现象，重者神志不清、扑倒在地、唇甲青紫、二便失禁、脉细微欲绝，甚至晕厥。

（3）护理及预防：立即停止针刺，将针全部起出。让患者平卧，松开衣带，注意保暖。轻者仰卧片刻，给饮温开水或糖水；重者可选人中、内关、足三里等穴针刺或指压，或灸百会、关元、气海等穴；若仍不省人事，可考虑配合其他治疗或采取急救措施。对初次接受针刺治疗或精神过度紧张、身体虚弱者，应先做好解释，消除其对针刺的顾虑。同时选择舒适持久的体位，初次接受针刺者最好采用卧位。选穴宜少，手法要轻。饥饿、疲劳、大渴的患者，应令其进食、休息、饮水后少时再予针刺。医者在针刺治疗过程中，精神要专一，随时注意观察患者的神色，询问患者的感觉，一旦患者有身心不适等晕针先兆，应及早采取处理措施，防患于未然。

2. 滞针

是指在行针时或留针过程中，医者感觉针下涩滞，捻转、提插、出针均感困难，同时患者感到疼痛异常的现象。

（1）原因：患者精神紧张而致局部肌肉痉挛，或单向捻转太过，而致肌纤维缠绕针身，留针时间过长，有时也可出现滞针。

（2）症状：针在体内提插、捻转、出针均感困难，同时患者感觉局部疼痛。

（3）护理及预防：对惧针者应进行精神抚慰，分散其注意力，或进行循按、叩弹针柄，或在附近再刺一针，以宣散气血，待痉挛缓解后再起针。因单向捻转而致者，可向反方向将针捻回，并用刮柄法、弹柄法，使缠绕的肌纤维回释，即可消除滞针。对精神紧张者要做好解释工作，减轻或打消患者顾虑。操作时避免单向捻转，应注意与提插法配合，可避免肌纤维缠绕。

3. 弯针

是指进针后，针身在体内发生弯曲的现象。

（1）原因：进针时用力过猛、过速，以致针尖碰到坚硬的组织，将针折弯。或患者在针刺、留针过程中移动体位。针柄受外力撞击、压迫。

（2）症状：针柄改变了进针或留针时的方向，捻转不动，提插、出针均感觉困难，患者感到局部疼痛。

（3）护理及预防：针轻微弯曲时可将针慢慢退出，但若折弯角度过大，应顺着弯针走向缓慢起针。若由于患者改变体位所致，应协助患者恢复体位，待肌肉松解后再行出针。针刺手法要娴熟，避免过猛过速。体位要舒适，应嘱咐患者不要在针刺过程中随意改变体位，注意保护针刺部位，以保证针柄免受外力撞击。

4. 断针

或称为折针，是指针身折断在体内。

（1）原因：针具质量欠佳，针身或针根有损伤剥蚀，进针前未检查。或针刺时将针身全部刺入。行针时强烈地提插、捻转，肌肉猛烈收缩。留针过程中随意改变体位。弯针、滞针处理不当。

（2）症状：针身折断，断端部分针身尚露于皮肤外，或断端全部陷入体内。

（3）护理及预防：发现断针，嘱咐患者不要改变原有体位以防止断针更加深入，若断端仍露于体外，可用镊子将残针起出。若断端与皮肤相平或微露于皮肤外，可用一手拇指、食指垂直向下轻压针身两旁皮肤使断针露出后，另一手用镊子将残针起出。若断针全部陷入体内，应立刻报告医生，在 X 射线定位下进行手术取出残针。针刺前应认真检查针具，不合格者应剔除不用。针刺时要避免过猛过强的行针，也不要将针身全部刺入腧穴。行针和留针时嘱咐患者保持体位不要随意改变。发生滞针、弯针时应正确处理。

5. 血肿

是指针刺部位出现皮下出血而引起的肿痛。

（1）原因：针尖带钩弯曲，损伤皮肉，或针刺时刺破血管。

（2）症状：出针后，针刺部位出现肿胀疼痛，继则皮肤呈现青紫色。

（3）护理及预防：微量皮下出血而致的小块青紫，一般不做处理，可自行消退。若局部肿胀疼痛较重，青紫面积较大时，先冷敷止血，再做热敷或局部按摩，以促使瘀血消散。针刺前要仔细检查针具，熟悉人体解剖部位，避开血管针刺。出针时立即用无菌干棉签按压针孔。

（七）针刺的注意事项

（1）治疗室内要保持清洁安静、空气流通、温度适宜，定期对空气进行消毒。

（2）在针刺前尤其是对初次进行针刺治疗的患者，要做好解释，帮助患者做好思想准备，消除各种顾虑，以更好地配合治疗。

（3）对于所使用针具要仔细严格检查，避免因针具不合格导致出现危险情况。医者要认真练习手法，掌握扎实娴熟，行针时避免过猛、过速，预防弯针、断针、血肿的情况出现。

二、其他针法

（一）皮内针法

皮内针法又叫埋针，是一种专门用于腧穴的皮内和皮下，进行较长时间埋藏留针的方法。能给皮部以弱而长时间的刺激，调整经络脏腑功能，达到防病治病的目的。

1. 适用范围

皮内针法多适用于需要长时间留针的慢性顽固性疾病和经常发作的疼痛性疾病。如神经性头痛、三叉神经痛、牙痛、痹症、胃痛、月经不调、痛经、高血压、哮喘、遗尿等。

2. 用物准备

治疗盘，一次性无菌皮内针，碘伏，无菌棉签，镊子，胶布，弯盘。

3. 操作方法

皮内针分为麦粒型皮内针和图钉型皮内针。麦粒型皮内针用镊子夹住针柄，沿皮下横刺入真皮内，针身埋入皮内后用胶布顺针身方向固定留在皮肤外的针柄。图钉型皮内针用镊子夹住针圈，将针尖对准穴位刺入，使环形针柄平附于皮肤上，用胶布固定，此针法多适用于耳穴。

4. 注意事项

（1）皮内针一般在天气热时留针 1~2 天，天气冷时留针 3~7 天。

（2）留置时每隔4小时左右用手按压埋针处1~2分钟，以加强刺激，增强疗效。

（3）埋针时要严格遵循无菌原则，避免感染。

（4）关节、胸腹部禁埋针，在埋针后若患者出现疼痛、妨碍活动等不良情况时应立即起针，选穴重埋。

（5）留针期间要嘱咐患者不可着水，若天热出汗较多时理针时间不宜过长，避免感染。

（二）水针法

水针法又称为穴位注射，是将药物注入穴位以防治疾病的疗法。水针法是将针刺刺激与药物对穴位的渗透刺激作用结合在一起，发挥综合作用，提高对疾病的疗效。

1. 适用范围

水针法适用范围很广，毫针治疗的适应证大部分可采用本法。如痹症、腰腿痛等。

2. 用物准备

无菌盘、药物、无菌注射器及长针头、碘伏、无菌棉签、砂轮、镊子、弯盘等。

3. 操作方法

患者取舒适体位，根据病情选用适宜的针头及对症的药物。遵医嘱抽取适量药物，选取正确穴位，局部消毒。将注射器对准穴位快速刺入皮下，然后缓慢进针，提插得气后回抽无回血即可注入药物。注射剂量根据药物说明书规定的剂量执行。作小剂量注射时，可用原药物剂量的1/5~1/2。一般根据穴位部位来定，耳穴注射剂量多为0.1毫升，头面部注射剂量多为0.3~0.5毫升，四肢部注射剂量多为1~2毫升，胸背部注射剂量多为0.5~1毫升，腰臀部注射剂量多为2~5毫升。急性病、体强者可用较强刺激，推液可快；慢性病、体弱者，宜用较轻刺激，推液宜慢。药液多时，可由深至浅，边推药边退针，或将注射针向几个方向注射药液。急症患者每日行1~2次水针法，慢性病一般每日或隔日一次，6~10日为一个疗程。每个疗程间可休息3~5日。

4. 注意事项

（1）严格执行三查七对及无菌操作原则，防止感染。

（2）注意药物的性能、药理作用、剂量、有效期、配伍禁忌、副作用和过敏反应。凡能引起过敏反应的药物，必须先做皮试，确认无阳性反应后方可注射。

（3）药液不可注射进血管内，进针时要避开血管。

（4）如患者在注射过程中出现触电感，要将针体退出少许再注射。

（5）操作前要注意检查针具质量和安全性，防止出现弯针、折针、断针情况，若患者出现晕针等不良反应时，处理方法同毫针刺法。

（三）电针法

电针法是在针刺得气后，在针上通以接近人体生物电的微量电流，起到加强刺激、防治疾病的方法。此法的优点是能代替医者做持续性运针，节省人力的同时还能较为客观地控制刺激量，针与电的结合可以提高疗效。

1. 适用范围

电针法的适用范围基本和毫针刺法相同，故其治疗范围较广。临床上常用于各种痛证、痹证和心、胃、肠、膀胱、子宫等器官的功能失调，以及癫狂和肌肉、韧带、关节的损伤性疾病等，并可用于针刺麻醉。

2. 用物准备

电针治疗仪，其余物品同毫针刺法。

3. 操作方法

（1）选穴：电针的处方配穴与针刺法相同，一般选用其中的主穴，配合相应的辅助穴位，多选用同侧肢体的1~3对穴位为宜。

（2）电针方法：针刺入穴位得气后，将输出电位器调至“0”位，正极接配穴，也可不分正负极，将两根导线任意接在两个针柄上，然后打开电源开关。选好波形，慢慢调高至所需输出电流量。通电时间一般在5~20分钟，用于镇痛一般在15~45分钟。如感觉弱时可适当加大输出电流量，或暂时断电1~2分钟再行通电，当达到预定时间后，将输出电位器退至“0”位，然后关闭电源开关，取下导线，最后按一般起针方法将针取出。

（3）刺激强度：当电流开到一定强度时，患者有麻、刺感，这时的电流强度称为感觉阈。如电流强度再稍增加，患者会突然产生刺痛感，能引起疼痛感觉的电流强度称为电流的痛阈。感觉阈和痛阈因人而异，并且在各种病理状态下差异也较大。故在应用中，电流强度应以患者能耐受为宜。并且也可在治疗过程中根据患者对电流强度的耐受程度变化作出适当调整。

4. 注意事项

(1) 电针治疗仪在使用前须检查性能是否完好。电针刺激量较大，需要防止晕针，体质虚弱、精神紧张者，应注意电流不宜过大。

(2) 调节电流时，不可突然增加，以防止引起肌肉强烈收缩，造成弯针或折针。

(3) 电针治疗仪最大输出电压在40V(伏)以上者，最大输出电流应限制在1mA以内，防止触电。

(4) 毫针的针柄如经过温针火烧之后，表面氧化不导电，不宜使用。若使用，应先电针再温针灸。

(5) 心脏病患者应避免电流回路通过心脏。尤其是安装心脏起搏器者，应禁止应用电针。在接近延髓、脊髓部位使用电针时，电流量宜小，切勿通电太强，以免出现意外。孕妇慎用电针。

(6) 应用电针要注意“针刺耐受”现象的发生，所谓“针刺耐受”就是长期多次反复应用电针，使机体对电针刺激产生耐受，而使其疗效降低的现象。

(四) 耳针法

耳针法是采用毫针或其他方式刺激耳部特定部位。以预防、诊断和治疗全身疾病的一种方法。耳针治疗范围较广，操作方法简单易行，对于疾病的预防和诊治具有一定的意义。

1. 适用范围

(1) 各种疼痛性病证：如偏头痛、三叉神经痛、肋间神经痛等神经性疼痛，扭伤、挫伤、落枕等外伤性疼痛，各种外科手术所产生的伤口痛，胆绞痛、肾绞痛、心绞痛、胃痛等内脏痛症。

(2) 各种炎症性病证：如急性结膜炎、牙周炎、咽喉炎、扁桃体炎、胆囊炎、腮腺炎、支气管炎、风湿性关节炎、面神经炎等。

(3) 功能紊乱性病证：如心脏神经官能证、心律不齐、高血压、多汗症、眩晕症、胃肠神经官能证、月经不调、遗尿、神经衰弱、癔症等。

(4) 过敏与变态反应性疾病：如过敏性鼻炎、支气管哮喘、过敏性结肠炎、荨麻疹、过敏性紫癜等。

(5) 内分泌代谢性疾病：如单纯性肥胖、糖尿病、甲状腺功能亢进或低下、绝经期综合征等。

(6) 其他：如用于手术麻醉，预防感冒、晕车、晕船，戒烟、戒毒，美容、延缓衰老、防病保健等。

2. 用物准备

如耳穴埋针需准备皮内针，如耳穴压豆需准备王不留行籽，如对耳穴行电针法需准备电针治疗仪。其他用物同毫针刺法。

3. 操作方法

（1）毫针刺法：进针时，押手固定耳廓，刺手持针速刺进针；针刺方向视耳穴所在部位灵活掌握，针刺深度要浅，以不穿透对侧皮肤为度；多用捻转、刮法或震颤法行针，刺激强度视患者病情、体质和敏感性等因素综合决定；得气以热、胀、痛，或局部充血红润多见；一般留针 15~30 分钟，可间歇性 1~2 次。疼痛性或慢性疾病留针时间可适当延长；出针时，押手托住耳背，刺手持针速出，同时用消毒干棉球压迫针孔片刻。

（2）电针法：押手固定耳廓，刺手持针速刺进针；得气后连接电针治疗仪，多选用疏密波，适宜强度，刺激 15~20 分钟；起针时，先取下导线，押手固定耳廓，刺手持针速出，同时用消毒干棉球压迫针孔片刻。

（3）埋针法：押手固定耳廓并绷紧所选穴位的皮肤，刺手用镊子夹住皮内针柄，速刺(压)入所选穴位皮内，再用胶布固定并适度按压，可留置 1~3 天，其间可嘱咐患者每日自行按压 2~3 次；起针时轻轻撕下胶布即可将针一并取出，再次消毒。两耳交替埋针，必要时双耳穴同用。

（4）压籽法：又称为压豆或埋豆，以王不留行籽、磁珠、磁片等表面光滑、硬度适宜、直径在 2 毫米左右的球状物为宜，使用前用沸水烫洗后晒干备用。将所压豆贴于 0.5 厘米×0.5 厘米大小的透气胶布中间，医师用镊子将其夹持，敷贴于所选耳穴并适当按揉，以耳穴发热、胀痛为宜；可留置 2~4 天，其间可嘱患者每日自行按压 2~3 次。

4. 注意事项

（1）严格消毒，防止感染；埋针法不宜留置过久。

（2）耳穴多左右两侧交替使用。

（3）耳针治疗也可发生晕针，应注意预防并及时处理。

（4）有习惯性流产史的孕妇禁用针刺。

（5）患有严重器质性病变和伴有高度贫血者不宜针刺，对年老体弱的高血压患者不宜行强刺激。

（6）脓肿、破溃、冻疮局部的耳穴禁用耳针。

（7）耳穴压豆、耳穴埋针留针期间应防止胶布过敏、脱落或污染等情况发生。

（8）对运动障碍性疾病，结合运动针法有助于提高疗效。

第二节　灸法及护理

灸，灼烧的意思。灸法是指用艾绒或其他药物点燃后放置在腧穴或病变部位处烧灼、温熨，借灸火的温热刺激及药物的药理作用，达到防治疾病目的的一种外治方法。《医学入门》指出：“药之不及，针之不到，必须灸之。”说明灸法在临床上具有独特的疗效。

一、艾灸工具

治疗盘、艾条或艾炷、火柴、凡士林、棉签、镊子、弯盘、浴巾、屏风，间接灸时根据选用方法备姜片、蒜片、食盐、附子饼等。

二、操作方法

（一）艾炷灸

将艾绒用手搓成圆锥形的艾炷，大小可根据病情而定。燃烧一个艾炷，叫一壮。

1. 直接灸

将大小合适的艾炷直接放在皮肤上施灸的一种方法。根据施灸程度不同分为瘢痕灸和无瘢痕灸。

（1）瘢痕灸：又称为化脓灸。施灸前可先将少量大蒜汁涂抹于施灸部位，以增强黏附和刺激作用。每壮必须燃尽，然后除去灰烬，易炷再灸，一般灸 7～9 壮。灸时如有疼痛，可在施灸部位周围轻轻拍打缓解疼痛。灸后一周左右，皮肤会起疱化脓，5~6 周恢复后在皮肤上会留有瘢痕。化脓灸能改善体质，增强机体的抵抗力，从而起到保健和治疗作用。现代临床多用于一些疑难病证，如哮喘、慢性胃肠疾病、瘰疬等，并可预防中风，但不易被患者接受。灸疮化脓期需注意局部清洁，避免继发感染。

（2）无瘢痕灸：也称为无化脓灸。施灸前可先将少量凡士林涂抹于施灸部位，以增加艾炷黏附性。每壮不必燃尽，当燃至患者有灼痛感时，即用镊子将艾炷移除，易炷再灸，一般连灸 5~7 壮，以局部皮肤充血、红润为度。此法适用于慢性虚寒性疾病，如风寒湿痹症等。

2. 间接灸

又称为隔物灸，是指用药物或其他材料将艾炷与施灸腧穴皮肤之间隔开的艾灸方法。间隔灸所用药物或其他材料因病证而异。

（1）隔姜灸：将鲜姜切成直径 2~3cm、厚约 0.3cm 的薄片，中间用针扎数孔，置于施灸部位，再将艾炷放在姜片上点燃施灸。若患者有灼痛感可将姜片提起，使之离开皮肤片刻，再进行灸治，艾炷燃尽后依前法再灸，直至局部皮肤出现红晕而不起疱为度。一般每穴灸 5~7 壮。本法具有温中止呕、散寒止痛的作用，临床常用于因寒而致的呕吐、腹痛、腹泻及风寒痹痛等。

（2）隔蒜灸：将大蒜头切成厚约 0.3cm 的薄片，中间用针扎数孔，置于腧穴或患处，再将艾炷放在蒜片上点燃施灸。操作方法同隔姜灸。此法有清热、解毒、杀虫等作用，多用于治疗瘰疬、肺结核及肿疡初起等。

（3）隔盐灸：因此法只能用于脐部，故又称神阙灸。用干燥的食盐填敷于脐部，或于盐上再置一片薄姜片，上置大艾炷施灸。此法有回阳、救逆、固脱之力，多用于治疗伤寒阴证或吐泻并作、中风脱证等。注意要连续施灸，不拘壮数，以期脉起、肢温、证候改善。

（4）隔附子饼灸：是将附子研成粉末用黄酒调和，做成直径 1~2 厘米、厚 0.3~0.5 厘米的附子饼，中间用粗针刺数孔，将其放在施灸部位上，上面再置艾炷施灸。因附子有辛温、大热、温补肾阳等作用，故临床上常用于治疗命门火衰而致的阳痿、遗精、早泄、疮疡久溃不敛及宫寒不孕等病证。

（二）艾条灸

以艾绒为主要成分卷成的圆柱形长条称为艾条。点燃艾条施灸的方法称为艾条灸。

1. 温和灸

施灸时，点燃艾条的一端，对准施灸部位，距皮肤 2~3 厘米处进行熏灸，使患者局部皮肤有温热感而无灼痛感为宜，一般每穴或患处施灸 10~15 分钟。

直至皮肤出现红晕为度。对于局部知觉减退的患者或晕厥者，操作者要将食指、中指分开置于施灸部位两侧，通过操作者的手指来测量患者局部受热的程度，以利于随时调整施灸的距离和时间，防止烫伤。

2. 雀啄灸

施灸时，点燃艾条的一端置于施灸部位上，不固定距离，一上一下像鸟雀啄食一般施灸，给予施灸部位一个变量的刺激。

3. 回旋灸

施灸时，点燃艾条的一端，与施灸部位的皮肤保持一定距离，位置不固定，向左右方向均匀地移动或反复旋转地进行施灸。

上述三种方法对一般的病证都可使用。但温和灸常用于治疗慢性疾病，雀啄灸、回旋灸常用于治疗急性疾病。

（三）温针灸

是针刺与艾灸相结合的一种方法。针刺入腧穴得气后，将纯净细软的艾绒捏在针尾上，或用一段 1.5 厘米左右的艾条插在针尾上，点燃施灸。待艾绒或艾条烧完后去除灰烬，将针取出。为防止艾火掉落烫伤，可在施灸下方垫一纸片。

三、适用范围

灸法主要适用于虚证、寒证。如中焦虚寒所致呕吐、腹痛、腹泻，脾肾阳虚、元气暴脱所致久泄、遗尿、遗精、阳痿、虚脱、休克，气虚下陷所致的脏器下垂，风寒湿痹所致的腰腿痛等。

四、注意事项

（1）施灸时防止艾火脱落，烧伤皮肤和点燃衣服被褥。

（2）施灸顺序，临床上一般是先灸上部，后灸下部；先腰背部，后胸腹部；先头身，后四肢。壮数是先少后多，艾炷是先小后大。

（3）黏膜附近、颜面、五官和大血管的部位，不宜采用瘢痕灸。实证、热证、阴虚发热、孕妇腹部和腰骶部也不宜施灸。

（4）施灸后局部出现微红灼热属正常现象，无须处理，如局部出现水疱，小水疱任其自然吸收，大水疱可用无菌针挑破，放出水液，再涂甲紫药水，以无菌敷料覆盖保护。

（5）瘢痕灸损伤皮肤，施灸前必须征求患者同意方可使用。

第三节　推拿疗法及护理

推拿法又称为穴位按摩法，是指通过特定手法作用于人体体表特定穴位或部位的一种中医外用治疗技术。具有疏通经络、散瘀止痛、强筋壮骨、消食导滞、扶正祛邪等作用。

一、推拿的辅助材料

治疗巾、治疗盘、大浴巾、按摩膏(或其他润肤介质)，必要时准备糖水及外用药。

二、常用推拿手法

（一）推法

用指、掌或肘部等着力，对所施部位作单方向直线移动。推拿手法可分为指推法、掌推法、肘推法(图 10-11)。操作时，指、掌或肘部等要紧贴体表，均匀用力，速度要缓慢，适用于全身各个部位。

（二）拿法

用拇指与食指、中指两指，或用拇指与其余四指相对用力，在一定部位和穴位上进行节律性提捏(图 10-12)。操作时，腕关节要放松，手指指腹着力，用力宜由轻到重，不可骤然用力，动作应柔缓而连贯。适用于四肢、肩颈、腋下等部位。

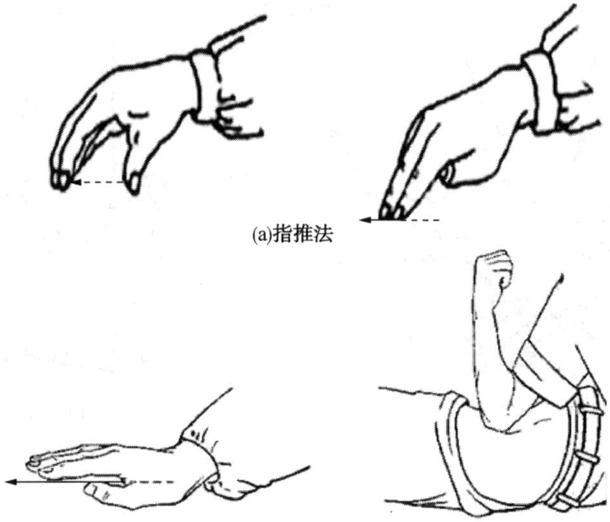

(a)指推法

(b)掌推法　(c)肘推法

图 10-11　推法

（三）按法

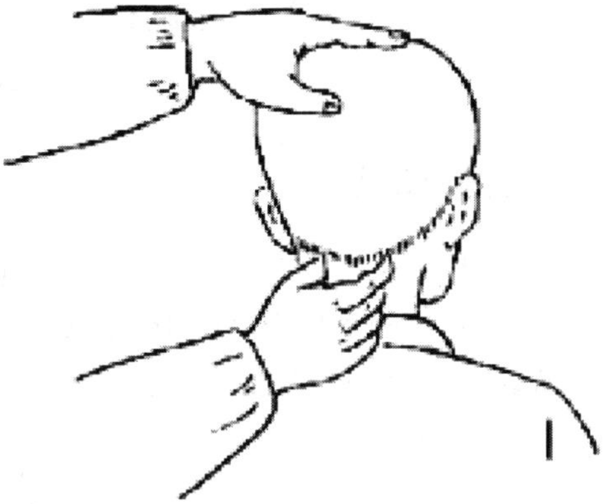

图 10-12　拿法

用掌、指或肘部着力于治疗部位或穴位，用力按压，按而留之。可分为指按法、掌按法（图 10-13）、肘按法（图 10-14）。操作时着力部位紧贴体表，不可以移动，用力方向垂直向下，由轻到重，稳而持续，不可用暴力，操作结束时逐渐减轻按压力量。适用于全身各部肌肉丰厚处，在脊椎部位慎用。

（四）摩法

用手指指面或掌面着力于体表一定穴位或治疗部位，以腕关节连同前臂，做有节律的环旋抚摩动作。可分为指摩法、掌摩法（图 10-15）。操作时肘关节微曲，腕关节自然放松，指掌自然伸直，紧贴体表，用力均匀，频率一致，仅在皮肤上做有节律的环旋抚摩动作，不带动皮下组织。频率为120次/分左右。适用于胸腹、胁肋、颜面部。

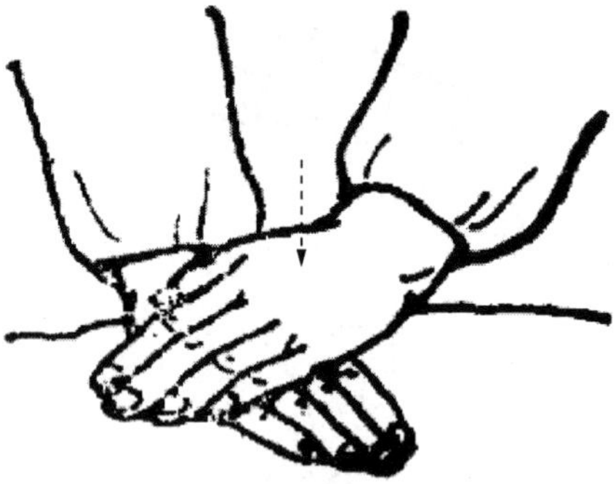

图10-13　掌按法

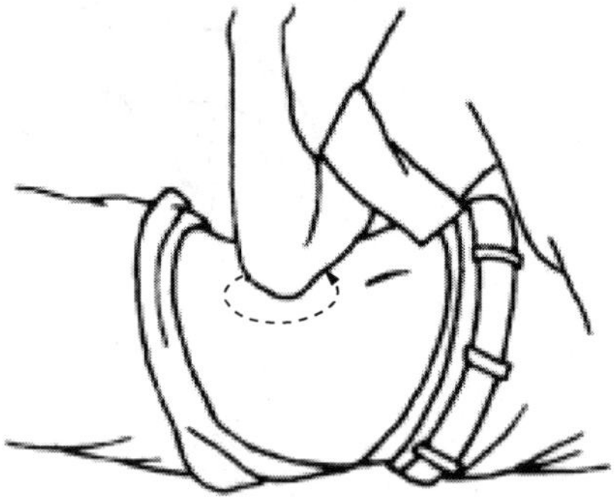

图10-14　肘按法

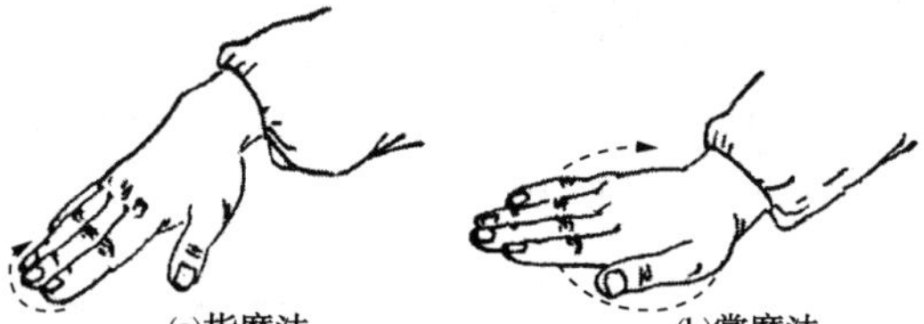

图10-15　摩法

（五）揉法

用手螺纹面、掌根或手掌大鱼际着力于治疗部位或穴位，做柔缓的环旋抚摩动作。可分为指揉法（图10-16）、掌根揉法（图10-17）。操作时以腕关节连同前臂环旋转动来带动指掌的着力部位在一定穴位上揉动。操作过程连续柔和而有节律，适用于全身各部位。

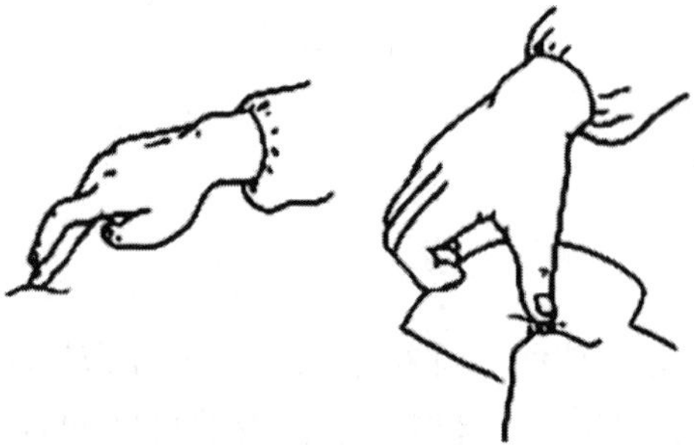

图10-16　指揉法

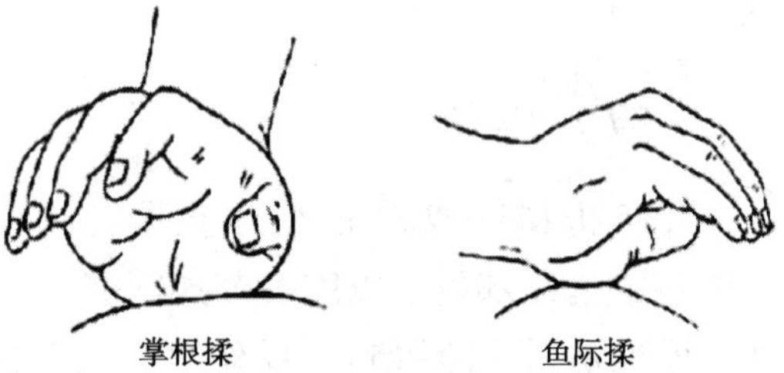

图10-17　掌根揉法

（六）摇法

用一手扶于肢体关节近端，另一手握住肢体关节远端，做缓和回旋的转动(图 10-18)。操作时用力要平稳，摇动幅度要由小到大，但要在关节生理许可范围内或患者可以忍受范围内。常用于四肢关节、颈项及腰部。

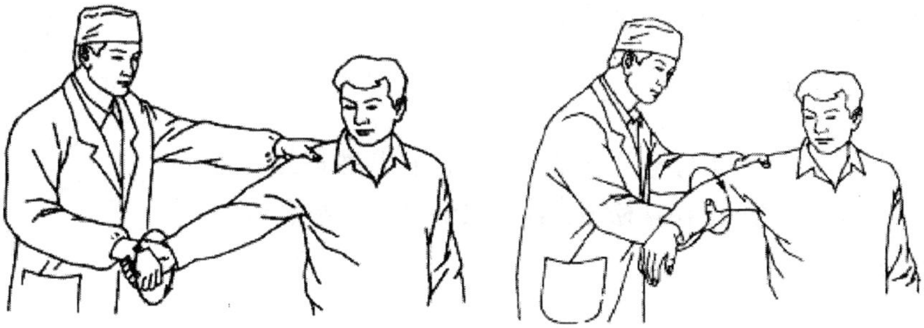

图 10-18　摇法

（七）滚法

用小鱼际侧掌背部附着于一定部位，通过前臂旋转摆动及腕关节屈伸旋转，使着力部位对所施部位进行滚动性压力刺激的手法。其可分为拳掌滚、小鱼际滚、掌指关节滚等(图 10-19)。操作时，手法着力处要紧贴体表，不可拖动、跳动和辗动。肘关节屈曲 120°，动作要协调而有节律，压力频率均匀一致。滚动频率 140 次/分。适用于肩颈、腰背、四肢部位。

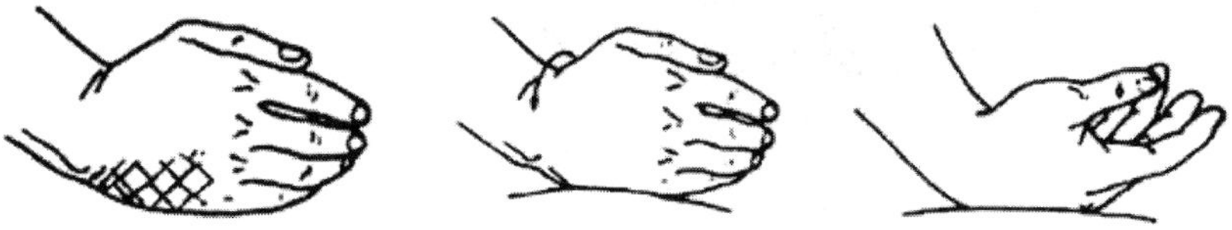

图 10-19　滚法

（八）搓法

以双手掌面夹住肢体并着力于肢体一定部位，两手掌相对用力做快速的交替搓动(图 10-20)。操作时双手用力对称、均匀，搓动要快，移动要缓。适用于四肢部位。

（九）捏法

用拇指和其他手指，提捏一定部位（经筋、肌肉、韧带）相对用力夹挤，并沿其分布或结构形态向前推进（图10-21）。操作时压力均匀、动作连贯有节律。适用于全身各部位，尤其是头颈、四肢及背脊处。

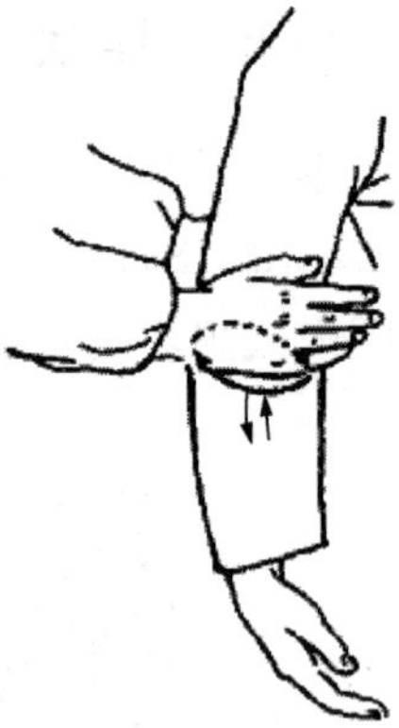

图 10-20　搓法

（十）抖法

用单手或双手握住患者上肢远端，稍用力做连续、小幅度的上下抖动，使关节有松动感（图 10-22）。操作时抖动幅度要小，频率要快，160~180 次/分。适用于四肢部位，以上肢部位常用。

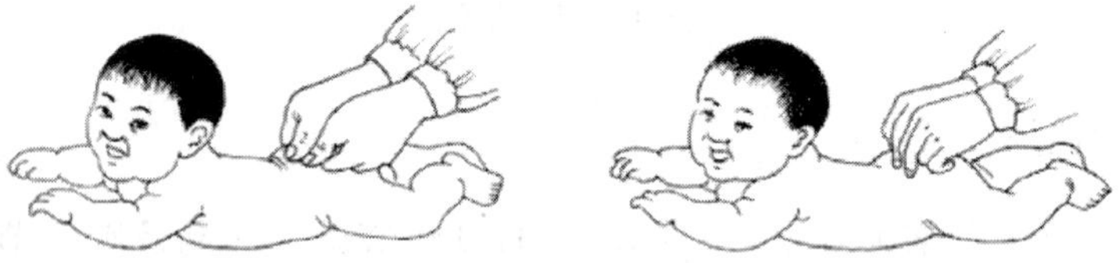

图 10-21　捏法

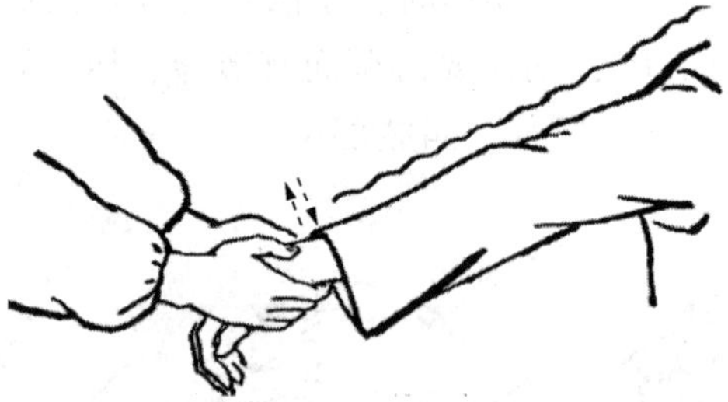

图 10-22　抖法

三、适用范围

推拿疗法的应用范围广，它在骨伤科、内科、妇科、儿科、五官科及美容保健方面都适用，尤其是对于慢性病、功能性疾病疗效较好。

四、注意事项

(1) 根据患者的病情、病位等帮助患者取合适的体位，采用合适的推拿手法。

(2) 术者操作前应定期修剪指甲，避免损伤患者皮肤。

(3) 术者手上可蘸水、滑石粉、石蜡、油、姜汁、酒等润肤介质，以减少阻力或提高疗效。

(4) 在腰腹部进行推拿，应嘱患者先排尿。

(5) 操作时，无须暴露部位，要随时遮盖，以防受凉。操作过程中注意观察患者情况，注意操作力度，如出现胸闷、面色苍白或剧烈疼痛等症状，应立即停止操作。

(6) 操作时，手法应熟练，柔和有力，持久均匀，运力能达组织深部，禁用暴力和相反力，以防组织损伤，一般每次 15~20 分钟。

(7) 患者有以下情况均禁止按摩：急性炎症、急性传染病、皮肤破溃、严重心脏病、出血性疾病及癌症。孕妇的腰腹部禁止按摩。

第四节　拔罐疗法及护理

拔罐法，古称角法、吸筒法，是一种以罐状器具为工具，借助热力等方法排出罐内空气，造成负压，使之吸附于施术部位，造成局部充血或瘀血，从而防治疾病的一种方法。

一、工具

(一) 罐的种类

1. 玻璃罐

用耐热硬质玻璃烧制而成，肚大口小，罐口平滑，分大、中、小三种型号(图 10-23)。其优点是清晰透明，便于观察局部皮肤变化，以利于掌握时间，而且罐口光滑，吸拔力好，易于消毒清洁，适用于全身各部位，因此玻璃罐是临床常用的罐具，缺点是容易破碎。

2. 竹罐

取直径3~5厘米、长6~9厘米的坚固无损的竹筒，一端留作底，另一端作开口，经打磨光滑后制成竹罐(图10-24)。优点是经济、轻巧、不易摔碎，缺点是日久不用易干裂漏气，吸附力不大。

3. 陶罐

使用陶土加工烧制而成，有大、中、小及特小几种型号(图10-25)。优点是吸力大，缺点是质地较重，而且容易摔破。

4. 抽气罐

用透明塑料制成，上置活塞，便于抽气(图10-26)。优点是可随时调节吸力，不易破碎，适合在家庭拔罐中使用。

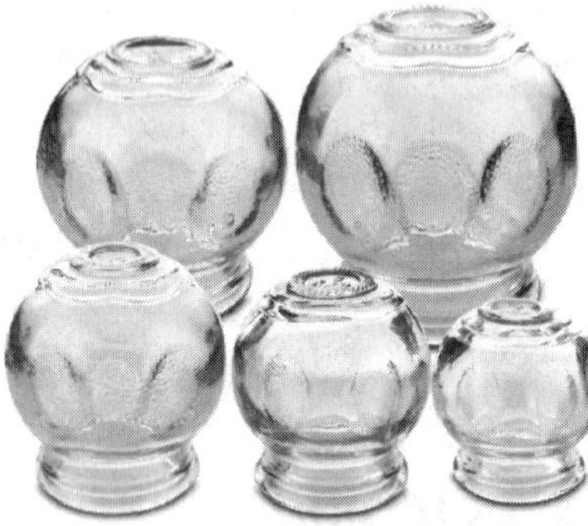

图10-23 玻璃罐

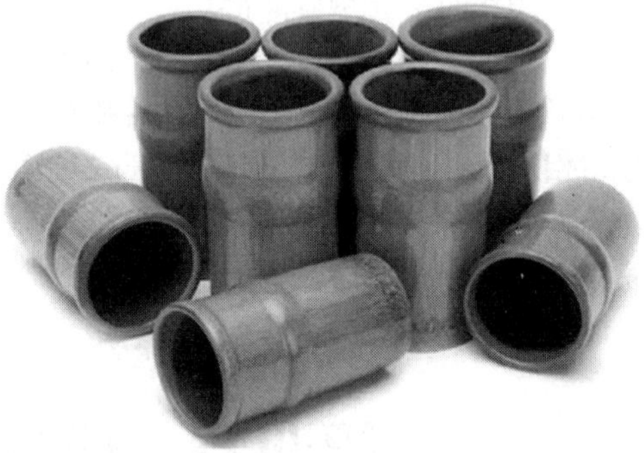

图10-24 竹罐

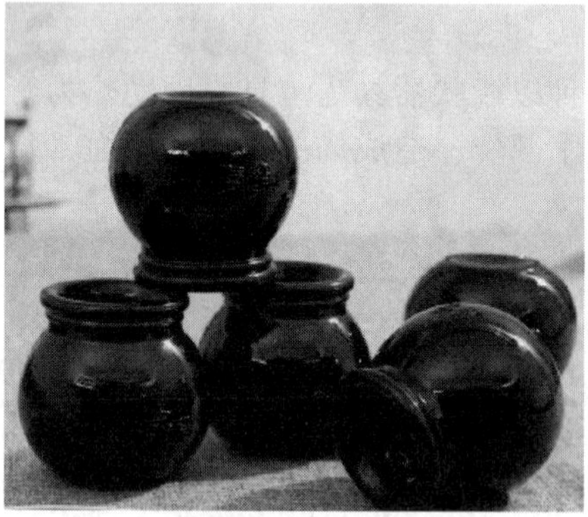

图10-25 陶罐

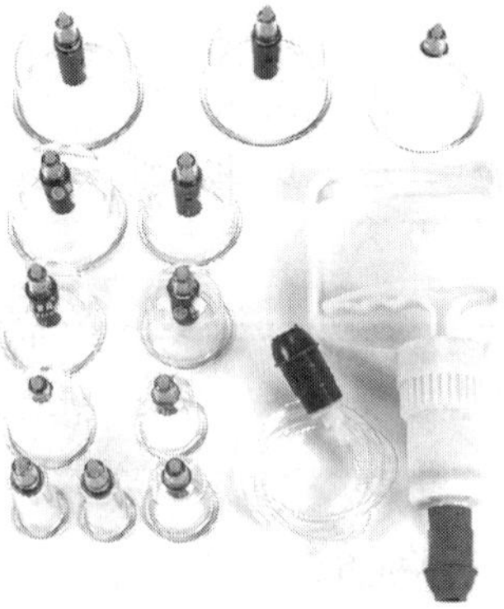

图10-26 抽气罐

(二) 拔罐的辅助材料

拔罐所需的辅助材料，主要有95%的乙醇、消毒干棉球、镊子、打火机、润滑剂等。

二、拔罐法

（一）火罐法

1. 闪火法

用镊子夹住浓度为95%的乙醇棉球，点燃后在罐内绕1～2圈，迅速退出，然后迅速将罐扣在施术部位(图10-27)。注意闪火时必须伸进罐内，不要烧在罐口，以免烫伤皮肤。

2. 投火法

将纸片或酒精棉球点燃后投入罐内，将罐迅速扣在施术部位(图10-28)。

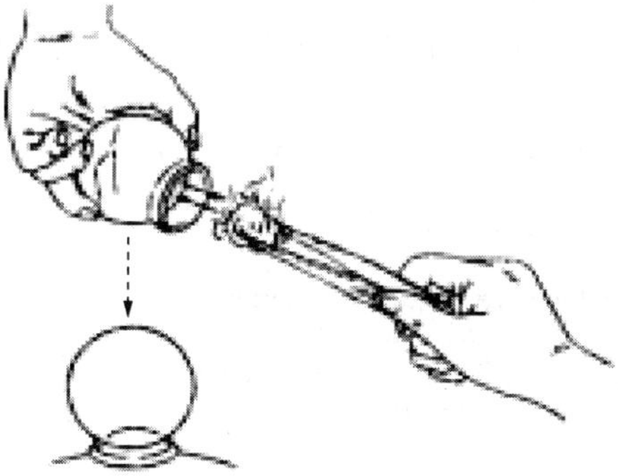

图10-27 闪火法

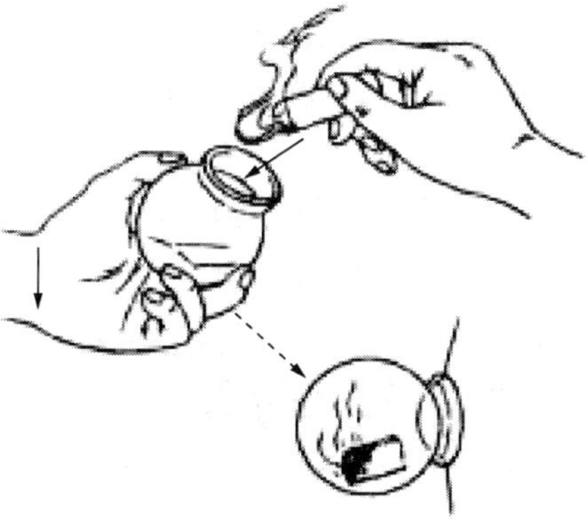

图10-28 投火法

3. 贴棉法

将酒精棉球贴在罐壁内中部，点燃后迅速扣在施术部位(图10-29)。注意乙醇不要浸得太多，以免滴下烫伤皮肤。

（二）水罐法

利用水的热量排出罐内空气的方法。将竹罐放入锅内加水煮沸5~10分钟，用长镊将罐夹出，罐口朝下，立即用湿毛巾扪紧罐口，降低罐内温度，再迅速将罐扣在施术部位，轻按罐具30秒，使其吸牢。注意观察水罐吸附情况，如患者自觉过紧疼痛或烫痛，应立即起罐。

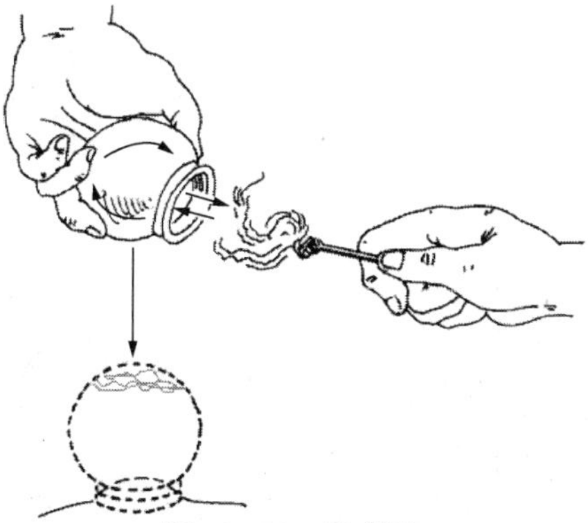

图10-29 贴棉法

（三）负压吸引法

将备好的抽气罐紧扣在选定穴位的皮肤上，用抽气筒连续抽气数次，直至吸牢。

三、拔罐法的应用

（1）留罐：拔罐后留置10~15分钟，使局部皮肤充血。罐大吸拔力强应减少留罐时间，夏季及肌肤薄处，留罐时间也不宜过长，以免损伤皮肤。

（2）走罐：又称为推罐法。最好用玻璃罐，在施术部位和罐口涂一层按摩膏或凡士林，将罐拔好后，用手握住罐底稍倾斜，在皮肤表面上下或左右往返推拉移动，直至皮肤充血为止。适用于腰背、大腿等肌肉丰厚、面积较大部位。

（3）闪罐：将罐拔住后立即起下，重复多次，直至皮肤出现潮红、充血或瘀血。

（4）针罐：是将针刺与拔罐相结合的一种方法。在针刺得气留针时，以针为中心进行拔罐，罐与针留置5~10分钟，然后起罐、拔针。

四、起罐的方法

起罐时要一手拿住罐体，另一手手指轻按罐口边缘皮肤，使空气进入罐内，罐自然脱落。若使用抽气罐，则拔起活塞，待空气进入，罐即脱落(图10-30)。

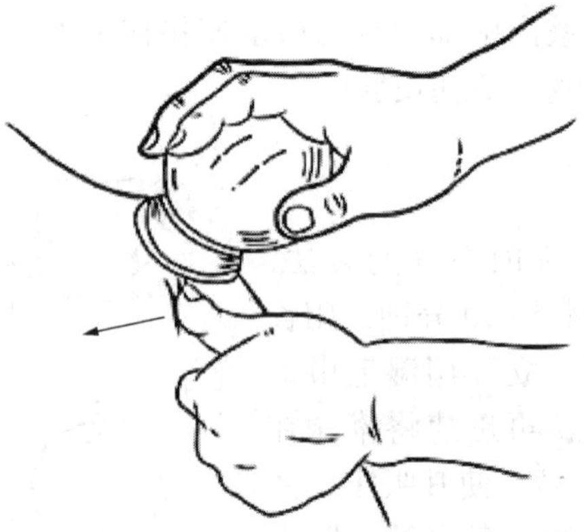

图10-30　起罐法

五、适用范围

拔罐法具有温经通络、除湿散寒、行气活血、消肿止痛等作用，适用范围广，如风湿痹痛、各种神经麻痹，以及一些急慢性疼痛，如痛经、腹痛、腰背痛等。还可以用于脏腑功能紊乱方面疾病，如感冒、咳嗽、眩晕、消化不良等。此外，一些外科疾病也可以用拔罐法治疗，如丹毒、红丝疔、毒蛇咬伤、疮疡初起未溃等。

六、注意事项

（1）冬季拔罐应注意保暖，留罐时盖好衣被。

（2）拔罐时应选择合适体位，尽量选择肌肉丰厚的部位进行拔罐。留罐过程中不能改变体位。骨骼凹凸不平或毛发较多处不宜拔罐；皮肤过敏、破溃、水肿、肿瘤、大血管处，孕妇腰骶部、腹部均不宜拔罐。

（3）拔罐时要根据施术部位面积大小选择适当大小的罐，拔罐前应检查罐口是否有缺口或裂痕。

（4）拔罐时动作要快、稳、准，起罐时勿强拉。用火罐时注意勿灼伤或烫伤皮肤。若因烫伤或留罐时间太长，造成皮肤起水疱时，小的无须处理，仅敷以消毒纱布，防止擦破即可。水疱较大时，用消毒针刺破水疱，放出水液，涂甲紫药水，用消毒纱布包敷，防止感染。

（5）凡是用过的罐，均应消毒处理后备用。

第五节 刮痧疗法及护理

刮痧法是使用边缘钝滑的器具，蘸取某种介质在患者皮肤相应部位反复刮动，使局部皮下出现瘀斑或痧痕，使脏腑秽浊之气经腠理通达于外，达到扶正祛邪、防病治病的一种治疗方法。

一、工具

（1）刮痧板：多使用水牛角或黄牛角制成。

（2）硬币、铜钱：取边缘较厚而无缺损的硬币或铜钱。

（3）小蚌壳：多取边缘光滑的蚌壳，为渔民习用。

（4）其他：边缘光带且无破损的亮碗、亮酒盅、小汤匙、嫩竹片、玻璃棍等，可作为刮痧工具(图 10-31)。

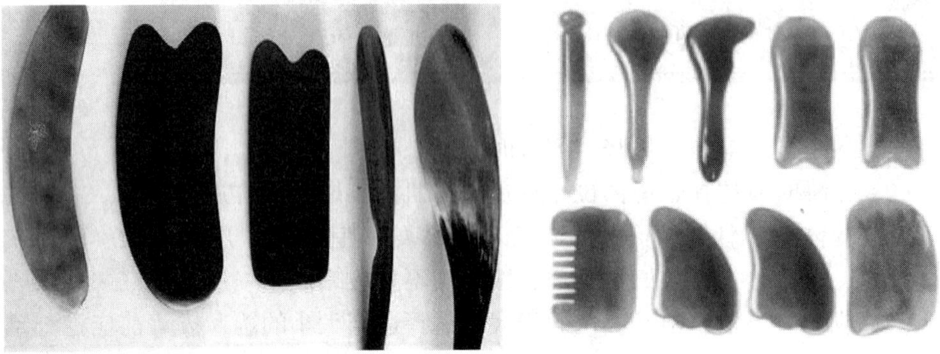

图 10-31　常用刮痧工具

二、刮痧方法

（1）充分暴露刮痧部位并做适当清洁。

（2）施术者手持刮具，蘸取润肤介质后在选定的部位，从上至下，由内到外，朝同一方向反复刮，用力轻重以患者能耐受为度。刮动数次后，有涩滞感时需蘸润肤介质再刮，一般刮 10~20 次，以出现紫红色斑点或斑块为度。

（3）一般按“颈→背→腰→胸→腹→上肢→下肢”顺序进行，刮背时应向脊柱两侧沿肋间隙呈弧线，由内向外刮，每次 8~10 条，每条长 6~15 厘米。

（4）刮痧时间一般 20 分钟左右，或以患者能耐受为度。

三、适用范围

刮痧法是临床常用的一种简易疗法，流传已久。多用于治疗中暑、外感、胃肠道等疾病。

四、注意事项

（1）刮痧工具必须边缘光滑无破损。刮痧时应不时蘸取润肤介质保持润滑，不能干刮，以免损伤皮肤。

（2）刮痧时应注意保暖，避免感受风寒。刮痧应力度均匀、适中，禁用暴力。

（3）刮痧过程中注意观察患者是否出现晕刮现象（头晕、面白、心悸、出冷汗甚或昏仆），如出现，应立即停刮，并报告医生，配合处理。

（4）凡皮肤有病变、有出血倾向者，饱食、饥饿状态下均不宜用本法，孕妇的腰骶部、腹部，五官孔窍禁刮。

（5）刮痧出痧后最好饮一杯温开水（淡盐水为宜），休息 15~20 分钟，30 分钟内勿洗澡，避免不良情绪刺激，禁食生冷、油腻。

（6）使用过的刮具应清洁消毒处理后备用，牛角刮痧板禁用水泡。

（7）每次刮痧间隔 3~6 天，或以痧痕消退为准，3~5 次为一疗程。

思考题

1. 材料题

患者，女性，26 岁。因外出时感受风寒之邪。现头痛，连及项背，恶风，口不渴，苔薄白，脉紧。

（1）单选题

若患者来门诊就诊，选取项部两侧膀胱经施以推拿手法，宜采用（　　）

A. 捏法　　B. 拿法　　C. 指推法　　D. 掌推法　　E. 擦法

（2）单选题

在患者治疗过程中，患者突然出现胸闷、冷汗不止等明显不适症状，对以下

采取的措施，描述不正确的是(　　)

A. 继续施术，不予处理

B. 立即停止施术

C. 对患者情况进行评估，包括脉搏、血压、呼吸等

D. 即刻停止操作，对症处理

E. 如患者不适症状进一步加重，需转院处理

(3) 单选题

若采用拔罐疗法治疗，最适合用哪种拔罐法(　　)

A. 留罐法　B. 走罐法　C. 闪罐法　D. 针罐法　E. 刺血拔罐法

(4) 单选题

如不慎拔罐后留罐时间过久，局部皮肤起了一个大水疱，应怎么处理(　　)

A. 不需处理　B. 用针挑破

C. 局部涂甲紫药水　D. 用针挑破后敷消毒纱布

E. 敷以消毒纱布

2. 材料题

患者，男性，30 岁。因天气炎热，贪凉洗冷水澡后，出现腰部冷痛，转辗不利，逐渐加重。舌淡苔白，脉迟缓。

(1) 单选题

若采用拔罐疗法治疗，最适合用哪种拔罐法(　　)

A. 留罐法　B. 走罐法　C. 闪罐法　D. 针罐法　E. 刺血拔罐法

(2) 单选题

如不慎拔罐后留罐时间过久，局部皮肤起了一个大水疱，应怎么处理(　　)

A. 不需处理　B. 用针挑破

C. 局部涂甲紫药水　D. 用针挑破后敷消毒纱布

E. 敷以消毒纱布

参 考 文 献

[1] 孙秋华. 中医护理学[M]. 4 版. 北京：人民卫生出版社，2021.

[2] 温茂兴，唐荣伟. 中医护理学[M]. 北京：中国协和医科大学出版社，2021.

[3] 温茂兴. 中医护理学[M]. 4 版. 北京：人民卫生出版社，2020.

[4] 周少林. 中医护理学[M]. 2 版. 江苏：江苏教育出版社，2014.

[5] 马秋平，刘桂瑛. 中医护理学[M]. 2 版. 北京：科学出版社，2014.

[6] 周文琴，范燕萍. 中医护理学[M]. 北京：高等教育出版社，2011.

[7] 姜兴鹏. 传统康复技术[M]. 北京：中国中医药出版社，2019.